版权声明

我穿越疯狂的旅程

一个精神分裂症患者的故事

The Center Cannot Hold: My Journey Through Madness

〔美〕埃琳·R·萨克斯 (Elyn R. Saks) 著

李慧君 王建平 译

李子亮 审校

中国轻工业出版社

图书在版编目（CIP）数据

我穿越疯狂的旅程：一个精神分裂症患者的故事／
（美）萨克斯（Saks, E. R.）著；李慧君，王建平译. 一北
京：中国轻工业出版社，2013.2（2024.6重印）

ISBN 978-7-5019-9113-6

Ⅰ. ①我… Ⅱ. ①萨… ②李… ③王… Ⅲ. ①精
神分裂症－治疗 Ⅳ. ①R749.305

中国版本图书馆CIP数据核字（2012）第309089号

责任编辑：孙蔚雯　　　　责任终审：杜文勇
策划编辑：孙蔚雯　　　　责任校对：刘志颖　　　　责任监印：吴维斌

出版发行：中国轻工业出版社（北京鲁谷东街5号，邮编：100040）
印　　刷：三河市鑫金马印装有限公司
经　　销：各地新华书店
版　　次：2024年6月第1版第7次印刷
开　　本：660×980　　1/16　　印张：19.25
字　　数：228千字
书　　号：ISBN 978-7-5019-9113-6　　定价：40.00元
读者热线：010-65181109
发行电话：010-85119832　　　010-85119912
网　　址：http://www.chlip.com.cn　http://www.wqedu.com
电子信箱：1012305542@qq.com
版权所有　侵权必究
如发现图书残缺请拨打读者热线联系调换
240629Y2C107ZYW

献给威尔和史蒂夫

ἡ γὰρ νοῦ ἐνέργεια ζωή

For the activity of the mind is life

人生就是思想的活动

——亚里士多德《形而上学》

谨以此译著献给那些正在经历并克服着精神分裂症所带来的巨大挑战和痛苦的患者，以及他们的家人、朋友和医务人员。同时也将此书献给我们的孩子和家人，是他们用爱心和耐心激励着我们，让我们时刻铭记我们每天的工作是多么重要。

译者序

　　根据世界卫生组织和全美精神疾病联盟统计，任何年龄的人都有可能患上精神分裂症。不论是在哪个国家，该病都多发于青壮年，不及时进行有效的治疗，会延续多年。精神分裂症影响一个人的思维、情绪掌控、做决定以及交际的能力。许多精神分裂症患者有幻觉和妄想，即他们会听见或看见不存在的事物，相信不真实或不符合逻辑的事情。人们对精神分裂症患者时常会有误解，认为他们是疯子、有危险、无法医治，因此很多患者及其家人都不愿意公开去医院诊治，从而延误了治疗的最佳时机，影响了疾病的康复。其实，各种精神疾病（包括精神分裂症）都是可以得到有效治疗的。为此，精神病学家、心理学家、社会工作者及政策决定者投入了大量的财力、物力和人力来研究探索精神分裂症的起因、治疗、预防和康复。同时，也有精神分裂症患者在康复后主动分享自己与疾病斗争的心路历程。他们的顽强、勇气和坚持激励着千百万患者去战胜病魔，令人敬佩。

　　在此为读者奉献的就是这样一位勇士（一位来自美国的精神分裂症患者）所著的感人励志的自传。作者埃琳·R. 萨克斯（Elyn R. Saks）出生在美国佛罗里达州美丽的迈阿密。她拥有幸福殷实的家庭——满怀爱心的父母和两个相处融洽的弟弟。然而在快乐的童年里，疾病的前兆却悄然来临。埃琳以细腻、生动、时而幽默的手法详细讲述了她人生曲折跌宕、交叉重叠、紧密相连的三重身份：病人、女人和名人。

　　作为病人，在大学时期，埃琳渐渐感到"精神分裂症像一层雾一样正在慢慢地向我袭来，随着时间的推移，在不知不觉中变得越来越浓"。但凭着惊人的毅力、朋友的帮助、家人的关怀，再加上对专业的挚爱，埃琳以全年级第一名的成绩毕业，而且获得了去英国牛津大学攻读研究生的全额奖学金。不幸的是，到英国不久，她的症状急剧恶化，使她无法按时上课，而且不得不数次接受住院治疗。作者详细描写了 20 世纪 70 年代英国精神病院相对人性化的治疗体制、医疗环境和医患关系。作者也生动地阐述了多年来在美国的就医经历：令人不寒而栗的捆绑式保护，患者的权利和病耻感，对医生的依赖与不满，与医生进行的持续多年的有关是否用药及药量问题的惊心动魄的拉锯战。此外读者还会从作者的描述中了解西方治疗精神分裂症的方法、医疗保险制度、教育体制和心理健康法等。

由于精神分裂症通常会妨碍一个人的交际能力，其中包括建立与维持浪漫关系的能力；药物的副作用也会影响精神分裂症患者的情感表达和发展。作为女人，埃琳坦然地描述了自己来之不易的几段爱情关系，其中的羞涩、酸楚、无奈和甜蜜跃然纸上。

作为名人或成功人士，埃琳充满智慧，勤奋好学，目标明确，坚持不懈，甚至有些执拗，具有极强的敬业精神。无论做学生、义工还是教授，她都争取做到最好。从以全年级第一名的成绩从大学毕业，到获得去牛津大学攻读研究生的全额奖学金；从被多家名校的法学院录取，到著书立说，最后成为知名终身教授。读者会从作者的自传中了解她是如何在与疾病做斗争的日日夜夜中取得这些连"正常人"都难以取得的成就的。其中还有令人羡慕的温馨的友情和亲情描写贯穿全书。这些宝贵的情谊成为埃琳一生的福祉，也是她得以康复的重要原因。

这本译著的顺利出版凝聚了译者和校对者的心血。翻译的统筹协调工作由本人承担。全书的翻译工作由本人和北京师范大学心理学院的王建平教授共同承担。王教授是临床医学本科毕业，同时还是心理学硕士和博士以及临床心理学博士后，并在精神医学领域工作近 10 年，对精神分裂症的诊断和治疗有丰富的临床经验。她对该书中出现的专业名词以及相关语句在翻译的前期给予了解释，并帮助参与的译者理解精神分裂症病人的内心世界，准确表达翻译的用词和语句。译稿由中国外文局外文出版社资深翻译李子亮先生精心校对修改，他统一了全书风格、人名和地名。之后，我又通读了全书的译稿，对个别词语再次进行修改。在翻译的过程中，我们时常讨论，反复审校，并就相关文化背景请教美国朋友，使翻译的文稿达到"信、达、雅"的标准，使读者在阅读真挚、感人的故事的同时，也获得精神卫生预防和保健的专业知识。在此，我们特别感谢李子亮先生在百忙之中为校译此书付出的辛勤劳动；感谢何婷婷对具体翻译工作付出的努力；感谢易社强教授（John Israel）为我们理解书中描绘的美国文化所提供的帮助；感谢中国轻工业出版社"万千心理"的孙蔚雯编辑对译文修改提出的宝贵意见和对整个出版过程给予的大力支持。

　　尽管我们兢兢业业，反复推敲审核，但由于能力和水平有限，不足之处在所难免，敬请专家和读者批评指正。

李慧君　博士
2012 年 9 月于美国佛罗里达

目 录

引 子

星期五晚上10点钟，我和两个同学正坐在耶鲁大学法学院图书馆里。他们在这里并不是很开心，因为这毕竟是周末，他们本可以去做很多其他有意思的事情。但我坚决要召开我们的小组会议。我们有一份备忘录作业，我们必须要做，必须要完成，必须要交上去，必须要……哦，不，等等，"备忘录是圣灵的化身，"我说道，"它们能说明些问题。这些问题都在你的脑袋里。你有没有杀过人？"

我的两个同学看着我，就好像是他们——或许是我——被泼了冰水一般。"你在开玩笑，对吧？"其中一个问道。"埃琳，你到底在说什么？"另一个问道。

"噢，就是平常的那些事儿呗，天堂，还有地狱，谁是什么，什么是谁。嘿！"我边说边从椅子上跨出来，"咱们一起去楼顶吧！"

我几乎是冲到了最近的大窗户边，翻了过去，站在外面的楼顶上。过了一小会儿，他俩很不情愿地跟了过来，像是犯了什么罪似的。"这才是真正的我！"我挥动着双臂说道，"快来看佛罗里达的柠檬树！快来看佛罗里达的阳光小树！这里出产柠檬，这里也有恶魔。嘿，你们这些家伙是怎么啦？"

"你吓到我了。"其中一个脱口而出。不知过了多久，另一个说道："我要回去了。"他们看起来吓坏了，难道是见鬼了还是怎么了？嘿，等会儿——他们正匆忙地从窗户往回钻呢。

"你们为什么要回去呀？"我问道。但是他们已经到房间里了，只留下我孤零零地待在外面。过了一会儿，我也从窗户钻了回去，虽然不大情愿。

等我们都再次坐在桌子旁之后，我小心地把我的教科书堆放成一个小塔，然后重新整理我的笔记，之后又整理了一遍。我可以看到问题的所在，但看不到解决方法，这让我感到很不安。"不知道你们是否也有我这样的感觉，那些词语在书页上跳来跳去的，"我说道，"我觉得有人侵入了我的案例记录。我们必须查清关节。我不相信关节，但是它们确实连接着身体的各个部位。"我丢开我的笔记，抬头看了他们一眼，发现他们正目不转睛地盯着我。"我……我得走了。"其中一个说道。"我……也是。"另一个紧接着说。他们看上去很紧张，匆匆收拾好他们的东西就离开了，含糊地答应之后再联系，到时再一起完成这份作业。

我躲在书架后面直到午夜，独自坐在地板上喃喃自语。四周慢慢安静了下来，灯也熄灭了。因为害怕被锁在图书馆里，我急匆匆地跑了出去，从阴影中悄悄溜出去以免被保安看到。外面一片黑暗。我不喜欢走回宿舍的这种感觉，反正回到那儿，我也睡不着。我的脑袋里充斥着噪声、柠檬、法学备忘录，还有我将要承担责任的大屠杀。我必须工作！我无法工作！我无法思考！

第二天，我感到很恐慌。我急匆匆地找到 M 教授，请求他放宽期限。"有人侵入了我的备忘录材料，"我告诉他，"那些词语跳来跳去。我过去很擅长跳远，因为我很高。我摔倒了。有人把东西放进去，然后说是我的错。我曾是上帝，但被降职了。"我开始唱起了我的佛罗里达小曲，在他的办公室里转来转去，像一只小鸟挥动翅膀般挥舞着我的胳膊。

M 教授抬头看了我一眼，我无法解读他脸上的表情。难道他也害怕我？我能信任他吗？"埃琳，我很为你担心。"他说道。他说的是真的吗？"我现在还有点工作需要处理，或许晚些时候你可以过来和我还有我的家人共进晚餐，你看可以吗？"

"好啊！"我答道，"我就在外面的楼顶上等你，等你准备好了我们就出发！"他看着我爬到楼顶上，那似乎是我应该去的地方。我在那里找到一根 2 米左右的松散的电话线，就用它给自己做了一条腰带。我还发现了一根约 15 厘米长的不错的长钉，我把它装进了我的口袋，你永远不知道你什么时候会需要保护。

显然，和 M 教授进餐的过程并不顺利。细节冗长而又乏味，不想赘述；

我只想说，3 小时以后，我到了耶鲁－纽黑文医院的急诊室里。我把那条电话线做成的腰带送给了旁边一个不错的陪护人员，他声称自己很喜欢。但是，我不会把那颗特别的长钉给他。我把手揣在兜里，紧紧地握着长钉。"有人想杀了我，"我解释道，"他们今天已经杀过我好几次了。小心点吧，下一个可能就是你。"他只是点点头。

医生进来了，他带来了帮手——另一个陪护人员，可这位就没那么好了，他没兴趣逗我开心，也不允许我拿着钉子。他掰开我的手拿走了钉子之后，我立刻感到一切都完了。几秒钟后，那个医生还有那些急诊室里的傻瓜们猛地扑向我，抓住我，把我从椅子上高高抬起，然后重重地扔到附近的一张床上，他们的用力之猛让我眼冒金星。之后，他们用粗皮带把我的双手和双脚捆绑在那张铁床上。

我发出了一个我从未听过的声音——一半呻吟，一半尖叫，非人非鬼的极其恐怖的声音。接着我又一次发出这种声音，这一声音源自我的腹部深处，生生地刮着我的喉咙。过了一会儿，我感觉无法呼吸，恶心想吐，他们给我灌一些苦涩的液体，我努力咬紧牙关不让它进我嘴里，但还是失败了。他们强迫我吞下它，他们强迫我。

噩梦般的回忆让我满身是汗，其实这不是我第一次住院了，但这一定是最糟糕的一次。被束缚，无法移动，而且被灌了很多药，我能感到自己正在慢慢离去，最终我变得无法动弹。哦，看啊，在门的另一边，有人在透过窗户看着我——那是谁？是真的人吗？我就像一只被大头针钉住的小虫子，无助地蠕动着，而有人却费尽心机想要揪掉我的脑袋。

有人在看着我，有东西在盯着我。它等待这一刻的到来已经好多年了，嘲讽我，给我暗示。过去，我总能与之对抗，与它抗争直到它退缩——虽然不是完全消失，但是大部分会不见，直到它变成我眼角的一块邪恶的小斑点，驻留在我眼角的余光里。

但是现在，我的双手双腿被束缚在铁床上，我的意识瞬间崩溃，而且没有任何人注意到我试图发出的警告。此时此刻，我实在是无计可施了。我无能为力。熊熊烈火将会燃起，上百人甚至上千人将横尸街头。而所有这一切——这一切的一切——都将是我的错。

第一章

在我还是小女孩的时候，每天早晨醒来时，迎接我的几乎都是明媚的阳光，万里晴空，还有附近大西洋上的滚滚碧浪。这就是 20 世纪五六十年代初期的迈阿密——在迪士尼乐园建成之前，在南海滩装饰奢华的建筑得到修复之前。大多数时候，受到寒流侵袭的纽约人会在冬季前往迈阿密。第二次世界大战结束之后，我那原本住在美国东海岸的父母（先后）来到了迈阿密。在这里，他们两人在我母亲进入佛罗里达大学的第一天相遇了。

每个家庭都有其神话，这些古老的传说把我们相互交织在一起，丈夫与妻子、父母与孩子、兄弟与姐妹。种族特点、偏爱的食物、剪贴簿或阁楼上的一个木箱子，或者那时哪个老奶奶说过那件事，或者弗雷德大叔离开家乡参加了战争而回来的时候则……而对我们（我的两个弟弟和我）来说，我们听到的第一个故事便是我们的父母当初是怎样一见钟情的。

我爸爸高大，聪明能干，而且一向保持着匀称的身材。我妈妈个子也很高，也很聪明，而且还很漂亮。她有一头黑色的卷发，性格开朗。他们相遇后不久，我爸爸进入了法学院并取得了优异的成绩。之后他们结了婚并生了三个孩子：我，比我小一岁半的弟弟沃伦，然后是比沃伦小三岁半的凯文。

我们生活在北迈阿密郊区，住在一座低矮的房子里，房子周围围着一圈篱笆，院子里有一棵金橘树、一棵杧果树，还有一些红色的芙蓉。此外，还有几只狗。第一只狗总是喜欢把我们的鞋埋起来；第二只狗总是骚扰我们的邻居；最后是这第三只，它叫鲁迪，是一只胖胖的达克斯小猎狗。我们有一位管家，在我去上大学的时候，他仍然和我父母住在一起。

在我和弟弟们的成长过程中，父母制订了一个周末计划：星期六是属于他们自己的活动时间（在这一天，他们可以独处，或者晚上和他们的朋友外出，到附近的一家夜总会跳舞、就餐）；周日他们就属于孩子们。周日这一天往往是以我们几个孩子在他们的大床上挤在一起赖床以及相互咯吱、取乐开始的。这一天的晚些时候，我们或许会去格雷诺兹公园或者埃弗格莱兹沼泽地，或许去迈阿密动物园，或许会去滑旱冰。我们还常常去海滩。我爸爸很喜欢运动，他教我们如何玩当时最流行的活动。在我12岁那年，我们全家搬到了一幢更大的房子里，这幢房子带有一座游泳池，我们几个孩子也经常在这里玩耍。有时候，我们也会把汽艇带出去滑水，然后在离岸边不远的小岛上吃午餐。

我们还常常挤在一起看电视——《石头城乐园》《杰森一家》《反斗小宝贝》《皮鞭》，还有所有与牛仔有关的节目。在周日晚上，我们看艾德·苏利文剧场和迪士尼动画片。《佩里·梅森探案集》开始重播后，我每天放学后都会连着看，对佩里不仅能够保护他人，还可以侦破所有案件感到惊叹不已。我们聚在客厅一边观看《周六晚间直播》节目，一边吃着奥利奥饼干和薯条，直到父母吹响"这样对健康不利"的哨子并把水果、酸奶和沙拉摆到我们面前。

家里总是处处充满音乐，尤其是我爸爸，他是一个爵士乐迷。他给我们解释说在他年轻的时候，声称爱好爵士乐就会被视为具有非常强的叛逆精神。我喜欢的很多乐队也是我弟弟沃伦喜欢的——甲壳虫乐队、克罗斯比、斯蒂尔斯与纳什组合以及詹尼斯·乔普林的唱片我俩都有。但我们两人在顽童乐队上出现了分歧（我喜欢他们，但他很不喜欢），他还毫不留情地嘲笑我贴在我卧室墙上的一张海报，那是赫尔曼隐士合唱团中的彼得·努恩。

再就是电影。在电影方面，我父母试图根据公序良俗对我进行监督：《欢乐满人间》和《音乐之声》是我可以看的，但有一部詹姆斯·邦德的电影（我现在不记得是哪一部了，只记得肖恩·康纳利是主演）在我和我爸爸之间引起了激烈的争论。我那时不到17岁，对未成年人来说，电影中邦德的马提尼酒和他身边那些身着比基尼泳装的女朋友则无疑越界了。

上高中时，我有一段时间在当地一家影院的糖果柜台工作——"除此之外您还想要一听可乐吗？"——这就意味着我看了我想要看的每一部电影，而且其中有很多我看过不止一遍；我觉得《比利·杰克》这部电影我看过几十遍。然而没过多长时间，我就意识到我并不喜欢令人恐惧或者令情绪紧张的电影——恐怖电影就免了，克林特·伊斯特伍德主演的《迷雾追魂》，还有影片中那位疯狂的女追踪者，吓得我好几个星期都缓不过神来。后来有一天，影院经理在晚上下班后遭到了抢劫，之后我父母就让我辞掉了这份工作。

我承认我和精力充沛的弟弟沃伦之间一直存在着竞争。作为年龄最长者，我竭尽全力保持领先于他的地位，在一个小弟弟尚不能做好的事情上努力把事情做好。我先学会了骑自行车；在他也会骑自行车时，我就骑得比他更快更远。我先学会了滑水；在他也会滑水时，我就滑得比他更猛。我的学习成绩很好并要确保让他知道我的好成绩。他也去加倍地努力学习并获得了同样的好成绩。爸爸是一个不喜欢夸奖人的人（他认为这会招来厄运），所以他从不夸奖任何人，但是妈妈喜欢夸奖人，这样沃伦和我就竞相博取她的注意。

至于凯文，我和他之间的年龄差距很大，足以让我在很长一段时间里都把他当作我的孩子。我最早、最清晰的记忆之一就是他开始爬爬走时的情景，以及我看到他学会了如何从一个地方移动到另一个地方时是何等的激动和兴奋。他不但比沃伦和我小很多，而且从本质上说还比我们更善于与人交往——他更容易相处，对和我们整天混在一起更有兴趣，而不是和我们竞争。

作为某种程度上严格遵守教规的犹太人，我们会去礼拜堂并严格遵守犹太教的赎罪日。我们几个孩子被送到了希伯来语学校。我们也举行犹太男孩女孩的成年礼。虽然从未有人过多地谈及，但我留下的印象好像是，在许多地方和场合，犹太人不是很受欢迎。所以作为犹太人，我们既要谨慎小心，又要品行端正，才能在生活中立足。我们不按照犹太人的饮食习惯就餐（虽然我爷爷奶奶坚守着这些习惯），所以关于我爸妈的传说的另一个内容就是，为了给她未来的公公婆婆留下她非常遵守教规的印象，我妈妈——她的家人从未遵守过犹太人的饮食习惯，也根本不知道其中的条条框框——当我爸爸在晚宴上将爷爷奶奶介绍给她时，她竟然错误地点了龙虾①这道菜。

从表面上看，在那个时候，我们的家庭生活是很和谐的，俨然一幅诺曼·洛克威尔所画的杂志封面的景象，或者类似轻松的 20 世纪 50 年代情景喜剧中的完美家庭。的确，我妈妈是今天所谓的"全职妈妈"。只要我们放学回家，她肯定是在家迎接我们，而且总是确保我们有一些美味的小吃——直到今天仍然如此——速冲麦片粥是我最喜爱的食物。我们全家人一起就餐，虽然妈妈不经常下厨做饭（我们有一位管家为我们做饭，有时候爸爸也会为我们做，而且他做得非常好），但食品室里总会有蛋糕（尽管是从商店买来的），冰箱里总会有水果，而且衣柜里总有干干净净的衣服。

然而，在这愉快的表面之下存在着许多更为复杂的事情，就像家庭琐事在所难免一样。和天下所有的父母一样，我的父母也有他们的优点和缺点。他们彼此极为亲近。他们喜欢待在一起，这种喜欢远远胜过他们对和其他任何人（有时候包括他们的孩子）待在一起的喜欢。在 20 世纪 50 年代诸多夫妇的相处方式中，他们似乎绝对不是以相互独立的方式相处的。在公共场合，我妈妈对我爸爸总是表现得很亲昵，他对她虽没有表现得特别亲昵，但从不反感或漠视。他是一家之主这一点总是确定无疑的。对于我妈妈来说，她总是表现出一副"亲爱的，一切都听你的"的样子，就像她妈妈一贯表现的那样。至于她当初进入大学时是否在职业上有任何抱负，我向来无从知晓，然而她对她和我爸爸共同创立的古玩生意的成功起到了核心作用。虽然如此，他们关系的本质在那些年中也基本上没有发生根本的变化。最近，为了支持我爸爸的政治主张，我妈妈宣布她已放弃了自己的政治观点。

就我爸爸来说，尽管他在遇到与粗俗沾边的事情时常常能保持一种幽默感，但在他的观点和反应上永远是绝对不含糊的。在和他人的交往中，他也总存有一丝疑心，尤其是在涉及钱的问题时。在这一方面，他就像他

---

① 恪守传统饮食习惯的犹太人只吃带鱼鳞和鱼鳍的水产品，龙虾则是壳类水产品。——译者注

自己的父亲。

　　我父母对宗教偏见或种族偏见的憎恨都是直言不讳的。比如，我们想骂什么脏话都无所谓，但诬蔑种族或人种的词语是绝对永远被禁止的。早些时候，虽然迈阿密看上去算是个小地方（我父亲常说这里有大城市的全部缺点，没有大城市的一丁点儿优点），但在这里，非洲裔美国人和古巴裔美国人的紧张关系以及 1970 年发生的骚乱（在这一骚乱中，我们的非洲裔管家不断受到警方的侵扰）让我们明白了，在偏见的迷雾中，即使是你非常熟识的环境也有可能变得充满暴力，深不可测。

　　在我还是个孩子的时候，无论他们有何过错（或者我们有何过错），我父母总少不了说一句"我爱你"，至今也少不了这句话。直到今天，他们也毫不掩饰对我们三个孩子的爱，就连迎接我的朋友们时，他们也会给一个拥抱和一个吻。我父母对我们从不严厉苛刻，从不惩罚，在管教我们的方式上从不进行体罚。从我们很小的时候开始，他们就让我们明白他们对我们的行为有很高的期望，当我们达不到要求时，他们就尽力帮助我们。

　　我们也从未有过对物质的渴求感。我们家称得上是地道的中产阶级家庭，而且随着时间的推移，我们家的收入也日益增多。我父亲的法律业务主要涉及不动产、土地交易和一些个人或房产方面的规划。随着迈阿密本身的发展，我爸爸的所有工作也都有了很大的发展。在我 13 岁那年，我父母在离我们家有 5 分钟路程的一个地方开了一家古玩和收藏品小店。这家小店也是生意兴隆，他们开始收集并销售来自欧洲的物品，这样就意味着我们每年会去法国两三次，而且还要在纽约待很长的时间。

　　所以，我们从来不为要有一个很好的居所、要有好吃的食品或者渴望一年一次的全家度假等事情操心。我们会接受高等教育是预料之中的事情，而且我们的父母会为我们负担这些费用也是理所当然的事情。他们有爱心，吃苦耐劳，有进取之心，但又不失温柔体贴（对他们自己，也对他们的孩子），而且在大多数时候都很和蔼可亲。借用心理学中的一句话来形容，他们"足够好"——他们抚养了三个体面而正派的孩子，这在那个年代或任何一个年代都绝非易事。我的两个弟弟长大之后都成了很优秀的人才。沃伦现在是华尔街的一名交易员，凯文是迈阿密的一名土建工程师。他们两人在事业上都很有成就，有妻有子，恩爱有加。我知道，我自己对努力工作的喜好以及我追求成功的动力也直接源于我的父母。

　　总之，他们给予了我也教给了我充分发挥才能和优势所需的一切，而且他们给予了我生存下去所需的一切（虽然在那个时候，我还不能预测或者理解这对我的生活将多么重要）。

. . .

　　大概在我 8 岁的时候，我突然感觉要以一种与我的父母所希望的略有不同的方式做一些事情。我似乎因此养成了一些小小的怪癖——我还没有想到一个更好的词语来描述它。比如，有时候如果我不把鞋在壁柜中都整整齐齐地摆放好，或者整整齐齐地摆放在我的床边，我就无法离开。有时候，直到我把书柜中的书都整理得整整齐齐了，我才会熄灯睡觉。有时候当我洗手时，我必须洗第二遍，甚至第三遍。所有这些都无法让我回到我应该做什么的轨道上，无论是在什么事情上——我把这些行为带到了学校，带到了吃饭的过程中，带到了我出去玩耍的过程中。但所有这些都需要某种准备，某种……小心。因为我必须这么做。这是**必需的**。这样，每一个在卧室门外或者浴室门外等我之人的耐心都受到了极大的考验。"埃琳，快一点，我们要晚了！""你要错过校车了！""40 分钟前我就叫你上床睡觉了！"

　　"我知道，我知道，"我回答，"但我必须把这件事做完，然后就完事大吉了。"

　　在这些小怪癖成为我生活的一部分之后不久，夜晚的恐惧又袭来了，尽管我已经做了充分的收拾和整理，也无济于事。不是每个晚上都是这样，但其频繁程度足以让我感觉不喜欢上床睡觉的时段。家里的灯都会熄灭，然后我的房间会突然变暗，我逐渐不能忍受了。能听到父母在门厅里说话的声音已无关紧要了（要是我能够忽略心脏突突跳动的声音就好了）；想到我爸爸高大强壮、英勇无畏也于事无补。我知道有一个人就在窗户外面，正在等恰当的时机，等我们大家都睡着，等我们大家都放松警惕。那个人会突然闯进来吗？他会做什么呢？他会把我们全都杀死吗？

经历了三四个这样的夜晚之后，我最终鼓起我仅剩的全部勇气把这件事告诉了妈妈。"我认为我窗外一直有一个人。"我用非常小并且颤巍巍的声音说，"就在院子里。等着你和爸爸在晚上睡着之后，他就可以进来，然后把我们全都抓起来。你得找人来把他赶走。你觉得我们应该叫警察吗？"

她脸上的表情是如此的和蔼，以至于很难让我直视她的眼睛。"噢，小宝贝，"——这是她对我的昵称——"外面没有任何人，灌木丛中没有任何人。没有任何人能够伤害我们。这都是你的想象。哦……也许我们在睡觉前不应该讲那么多故事；也许是因为我们晚饭吃得太晚了，是你的肚子在捉弄你的大脑。现在不要再犯傻了。"对我妈妈来说，这件事到此就了结了。

我试图相信她的话，我也真的尽力了。后来当我和我弟弟沃伦两个人单独在家的时候，我把我的恐惧坦白地告诉了他。我们俩都竭尽全力来互相安慰——一起壮胆，我们要鼓起勇气看看大门外是否真的有个人站在那里。结果那里当然根本就不曾有过什么人。可在相当长的一段时间里，入睡对我来说就像是坠入一个完全无助的空间。每个晚上我都要与之抗争。我的头埋在被子里，直至我最终彻底被精疲力竭的身体所吞没。

我这时大约七八岁，站在我们舒适的房子中杂乱的客厅里，朝外望着那一片晴空。

"爸爸，我们能到海滩去游泳吗？"

他厉声对我说道："我告诉过你我必须工作，埃琳，再说有可能要下雨。同一件事情你要我告诉你多少遍呢？你就从不听我说话吗？"

他说话的语调让我的心凉了半截：我让他失望了。

然后，一件很古怪的事情发生了。我的意识（对我自己、对他、对这个房间、对我们周围以及我们以外的物质现实的意识）立刻变得光怪陆离，或者摇摆不定。我认为我在融化。我感觉——我的头脑感觉——就像是一座所有的沙粒正在随着海浪的退去而慢慢消失的沙堡。我这是怎么了？这太让人害怕了，求你快快停止吧！我想，也许我一动不动、非常安静地站在那里，这种感觉就会停止。

　　这一经历比极度恐惧或恐怖的场景更难描述，而且更怪异。大多数人都知道极度害怕是什么感觉。如果他们自己没有感到过这种害怕，他们至少看过电影，或读过书，或和受惊害怕的朋友交谈过——他们至少可以想象这种害怕。但是要解释清楚什么是我所体验到的"混乱无序"完全是另一回事。意识慢慢地丧失其连贯性。人的中心消失了。中心飘散。"我"变成了一片薄雾，人赖以体验现实的实实在在的中心就像糟糕的无线电信号一样瓦解破碎。不再有一个坚实的有利位置可以让我向外眺望，向内接纳事情，评判正在发生什么事情。没有一个中心可以依照来把事情理顺，来为我们提供借以观察世界、做出判断并理解风险的视角。无序的时光接连不断地显现。景象、声音、思绪和情感互不搭界。没有组织原则把不断显现的时刻以时间顺序联系起来，并把它们以连贯的方式联系在一起以便从中解读出一些意义。所有这些都在以慢动作发生着。

　　当然，我爸爸没有注意到发生了什么，因为所有这一切都是在我内心发生的。尽管这一切让我当时感到无比害怕，但我的直觉告诉我应该瞒着他，也应该瞒着其他任何人。这一直觉——也就是我有一个秘密需要保守——以及我慢慢学会以应对我的疾病的其他掩饰技能后来都成了我的精神分裂经历的主要组成部分。

　　在我大约10岁时的一个傍晚，当时家里的其他人都不在（我现在想不起来是什么原因了），我一个人独自在家，等待着他们回来。太阳很快落山了，紧接着天也黑了下来。他们都到哪儿去了？他们说过到现在这个时间会回来的……忽然，我肯定我听到了有人闯入的声音。实际上，与其说我听到的是一个声音，不如说是一种肯定、一种感觉、一种威胁。

　　"就是这个人。"我自言自语道，"他知道这里没有大人在家，他知道我是独自一人。我该怎么办呢？我要藏在这个衣柜里。一定要安静。轻轻地呼吸，轻轻地呼吸。"

　　我在衣柜中等待着，恐惧万分，周围一片漆黑，一直等到我父母回来。

大概有 1 小时的时间，但我感觉等待就像是无休无止的。

"妈妈！"我一边气喘吁吁地叫到，一边打开衣柜的门，这把他们两人吓了一大跳。"爸爸！我们房子里有个人！你看见他了吗？你们两个都还好吗？为什么……为什么你们出去了这么长的时间？"

他们两人只是对视了一会儿，然后我爸爸摇了摇头。"这里没有什么人，埃琳。"他说，"没有人来过我们的房子。这是你的想象。"

但是我仍然坚持着，"不，不是这样，我听见了。确实有人来过。请你去看看。"我爸爸叹了一口气，然后在房子里转了一圈，说"这里没有任何人"。这与其说是安慰，倒不如说是不予理睬。危险即将来临的感觉在我心里从未停止过，但想和我父母谈论此事的念头不再有了。

大多数孩子都会有这样的恐惧，比如当他们在一座空房子或者一个空房间里的时候，或者关灯之后在感觉又奇怪又熟悉的卧室里的时候，这种恐惧就会出现。大部分孩子摆脱并远离了这些恐惧，或者通过某种途径用他们的理性把他们自己和那个恶魔分隔开来。可我从来都无法做到这一点。所以，尽管我还在和两个弟弟激烈地竞争，或者我还保持着优异的学习成绩，或者我还能感觉到我滑水或者骑自行车时的充沛精力，但我在内心深处开始有一点退缩，即使我越长越高。我敢肯定，大家能看出我感觉多么害怕，多么害羞，多么不自在。每当我走进房间或者每当我走出房间后，我肯定他们都在谈论我。

在我 12 岁那年，当时我痛苦地意识到了青春期给我的身体所增加的重量（还有突然随之而来的身高，我那时马上就要有 1.8 米高了），所以我开始了严格的节食。到那个时候，我父母已经完全放弃了面包；他们不停地谈论计算热量的必要性以及保持一个有吸引力、健康且苗条的身材的必要性。身体肥胖被认为是一件坏事——没有魅力；它表明这个人要么贪吃，要么缺乏自我控制力。不管在什么情况下，他们都非常密切地注意着我们每个人所吃的每一样东西。

这件事发生的时候，人们还没有像今天这么在意我们都往自己的嘴里塞了些什么东西（以及这些东西来自何处，蛋白质含量是多少，碳水化合物含量是多少，或者这样的食物将在多大程度上影响胰岛素）。那时候，这些还没有成为一种时尚或者平平常常的事；这些同样发生在人们对饮食失调有很多了解之前；神经性厌食症和食欲过旺在当时根本不在人们的关注范围内；而且就我们所知，没有一个人为了增加体重或减少体重或者别的什么事，去看医生或者心理健康专家。我所知道的就是我变胖了，我得再瘦下来。所以我就开始进行严格的节食。

我把我的饭量减了一半。我绕着盘子推食物，这样看起来就像我是在吃东西。我不再吃土豆，并省去了周日的早餐。在学校，我不吃午饭。我把我要吃的肉切成小片，然后把这些小片切成更小的小片。我放弃了零食，不再吃甜点。我的体重开始慢慢减少。在一段时间里，没有人注意到这些。到有人发现的时候，身高已达 1.77 米的我仅有 45 千克的体重了。

一天晚上吃晚饭的时候，我爸爸清了清嗓子，我知道这是爸爸妈妈要和我们说严肃事情的开场白。"男孩们，你们现在可以去做你们的家庭作业了。"他说道。我警觉地瞥了一眼沃伦。这次我们将要面临什么问题呢？"你们的妈妈和我需要和你们的姐姐谈一件私事。"弟弟们离开了，但不忘以一种"这回你可麻烦了"的眼神看我一眼，我的两个弟弟在这方面很是擅长。我把手合拢，放在膝上，准备迎接即将来临的任何事情。

"埃琳，"妈妈开始说道，"你爸爸和我有点担心你……"

我爸爸打断她，"你吃得不够多，"他说道，"你太瘦了。你应该开始多吃一些。"

"我很好。"我反驳道，"男的吃什么我吃什么。大家吃什么我吃什么。只不过是我在成长。"

"不是这样，你没有成长。"爸爸说道，"你是在长高，但你不是在成长。你的面色苍白，你在饭桌上几乎不能保持清醒，你的饭量小得不够养活一只老鼠。你看上去像一个难民。除非你得病了——我很乐意把你送到医生那里进行检查——否则我要求你一天必须吃三顿饭。因为假如你没有得病，如果这样发展下去，毫无疑问，你就会得病。"

我进行了反驳，我和他们进行了争论，我为我的饮食习惯进行了辩解。"我知道我在做什么，而且我感觉非常好，"我说道。

"你的态度很让人失望。"妈妈说道，"你这是在挑战，更不用说你看上去都成什么样子了。你已失控了。这不是我们想要你成为的样子；事实上，也许这就是为什么你在这样做。是这样吗？"

这场谈话的各种不同版本在接下来的数天、数周里不断地冒出来。他们监视着我吃到嘴里的每一口东西。他们计算着我没有吃到嘴里的每一口东西。他们早晨很早就把我叫醒，给我做早餐，然后坐在餐桌旁看着我努力把早餐吃下去。周末他们带我到外面吃午饭，然后又带我去外面吃晚饭。面对我的顽固不化，他们威胁说要缩短我晚上外出的时间并减少我看电影的次数。他们说他们会"采取某些措施"，他们恳求我，贿赂我。在他们两人的联合监视和不断说教的强大压力下，我感觉自己萎靡不振。

最终，我实在是无法忍受了。"你们都要把我逼疯了！"我反驳道，"我没有得病，我不会死，我感觉非常好。我知道我在做什么。毕竟我是靠自己减去了体重，我还可以让它增加回来，只要我想这样做。"

我爸爸的脸上露出了一副很精于算计的表情，"那好呀，来证明你说的话，"他说道，"如果你认为你如此全能，证明自己吧。把体重增加回来。"

我感到十分气愤。我爸爸最终还是（而且很机敏地）把我准确无误地绕进了数周来他一直想让我进入的状态：他和我摊牌了。我别无选择，只有按照他的要求做，否则他就会说我失去了自控力，然后就有正当的理由做任何他认为合适的事了（此前他从未确切地说过是什么）。

于是，我下定决心多吃东西。这其实并不是什么可怕的事情，因为不管怎么说，我一向喜欢吃东西，喜欢所有食品，历来如此——我只是不想长胖而已。过了三个月，我的体重恢复到了正常水平。"看到了吧？"我不无夸耀地说道，"我告诉过你，我知道我在做什么！我说过我能做到，结果我就做到了！"这让我感觉像是一次伟大的胜利——我曾经强迫自己朝着一个方向努力前行，然后当我遇到挑战时，我又强迫自己朝着完全相反的方向努力前行，而这整个过程又都在我的掌控之中——或者我自认为在我的掌控之中。

我有时候会想起那个小姑娘，那个过去的我，那个还不到13岁的我，她极有可能拥有令人羡慕的毅力，她有可能很倔强，或者很勇猛，或者很强壮，或者无所畏惧——或者她只是脾气不好。但是有一点她不曾拥有，那便是对自己心中所思所想的完全控制。她日后将不得不付出巨大的艰辛去学会掌控自己。

第二章

在我高中二年级和高中三年级之间的那个夏天，我和几个同学到墨西哥蒙特雷的蒙特雷高等教育与理工学院——后来我们很快就把它称作蒙特雷工学院——参加了西班牙语言和文化暑期强化训练班。虽然我常常和父母去旅行，而且也独自参加过夏令营，但我还从未独自一人这样远离家人。而且这次旅行是到一所大学校园，相对来说几乎没有大人的监护。

一方面我对这次旅行以及远离父母密切监视的机会感到十分激动，另一方面我又焦虑不安，甚至有些害怕。这不是由于这一语言强化训练所带来的挑战；那个时候我的西班牙语说得不错，而且对这个国家很是好奇，因为从某种方面来说，这个国家在很久以前是和迁移到迈阿密的古巴人有着密切联系的。由于身处一个不熟悉的环境，还得自己照料自己，离开了让我感觉舒适安心又可预见的日常活动——所有这些都让我感觉有些酸楚。不过随着我在宿舍里安顿下来并开始慢慢熟悉周围的环境，这种酸楚的感觉少了一些，但从未完全从心中消散。

工学院的学生来自世界各地。虽然白天时间都排满了课程和偶尔的考察旅行——比如说游览墨西哥城的历史名胜——但晚上和周末还大都是我们自己的自由时间。慢慢地我们开始外出到小餐馆或大而嘈杂的自助餐厅吃饭。早饭我们常常喝咖啡牛奶，有时也吃涂有深色墨西哥巧克力的各种各样的糕点。晚上我们仔细查看菜单，点一些炸鸡肉卷、肉馅卷饼或者墨西哥卷饼，喝一些酸橙汽水（或者偶尔有几次斗胆喝点冷龙舌兰酒）。后来有人建议去当地一家俱乐部探一次险，不过在这种情况下我大多不发表意见。虽然我很喜欢音乐，但在舞场上我总感觉很尴尬，而且我不喜欢被人注视，尤其是被我不认识的人。

有时在傍晚，我的朋友们和我只在我们被告知是"安全"的地方溜达，比如大广场附近。女孩子们盯着墨西哥男孩子们看，墨西哥男孩子们盯着女孩子们看，他们调情嬉笑，每天晚上总有那么几个人比家里的规定晚好几个小时才跌跌撞撞地跑回宿舍。

我是我的高中朋友中为数不多的几个从没有吸过大麻的人之一。我有一种强烈的感觉，认为吸大麻是不对的，人不应该吸大麻，而且即使是尝试一下也会落个糟糕的结果。后来，我身边剩下的最后那个不吸大麻的人也开始尝试着吸了起来。经历了多个夜晚的旁观之后，我最终开始动心了。

我注视着我的一个朋友从他身边的那个人那里拿过来一支已点燃的大麻，然后放到自己嘴里吸了起来。"憋住，憋住，先别吐出来！"一个人教给他说，"等两三秒钟。好了，现在可以吐出来了。"然后我的朋友吐出了一小团烟雾。几秒钟过去了，然后又过了几秒钟。

"如何？"我问道，"有何感觉？"我还没有尝试，我的胸口已经感觉怪怪的了，这种感觉就像是我在等待着看到我的朋友的头突然燃烧起来。

"嗯，很有感觉。"我的朋友说道，"感觉……很柔。我的意思是说，虽然它是点着的，但抽起来感觉很柔。"

"哦，天哪！"我心里想，"好吧，把它给我，我想试试。"

我没看过人们吸第一口大麻时有那种格外优雅的样子。毕竟是点着了，有烟灰，还有烟雾。当然了，这是违法的事情，所以整个过程大多是偷偷摸摸进行的，甚至会有些让人伤脑筋——感觉就像你被骗进了某种秘密社团。大麻的所有危害的循环录音不断地在你的脑中回荡，而这时你必须全身心地专注于尽量不表现得那样愚蠢，或者糟糕、不酷。

在我把大麻放到我唇边的那一刹那，我就万分肯定我父母必定会神奇地浮现在我眼前——，*不用担心*，我心里想，*没关系，他们远在千里之外呢*。然后我就吸了一口，随后，不可避免地咳嗽了起来，而且我的眼睛有灼烧感，并开始流泪。然后我又吸了一口，接下来是等待。就是这样，用粗糙和柔和来形容这种感觉恰到好处。然后我听到自己笑了笑，主要是因为这让我有些想笑。就这样，大麻这个大问题就解决了。"一切都很好。"我对朋友们说道，"我很好。"然后我把大麻又还给了那位把大麻给我的人。

在接下来的几天里，我时而会想想我都做了些什么。我并不是一点都不喜欢这东西，但我也没有非要立刻跑出去再次去吸它的感觉。我感觉还可以，但说也奇怪，也就只是这些而已。关键是我很高兴我吸过大麻了。

　　不，让我更感兴趣的是那些男孩子们（那个夏天给了我很多美好的东西）；还有待在黑暗的地方，苦中带甜的巧克力；还有在一段时间里不用去理会任何人的任何问题的那些日子。我认识了一些新朋友，我取得了非常好的成绩，而且我看到了非常美丽的墨西哥。吸几口大麻的体验只不过是令人愉悦的夏天中的一个极其短暂的小插曲而已。

　　在我从墨西哥回来几个月之后的一个周末晚上，这时我已进入高中三年级（这时，我一想到学术能力评估考试以及大学介绍目录就精神紧张），我和几个朋友去了一家汽车电影院。我们是搭别人的车去的。我有驾照，但因为我清楚自己是一个糟糕的司机（第一次开车的时候，我几乎撞上了一只猫，当时我妈就在我旁边），我通常更喜欢坐别人的车。

　　"我有毒蝇碱①，"有人突然说道，"有人想要点吗？"

　　一个朋友咯咯地笑了起来，另一个大声说道："好啊，当然了，为什么不呢？"我只是坐在那里待了1分钟，透过汽车的挡风玻璃朝外看着前方的大银幕上不知上演的是什么的电影，一面试图决定我该怎么做。试图决定我想要怎么做。

　　"好，"我最终说道，"我要，我想要点儿。"

　　就着一口热乎乎的可乐我咽下了这一小粒药丸。汽车内一片怪异的寂静（当然，安装在汽车窗户上的扬声器传出来的电影的声音除外）。看上去就像是我们都屏住了呼吸、等待。我的胃翻腾了起来——是由于紧张？是由于这粒小药丸？是由于那种未知的景象？突然，我感觉胃里特别热，而且这种热从我的后背向上发散到了我的肩胛骨。此前我握紧了拳头，这会儿我感觉我的手指在伸开，然后我的两个手掌落在了我的膝上。随后，我们大家都齐声喊道："哦——看呀！"

　　大银幕上的影像在慢慢地晃动，就像是掺水过多的水彩画。至少这是

---

① 一种致幻剂。——译者注

我所看到的。每个人都在抒发着各自的不同感受。对我来说，青绿色在变为橘粉色，黄色在慢慢地与绿色和褐色发生碰撞，演员们脸上的皮肤看上去像可伸缩的培乐多彩泥。我们的车窗玻璃都降了下来，我的胳膊和脸上能感觉到夜晚空气的润泽，感觉就像是在温暖的游泳池中漂浮一样。汽车外面，成群的小飞虫在闪烁的灯光中梦幻般地飞舞着。

"我想吃点东西。"一个朋友急切地说，"我们去找些吃的东西！"嗯——我心里想，这听上去是个好主意。我慢慢地从车里下来，然后朝着快餐店的大概方向走去，我前面几米是我的那位朋友。突然我向她喊道："小心！小心栅栏！"她惊跳了一下，向四周看了看，然后笑了起来。"这儿没有栅栏，埃琳——你看花眼了吧，我也有些眼花，但我没看到栅栏呀！"

当我们返回汽车里的时候，我们又带来了一个金属扬声器。然后，我们一边看着一部电影，一边听着另外一部电影。没有人知道眼前看的或者耳朵听到的到底是什么，这都没关系。看到这种不和谐真是令人惊讶。

从那天的后半夜一直到第二天，我都能看到明亮鲜艳的色彩，还有在我周围飘荡的不断变化的图案——圆圈、带状物，还有些类似橡皮筋样子的东西，晶莹剔透而且相当有质感，就像是玻璃碎片。所有这些图像都在有规律地跳动着，而且它们似乎都有自己的声音，这些声音听起来就像来自很遥远的地方。也许声波看上去就应该是这个样子，我心里想。

最初，我被所有这些不同的感受深深地吸引住了，甚至感觉很舒服——我周围以及我身体内的一切都是那么的美好。然而，几个小时后，所有这些都开始发生变化了，变得有些模糊暗淡。以前那些仅仅只是一些曲线的图像变成了刀刃。好像有些东西悬浮在上面，而且看上去一点也不友善。很快我就只想让这些东西马上消失——可我无法让它们消失，无法让他们退去，而且这一切让我筋疲力尽，感觉就像我的大脑已没有余地让我看到或听到其他任何东西了。

到傍晚的时候，这些幻觉似乎已经走到了它们的尽头，慢慢缩小并彻底消失了。我父母没有注意到我有任何异常；我的两个弟弟那时也没太注意我。经历了这次磨炼，我向自己保证以后将永远不再用这类药物去做实验。总处于这种让我警觉的状态绝对不适合我，这件事到此为止。

但是，这件事没有到此为止。即使在这些幻觉消失之后，我好像也无法将我的身心恢复正常。我从未有过药物后遗症，我想这只是人的感觉。我感觉有些懒惰，几乎有些恶心想吐。我身体感觉不适，情绪有些低落，打不起精神去上学、参加社交活动或者做任何其他事情。这种状态持续几天之后，我感到害怕了，非常的害怕。是不是我毁坏了我体内的什么东西？是不是我的大脑出问题了？

后来，因为过于焦虑，同时又想冒一下险，我决定把我服用那种药物的事告诉父母——但只说大麻那件事，我绝对不会跟他们提毒蝇碱。我不知道我希望他们为我做些什么——消除我的焦虑，或者让我冷静下来，或者带我去看医生，然后医生会给我开一个快速良方。我只知道我已无法应对这种感觉，我甚至不能看书，因为一看到书上一行行的句子就感到头晕眼花。这种情况不能继续下去，必须有个人出来终止它。

这是星期四下午放学以后的事。星期五全家计划到巴哈马群岛度周末（从迈阿密到那里的路程不到 1 小时）。这个时候我爸爸还没有回家。我不知道他什么时候才能回来，但我认定我实在是等不及了。

"妈妈，"我说，说话的时候感觉有些坐立不安，"我需要告诉你一件事，你可能不喜欢这件事。"

她看上去有些惴惴不安。"怎么了？"她问道。

"我……我服用了一点药，在墨西哥的时候，我吸过一些大麻。回家以后我又吸过几次。我想有可能是这些让我总有恶心的感觉。"

她睁大了眼睛说："你这话是什么意思，恶心？大麻？你吸了大麻？哦，亲爱的，埃琳。"

"哦，不是*那么*的恶心。只是……感觉不对，确切地说，不是说我想呕吐或者怎么样，只是有些很怪异的感觉。"

她点了点头，脸上露出很担心的表情。我很惊讶她看起来没有特别生气。"这个问题很严重，"她说道，"而且让人担忧。这件事我们必须进一步谈一谈，但我想我们应该等到我们从巴哈马岛回来之后再告诉你爸爸这件事。让我们全家先度过一个愉快的周末，然后我们再来面对这个问题，等我们全家回家后我们再来讨论这个问题。"

我松了一口气；她的计划是有道理的。我们要去美丽的白色沙滩，要在美丽的蓝色大海中畅游，要度过一个愉快放松的周末；到周一的时候，也许我就感觉好多了，根本用不着告诉爸爸这件事了。

当然了，事情并未如我所愿。我们结束周末之旅刚一回到家里，我妈妈就坚持说我们必须要谈一谈，而且她告诉了我爸爸为什么要进行这次谈话。

"埃琳，这可是一件非常严重的事情。"我父亲说道，他说话的声音中有一种急切感。在20世纪60年代，当父母发现他们的孩子在吸毒时，表现出这种急切感非常正常。"毒品是很危险的东西，这类东西绝对不能去碰。你根本不清楚这种东西会导致什么后果。你必须向我保证你以后不再做这种事了。"

那个时候，致幻剂的作用已经彻底消失了。我已经不再害怕或者感觉不舒服了。我当时晒得黑黑的，头脑非常清醒，根本不想听到什么训斥。所以我故意回避他的问题。"不，我不会答应你。现在一切都好了，爸爸，真的。只是一点点大麻，没什么大不了的。我自己可以处理好。"

他没买我的账。事实上，我的态度——我的逞强、对他的关心的满不在乎和我语气中缺少尊重——只起到了火上浇油的作用。"这是不能让人接受的！"我父亲说道，这时他已经生气了。"你真是不知好歹。如果你不能向我保证这件事到此为止，那我就要采取措施了。"

对我来说，这让我想起了几年前的那次关于饮食的不愉快的谈话——感觉到了我父亲准备采取"措施"以让我的意志屈从于他的意志的那种说不出的威胁。所以，这次我没有对他撒谎，或者好好地跟他解释（或者去关注我妈妈脸上越来越恐惧的表情），而是直接挺直了我17岁的腰杆。"我可以做任何我想做的事情，爸爸。"我说道，"我的学习成绩很好，我在家里不惹任何麻烦，我很聪明，知道自己在做什么。假如我想吸大麻，那我就去吸。你管不着我的事。"

可想而知，我们就此闹翻了天。爸爸提高了嗓门，接着妈妈也提高了嗓门。然后我也变本加厉，说我根本就不再在乎什么好成绩，反正这些都又蠢又无聊。

在那场大规模的反毒品运动期间，这绝对不是有责任心的父母希望从孩子那里得到的回应，但是现在回过头看，我认为这种情况在许多孩子们身上都很典型——一个个虚张声势、逞强、不计后果。另一方面，假如一个女孩子真的想服用毒品或者甩开她的父母，那么有一点常识的人就不会摆出这样一幅姿态。此外，这时是 20 世纪 60 年代后期，大麻有一种几乎是神秘的力量足以吓坏并迷惑那时的父母们。这一现象在其他诸多层面上都有体现，而且每家杂志和报纸都在天天报道服用毒品的后果以及相关的恐怖故事。

不到一个星期之后，我坐在父母的汽车后排座上，闷闷不乐，情绪紧张；我父母坐在前排，焦急不安，沉默不语，我们正在前往本地的一个叫作"重返行动"的开放之家——一家迈阿密的戒毒中心。那是一个星期六晚上，汽车收音机里播放着唐·麦克林的歌曲《美国派》。而我呢——我正在前往康复中心的路上。

· · ·

"重返行动"是由锡南浓项目的"毕业生"经营的，在戒除毒品方面采用最著名的"直言不讳、严厉的爱"方式。锡南浓在 20 世纪 50 年代后期创办于美国加利福尼亚州，并因其很高的成功率闻名遐迩。虽然到 20 世纪 70 年代后期最初的项目及其创始人查尔斯·狄德里奇名望大降（查尔斯·狄德里奇曾宣称锡南浓是一种宗教，他甚至被控犯有严重的罪行），但这和我没有任何关系，也和我很快学会称之为"中心"的这个地方没有任何关系。

我不大相信我的世界会这么快就翻个底朝天。这里没有讨价还价，没有甜言蜜语，也不用和我的父母去理论什么。但让我沮丧的是，我自己的反抗或挑战让我自食其果，而且毒品这一话题也被禁止了——没有了要求和承诺，也没有人可以求助。这个中心（不提供住宿）在随后的两年里成了我放学之后的去处。我会每天下午 3 点钟去那里，一直待到 8 点钟，然后再直接回家。在暑假，我得天天待在那里，一待就是一整天。当时的情况就是这样。

用任何一个合乎情理的标准来衡量，我父母对我悔过（或者说，当我开始思考这件事时，我的"愚蠢的一点点悔过"）的反应都是极端的。断然肯定我就是一个瘾君子毫无疑问是太夸张了；除此之外，我已经承认，至少对我自己承认，我不是很喜欢服用这些药品后的感觉。但我的父母感到恐惧了。然而，针对我青春期的逞强好胜——我拒绝放弃毒品以及我反主流文化价值观的表白——他们感到恐惧或许是对的，而且他们为我寻医治疗也是正确的。但这里真是一所康复中心吗？我周围怎么能全都是服用过毒品的人呢？我都做了些什么？

"重返行动"这一名字源自早期的宇宙空间探索项目。这一术语描述的是太空舱通过穿越大气层燃烧自身而返回地球的过程。在第一次见面的时候，我们被告知这个中心的大部分工作人员以前就都是吸毒者——他们熟知我们为了蒙混过关而可能使用的任何一个小伎俩、任何一句谎言或骗语。他们向我们保证，到他们完成对我们的训练时，我们将彻底戒掉毒品，我们将不会去做任何违法的事情，甚至不会乱穿马路。

你可能会认为，强行让我离开原本舒适的生活，然后被关进一家康复中心接受这种限制性疗法会让我很快地回心转意——给我一个教训，或者至少让我在抗拒权威这一倾向上有些收敛。但事实不是这样的。来到这里仅仅一个月之后，在一次小组会议上，我就不得不检讨（用这个中心的话说叫作"禀报"）又一次吸食大麻的行为；小组中一个叫作迈特的男孩也同样做了检讨，这样我们两个很快就成了最好的朋友（我想这就是所谓的"难兄难弟"）。

任何一个违犯这个中心规定（有很多的规定）的人会被立刻拉出来接受"学习体验"，这是一种为了羞辱贬低违规者，同时教育他人而特意制订的公开处罚。我和迈特所受到的处罚可谓惨痛：我们必须在脖子上佩戴一个牌子，上面写着，"恩将仇报者，请救救我。"迈特还得剃成光头。幸运的是女孩子们可以免遭这种侮辱；取而代之的是，我必须戴一顶丑陋的绒线帽。在那个时代的迈阿密，这可不是什么时尚宣言。

我受到的羞辱不只限于这个牌子和丑陋的帽子，我还被罚去擦洗这个中心的楼梯——用一支牙刷来擦——而其他人则在我身边走来走去。"你漏掉了一块地方。"一位工作人员冲着我吼道，"回到楼梯下面从头再擦。

这里必须要保持干净。每一级台阶都要。在你干完后不要让我看到一粒灰尘。"由于这一处罚的重要一环就是学会保持沉默，然后按照吩咐去做，所以我是不可以用任何方式来回应工作人员的话的——不允许有借口，不允许有反驳。我趴到地上，弯腰弓背，竭尽全力不让人看到我，假如我能够让地板打开一道缝儿让我钻进去的话，我会钻进去的。

比这些更糟糕的是，作为这一处罚的一部分，我被其他人公开地孤立起来了，人人对我避而远之。他们被告知不要去靠近我；和其他人说话时要轻声细语，但对我不必这样。一直要到工作人员告诉他们可以不用这样做了的时候为止。我一向觉得拥有朋友并和朋友们打成一片最幸福开心；但现在，我成了一个贱民，一个被遗弃的人，被孤立了起来，同时又被人公开地指指点点——就像是城市广场上被锁在笼子里的罪人一样，而且一直要这样待下去，直到工作人员认为我确实已经吸取了上次的教训。到那个时候，而且只有等到那个时候，我才可以重新获得返回集体的权利。

这一地狱般的日子持续了两周，这是一段令人反胃的时光，白天去"常规的"高中上学，竭尽全力把注意力集中在我的学习上；然后突然换挡改道去那个中心遭受羞辱；然后晚上回家，筋疲力尽，焦虑不安。我对父母对我的判决有一种不可言喻的气愤。

当然了，这一学习体验最终还是达到了其预期的目的：我再没有服用过违禁药品。而且，一个摧毁我自己的精神继而根据另外某个人的规划重新塑造我精神的潜在过程（我当时并不明白这些，但现在我明白了）已经开始了。

虽然我又重新回到了好孩子的行列，但我变得有些孤僻，不爱说话了——"在我的本质性格上"，这是在我的性格已变得更为极端的时候，我后来对它的称呼。除非有人找我说话，否则我基本上没有什么话要说。我甚至不确定自己的话被人聆听。我开始相信（或者更准确地说是感觉）说话实际上是"不好的"。有一次，我被要求做一段简短的发言。在我结束发言之后，一位工作人员说我在那几分钟的时间里所说的话比我在几个月里所说的话还要多。或许这就是我与这个世界疏远的开始，我的疾病最初的端倪，一种我之前从未体验过的感受，一种将在我的余生中断断续续地伴我左右的心境。

　　大约就在这段时间，我阅读了西尔维亚·普拉斯的《钟形罩》。尽管这只是小说，但只有普拉斯自己经历过了内心的挣扎才能以这样的方式描述出主人公慢慢坠入令人震惊的精神疾病的过程。我的情况和这本小说有共同之处。我和她有共同之处。"我看到我自己坐在那棵无花果树的树杈上，快要饿死了，因为我不能决定我应该选择哪一颗无花果。每一颗我都想要，全部都要，但要选择其中一颗就意味着失去所有其他的无花果，在我就这样坐在那里、拿不定主意的时候，这些无花果开始起褶皱并变黑了，紧接着，它们一个接一个扑通扑通地落到了我的脚下。"这就是我，我在心里说，这就是我！

　　我想普拉斯的这种描写被孤立的、与集体脱节的感觉（而不只是有一点点害怕）的方式影响了很多十几岁的女孩子。这种被孤立的、脱节的感觉正是大家在那个时期的生活写照，尤其是对那些既敏感又常常沉溺于他们的书籍世界的人们来说。在随后的几天里，我无法自已地不停地想着小说中的那位女孩子以及她所经历的事情——不知道为什么，这让我感到不安，注意力分散。一天上午上课时，由于我头脑里总是想着普拉斯，我突然有了一个决定，我应该站起来，离开学校，然后步行回家。我家离这里有 5 公里远。

　　我一边走，一边开始注意到我周围所有东西的色彩和形状都在变得越来越强烈。而且在某个时候，我开始发觉我所经过的房屋在对我发出一些信息：仔细观察一下，你与众不同。你特别糟糕。仔细观察你就会发现这一点。有很多很多的东西你必须看明白。看明白。看明白。

　　尽管这些房子是在说话，而我也听到了他们在说话，但我听到的这些话不是字面上的声音，这些话直接进入了我的大脑——这些话正是我当时的所思所想。然而，我本能地知道这些想法不是我的。它们属于这些房子，是这些房子把这些想法放入了我的大脑。

　　当我走到家门口的时候——一个或许两个小时之后——我已疲惫不堪，感觉很热，而且非常害怕。我立刻告诉了妈妈在我漫长的步行途中所发生的事情，在我的大脑中竟然有那些房子的想法，我是多么害怕。她感到极为焦躁不安，随即给正在上班的爸爸打了电话。他很快就回了家。在我重新讲述了一遍发生在我身上的事情之后，他们立刻开车把我送到了那个康复中心，而不是把我送到医生那里。我已毫不动摇地拒绝了服用任何毒品，那里的心理顾问对我很信任。虽然刚开始一两天大家走到我周围时都是蹑手蹑脚的，但这件事很快就过去了，也没有人再说三道四了。

家里的很多事情都围绕着这个康复中心进行了重新安排。我每天都被开车送到那里，然后再被接回家。这个康复中心里所有孩子的父母每隔两周便在那里聚会一次举行小组会议，偶尔还有家庭野餐或其他的聚会活动。虽然我对我父母强行把我扔在那里一直到我高中毕业这件事始终都有那么一点挥之不去的怨恨，但我感觉我已适应了那里的生活，而且也感觉很自在了。

随着我们后来慢慢长大，我们中大多数人都懂得了我们最终将属于两个家庭：一个是我们出生时来到的这个家，另一个是我们自己建立的家。对十来岁的孩子们来说，他们的第二个家始于橄榄球队，或者戏剧俱乐部，或者是那些每年一起去参加夏令营的孩子们。而他们也可能逐渐被大学里同一宿舍的朋友们或者初入社会时一起共事的同事和朋友们所代替。对我来说，创建我的第二个家的起点就是这个中心。我们彼此都有共同之处——我们承诺要生活在一个远离毒品，实际上可以说是不依赖任何人工或化学物品的世界，以走完我们的人生之旅。我们拥有共同的目标，我们非常关心彼此的幸福。我们有何感受，我们状态如何，我们重新返回到这个世界时将如何来应对，这些是我们谈话的中心话题：有拼搏精神的人才能坚强，有决心的人才能保持心灵纯净，永不放弃，拼搏到底，永不屈服。

虽然我很容易地就跟上了高中的学业（事实上，我各科的学习成绩都是优秀，而且一直保持着这样的成绩），但我感觉到我与我就读的这个地方的关系越来越疏远，与其他同学格格不入。于是我把每一天的期待都寄托在去这个中心上，整整一天都在盼望快点放学，希望赶快成为那个集体中的一员。

我在那里学会了抽烟——如果那些心理顾问（他们看上去知道很多事情，也非常值得我尊敬和效仿）抽烟，那么我抽烟也会很酷。那个时候没有人谈论尼古丁就是一种麻醉剂，或者人也会形成一种烟瘾，而这种烟瘾可能和其他瘾一样对人体有危害。那个年代的人们就是这样。没过多久，身上没有一包烟就让我感到很不安——几十年之后我才彻底戒掉它。

也是在这个中心，我有了我的第一次性经历。

当时杰克21岁，我17岁。从17岁到21岁，这是很大的年龄差距——在这几年中，一个人可以读完高中，可以读完大学。一个人全方位、大踏步的飞速成长就发生在这四年之中。考虑到我当时的年龄，发生这件事的时间可能是对的，但有无数种合理的理由可以证明为什么发生这件事的地点和这一关系本身是错误的。

杰克是一个沾染过毒瘾并正在恢复的人，他到过世界上许多国家。对敏感、富有丰富想象力而情绪低落的女孩子来说，他身上有一种令人难以置信的吸引力。他有可能已被服用毒品或其他的生活经历伤得很重了，但这些不是我所关注的。我看到的只是一个英俊的比我大、比我聪明的男人，他倾听我的心声并好像关心我心里在想什么。我们一起参加过一些集会，我们在走廊里经常擦肩而过，我们一起喝过几次咖啡，当他请我去看电影的时候，我毫不犹豫地同意了。和他手拉手，吻他，被他吻——这些都很让我兴奋。由于他去过我没有去过的地方，知道我所不知道的事情，所以当到了要抉择我们是否要进一步发展下去的时候，我也是先让他来表态。

对于17岁的我来说，这是令人目眩、令人愉快的经历，好像我们很有收获（从某种意义上来说，我们的确很有收获）。然而，尽管我同样感受到了一个人的"第一次"的兴奋，但我清楚地知道这是失败的性爱。我隐约感觉几乎没有哪个人的"第一次"是成功的，但这整个过程在我的心底显得如此突出，坦率地说，以至于觉得尽快做完这件事，有如释重负之感。就像我第一次抽大麻时头没有爆炸一样，我第一次做爱时心也没有破碎，我没有怀孕，而且也没有因此染上什么可怕的疾病。事情原本有可能更糟糕。

在我高中毕业的时候，我在这个康复中心的生活也结束了，我（像许多18岁的人一样）深信生活中最令人激动的篇章即将被翻开。毫无疑问，我在这个中心变得更加坚强了；这个集体在我身上投入了大量的心血让我变得更加积极了。我后来慢慢地喜欢上了这里的人——这些心理顾问以及其他的"病人"——而且确信他们对我也有同感。我下定了决心绝对不会让他们失望。

就该中心抵制吸毒的任务而言，它做得还是很成功的——但是，当然了，我在一开始也未曾大量地服用过毒品。我在这个中心的主要经历是这个中心向我灌输了一种面对疾病或软弱时应有的永不退缩的态度：**与它斗争**。你能与它斗争，而且你能战胜它。承认软弱就意味着失败；放松警惕就意味着投降；放弃就意味着摒弃你自己的意志力。

但是，所有这些都存在一个根本的问题，那就是它忽视了在复杂而真实世界中或者复杂而真实的人身上的那些本质的东西。事实上，意志力能够征服一切不一定就是正确的。有一些自然力量超出了我们的控制能力，更不用说我们的理解能力了。所以，面对这些仍然坚持必胜的信念只能说是以卵击石。要知道，不是所有的战斗都是以胜利告终的。

第三章

　　尽管纳什维尔的范德比尔特大学校园非常漂亮，到处都是爬满青藤的古老砖结构建筑和大片大片的绿色草坪，然而我大学一年级时住的宿舍则破旧不堪、肮脏暗淡。在家里时，我的卧室井然有序——我们的管家一向把它整理得干干净净、整整齐齐，而我妈妈则负责那些边边角角的细节部分，比如说窗户要有漂亮的窗帘、我床上的床单要鲜亮平整。但一进入范德比尔特大学，我就只有靠自己了。让我感觉很郁闷的是我完全没想到自己需要去考虑家具应该如何摆放、这些亚麻布是否协调、哪里才是我的书桌以及台灯的最佳摆放位置这样的问题。那时的我，高大、性格怪异，而且不擅长交际，大部分时候都身穿脏兮兮的运动牛仔裤（不过多年以前，这个校园里的人都是这副打扮）而且留着一个不伦不类的发型——突然，我感觉又回到了起点，又要开始自己照料自己了。

　　在 20 世纪 70 年代初期，范德比尔特大学还快快活活地停留在 20 世纪 50 年代（也许比这更早）；事实上，可以毫不夸张地说，它的状态其实是老南方时代的样子。这里的风俗习惯僵化、男女角色一成不变，这与我有可能会进入的其他学校有天壤之别，其他那些学校有可能更欢迎像我这样的犹太女孩（虽然我情绪不稳定，而且还有不少小怪癖）。但是这类学校都在北方，我父母要求我待在南方，结果最终就选择了范德比尔特大学。

　　我有一位很漂亮的室友叫苏茜，她是一位和我截然不同的人——她是一位身材娇小，肤色浅黑，说话时拖着雅致的南方长音的很有魅力的活泼女孩。她聪明，经验老到，熟谙人情世故，社交广泛。在她来到校园的第一天就受到了很多人的欢迎，尤其是男生们的欢迎。只要电话铃一响，那肯定是找她的。她对我很好，但她总是外出，总是要到别的什么地方去。

有一天下午，当时我正在学习，苏茜来到宿舍对我说她想就宿舍楼里另外一个女生的一件事征求我的看法。

"当然可以。"我说道，一个非常精明能干的人会来我这里征求意见让我感觉有些受宠若惊，"什么事？"

"呃，"她说道，"其实这件事说出来有点不合适。我们宿舍楼里，呃，有个人身上的味道不是很好。我们其他几个人那天晚上谈到了这个问题，我们在考虑怎样做才是最合适的。"

"做什么？"我问道。

"也许就是告诉她……告诉她……她应该多洗洗澡。"她皱了皱她的小鼻子，"用洗发液洗洗她的头发，你说呢？不是什么特别的事或者过分的事。只不过是……呃，我不太清楚，你怎么看？你认为我们应该直截了当地告诉她吗？这样也许会伤害她的感情。要不我们给她一些小提示，或者给她留一张便条？便条内容当然不会有恶意，只不过是帮助她解决问题。"

"我的天啊，"我说，"这可是个难题。不过你这么为她考虑真是太好了。我认为你应该直截了当地告诉她。和人打交道最好是直来直去，至少我是这样想的。"

她点点头说，"对，我也这么想。但是，想到可能会伤害一个人的感情……好吧，不管怎样，谢谢你和我谈这件事。"

我不知道后来苏茜和她的朋友们最终决定怎样和那个可怜的女孩谈这件事，也不知道那个女孩是怎样回应的。我也从未想起来要问问她们。但我也绝对没有想到——在当时——我们宿舍里需要洗个澡的那个女孩，也就是她们私下谈论的那个女孩，就是我。

即使是最粗心的旁观者也会同意：许多大学一年级的学生很快就会变成远离家门又懒又邋遢的人。毕竟，这是他们生活中第一次不再有人去为他们晾晒衣服或者清理他们那些杂乱的物品。但我敢肯定，即使是该洗的脏衣服一直堆到天花板，而且宿舍开始看上去像茅舍一样，他们当中也很少有人会不洗澡、洗头或者刷牙——因为，几乎可以肯定，假如他们不这样做的话，那他们的社交生活必将瞬间结束。那么，我到底出现什么问题了呢？毕竟，我是在细心的父母的照料下长大的，家境也不错，还有两个弟弟，他们会毫不犹豫地告诉我，"你很臭！"那么，我为什么忘掉了最基本的功课：简单的洁净呢？

精神分裂症像一层雾一样正在慢慢地向我袭来，随着时间的推移，在不知不觉中变得越来越浓。早些时候，阳光灿烂，天空晴朗，阳光温暖着你的双肩。但不久你就发现，一层薄雾开始在你身边弥漫，空气也不那么温暖了。过了一段时间之后，太阳变成了一盏躲在一片厚重的幕布后面的灰暗的灯泡。地平线已消失在一片灰蒙蒙的雾霭之中了。在灰暗的下午，你站在那里，感觉肺部充满了浓浓的潮气，又冷又湿。

对我（也对我们许多人）来说，那雾霭所表现出来的最初迹象就是一种基本的常识性的卫生意识——这在心理健康领域中叫作"自我照顾技能"或者"日常生活活动"——逐步减退。一旦远离了父母的监视，我开始变得知行不一，总是询问自己一些本应理所当然的问题。这或许是因为我有时候对一些问题的正确答案应该是什么感到糊里糊涂。真的有必要洗澡吗？我多长时间需要换一次衣服或者洗一次衣服？我今天吃过东西了吗？我真的需要每天晚上睡觉吗？我必须要天天刷牙吗？

在有些日子里，答案非常清楚：当然需要。看在老天的份上，埃琳，把自己收拾干净！然后我就照做了。但在另外一些日子里，有些问题和这些问题的答案实在是太难搞清楚了。我不知道，我不知道。或者干脆是我不记得了。我已经做了那件事了吗？我昨天做这件事了吗？照顾自己比读一本书或者完成一篇学期论文还难，照顾自己意味着要进行策划、进行组织、做记录。有些时候，我的大脑里根本没有足够的空间把这些东西全部装下。我已离开了那家康复中心，我已离开了我的父母，所以我的一切都开始慢慢地出现问题了。

和大多数大学一年级学生一样，我进入大学时并不十分清楚我想要学什么专业或者我将怎样规划我的生活。但我已把想选择的专业范围缩小了一些。也许应该是与英语相关的事情，因为我非常喜欢读书和写作；也许是法律职业——我曾把自己想象成为一名律师，在法庭上充满激情地支持或反对某件至关重要的事情。也许我能够帮助某个人，也许我能够实实在在地改善某个人的生活。

当然了，我的点缀着美好未来的幻想与那个时期范德比尔特的真实现状可谓是大相径庭。女学生联谊会、男学生联谊会是当时大学校园社交活动的中心内容。即使是在 20 世纪 70 年代初期，当各种无政府思潮在全国其他所有大学如雨后春笋般出现的时候，在田纳西州仍然睡意蒙胧的校园里，南方的年轻绅士们依然在和佳人们卿卿我我。我在社交方面有可能比较笨拙，但我并不愚蠢——无论从哪个方面来说我都与南方佳人毫不沾边。尽管如此，当我发现自己如此之快地就成了一个局外人的时候仍不免感到伤心不已。

我通常独自一人在餐厅吃饭，但是，最终由于厌倦了感觉像个异类，而且总有很多人盯着我看，我选择了到大学图书馆对面的校园烧烤店去吃饭。在那里，我结识了一个小伙子，一个很不错的小伙子。

彼得是一位政治学在读博士生。他个子很高（比我高，而大部分男生都没有我高），有一头乌黑的头发，他为人热情、随和，而且非常聪明。事实上他很喜欢我。我们的谈话可以说是真正的谈话，他与我讨论我所读过的书籍，问我崇拜的作家，以及我对事情的看法。由于他性格开朗，我们的交谈很投机，所以没过多久他就克服了我的羞怯，随后我们就开始约会了。我们去看电影，一起学习，一起吃饭。让人高兴的是彼得住在校园之外的一处公寓里，这样我们也就开始在他那里过夜。我不能确定我更喜欢哪一个——是和彼得待在一起，还是离开了我的宿舍，也远离了与我几乎没有或者丝毫没有任何共同点的苏茜。

我不知道为什么我交男朋友比交普通朋友来得更容易些，人们一般会认为我的社交技能的缺失可能会妨碍我与所有人打交道。当然，我也不是很性感，而且从表面上看，我实际上也没有很多的时间去投入到一种"关系"中——献殷勤的各种规则（至少在那个时候、在那个特定的地方）对我来讲都很烦琐，感觉就像是外语一样。再说，我当时主要是专注于我的学习。但在这种情况下，一个男人自然而然地走进了我的生活。他的出现对我来说是一件幸事。

除了是我的亲密朋友和博学的伙伴之外，彼得还教我怎样享受单纯的亲昵——共同度过一些时间，但不做什么具体事情，手拉着手，让他搂在怀里，让我有一种与众不同的感觉。彼得教我如何享受性爱，这件事日后在我的病情发作时成了一件很困难的事，甚至让我感觉很害怕。他似乎感觉到了我在这方面的倦意，所以对我无比体贴、无比耐心。

和彼得做爱的时候，我常常会突然感到很害怕，对我刚才做到哪了以及他刚才说了什么完全丧失了感觉。对一个充满自信的女人来说，那种忘我的感觉、无边界状态以及放弃自我控制，既是原始的，也是激动人心的。恋人们相互体验的就应该是危险的最核心。但对我来说，和一个男人融为"一体"感觉就像丧失了自我，这让我感觉很恐惧，就像是这件事的另一端还有一种难以用语言形容的东西，就像我会坠入深渊。我非常想体验我在书中读到的那些事情——爱、激情以及那种可以让我心甘情愿去冒任何风险的与另外一个人的深层联系。但是首先，我不得不学会相信自己的身体和自己的心。学习相信彼得对我来说是一个良好的开端，在这方面他给了我很大帮助，但是尽管如此，在最初的那些日子里，性对我来说仍是一次可怕的经历。

在某个冬天的夜晚，有一位客人来学校找我，她是我们家一位朋友的女儿。我不大认识琳达，但她对将来报考范德比尔特大学很感兴趣。她的父母跟我父母谈到过这件事，所以出于礼貌，我决定留她在我的宿舍过夜。

琳达是一位身材苗条的漂亮姑娘。她有过一段时间的吸毒经历（我父母跟我说过这件事），曾被强迫送到一家精神病医院待过一段时间。虽然开始时我很愿意留她过夜，但等她真的留下来了，我却感觉非常的心烦意乱——从她一来到我这里开始，我就感觉焦虑不安，心烦意乱。我不清楚是什么让我最终到了崩溃的边缘——要么是因为我知道了她过去的经历，要么是因为我自己内心深处逐渐增强的错乱无序在作怪——但接下来发生的事情实在是让人感觉莫名其妙。我突然从床上抓起一块毯子跑了出去，用毯子蒙住我的头，然后就在被冰雪覆盖的地上狂奔了起来，我伸开胳膊，装作在飞的样子。

"你在做什么呢?!"琳达向我喊道，这时她已经从宿舍里跑了出来，"快停下来，埃琳，你要吓死我了！"

虽然我听到了她的喊叫，虽然我听出了她的声音中那种真实的恐惧，但我仍然继续乱跑，就像是身上安装了某种发动机。"没人能抓住我！"我高声喊道，"我在飞！我逃出来了！"

最终，琳达那哀求的喊叫声感动了我，让我停下了脚步；她真的被吓坏了。虽然我当时处于古怪的躁狂状态，但我也能知道这一点。她被吓坏或许是因为她在我身上看到了她曾经在医院里看到过的那种行为，也或许是因为当时我太失控了，任何一个看到我的人都会被吓着。事实上，我也吓了自己一跳——我不清楚是什么让我成了这个样子。我毫无头绪。

几个月之后，我和彼得还有苏茜在宿舍里，我又一次出现那天晚上琳达到我这里来时的那种感觉。突然我向他们发起挑战，"你们想让我做什么我就敢做什么，"我大声吼道，"你们叫我做任何事，我都会去做！"

他们先是笑了起来，他们决定和我玩下去。"唱一支歌。"他们其中一个人说道。

我唱了一首歌，声音有些发颤——一支甲壳虫乐队的歌，有些走调，所有的歌词和曲调都乱了套。我的听众看上去听得都很高兴。

"跳一个扭摆舞！"他们说。我就跳了起来。

"好了，让我做任何事都可以。"我恳求他们说，"你们让我把衬衫脱下来吗？"我把衬衫脱了下来。

相互紧张地对视了一番之后，我的朋友们开始意识到问题太严重了。

"你们想让我像鸭子一样呱呱地叫吗？我可以像鸭子一样叫。"我像鸭子一样叫了起来。

"你们想让我吞下这一整瓶阿司匹林吗？"我就这样吞了下去。

突然，他们看我的样子凝固了下来。真的把他们吓坏了。突然我也吓坏了——我的行为所导致的危险一下子摆在了我们面前。我跑到卫生间，马上让我自己开始呕吐，无法让自己恐惧的颤抖停下来。彼得马上将我送到了范德比尔特大学的校医院急诊室，那里的医生认为这是一次自杀未遂。

"不，不是这样，"我虚弱地说道，"我这只是在闹着玩。我很愚蠢。我没事，真的没事。"他们要找一位心理医生，但我告诉他们没有必要，我完全正常。最终他们很不情愿地放我们走了。我和彼得一起离开了医院，浑身发抖，感觉有些虚弱（对那个自己感觉很是困惑不解），我们两人都不明白刚刚发生的这件事到底是怎么回事。在随后的几天里我们经常谈起这件事，后来，这种情绪和体验的强度似乎慢慢地减弱了。每当我想起这件事的时候，我都感到十分困惑，而且还伴随一种越来越强烈的焦躁感。这到底是怎么回事呢？

　　所有这些发作每一次都是孤立的、短暂的，持续大约 1 小时，而且我自己可以让它们停下来。它们都是一时冲动，甚至都很危险。我认为最有可能的是我的疾病那时正在破壳而出（我想不出比这更恰当的表达），而这层壳曾帮助我，也帮助了我们所有人，让真实的东西与不真实的东西保持分离。在随后的几年中，我所有事情的重点就是在尽力把握这两者之间摇摆不定的平衡——一方面我在不知不觉地试图让这层壳坚硬牢固，而我的疾病则同样努力地想冲破这层壳。

　　就在我的内心开始感到茫然的同时，在另外的事情上，它又成了我巨大的快乐源泉。在那个与我格格不入的既狭隘又让人失望的大学社交体制世界之外，我发现了学问——伟大的思想、崇高的志向，还有人（有老师也有学生），他们的求知欲似乎赋予了他们存在于这个世界的真正意义，特别是当我发现了哲学时。我爱上了哲学。让我更加欣慰的是我发现我也很擅长这个领域。我的成绩非常优秀；我的同学们经常来找我以询问我的看法；教授们请我到他们的办公室谈论我正在学习的内容，或者继续在课堂上未竟的那些谈话。

　　哲学与精神失常之间的共同之处有很多，只是许多人（尤其是哲学家）不愿意承认罢了。这些相似之处和你通常认为的可能不一样，比如有人认为哲学与精神失常都不具有规则，不管你愿意与否，在这个宇宙中你被胡乱地抛来抛去。可在我看来恰恰相反，哲学和精神失常各自都具有严格的规则。问题的关键是去发现这些规则是什么，而且在这两者当中，这种探寻几乎只能在人的头脑中进行。虽然创造性和疯狂之间的界线细如发丝（这真是一个不幸被浪漫化了的现实），但用一种不同的方式审视并体验这个世界，会给你带来敏锐而丰富的见解。

哲学不仅给了我惊喜，它还为我自己一直未能安顿妥帖的心理和日常活动构建了一个框架。阅读材料的难度、系里的学生和教师们充满活力的互动交流，给我的每一天带来了某种秩序。忽然间，我拥有了可以达到的目标、一种创造感和使命感，以及看得见的成就，而这些成就同时又能让我看到自己的进步。到我大学一年级的第二个学期，系里允许我选修研究生院的课程。我以全优的优异成绩完成了那一年的全部课程（在范德比尔特大学时，随后的几年也每年如此）。

上大学一年之后的那个夏天，带着一份阅读书目、一门尚未修完的课程需要做的一些作业、老师为下一个学期布置的一些调研，我回到了迈阿密、我的家。但一旦离开了范德比尔特大学，离开了我在那里结识的那个集体以及学术生活为我构建的那个框架，我便马上开始有些踌躇徘徊了。我对暑假，或者对与家人、与高中时的老同学们待在一起提不起任何兴趣。尽管面前摆着优异成绩的客观证据，我所取得的成绩并不能让我沾沾自喜。相反，我感觉情绪低落，六神无主，而且莫名其妙地空虚。无论是在家里自己的房间，还是在安静清爽的图书馆一个人学习或工作，我发现我很难集中注意力。我写出来的东西都没有任何新意或者不够好，无法将这些东西交给我的教授们。早晨醒来时，胡乱地混过这一天的念头让我感到恐惧不安。连续几个星期陷在这种苦恼中之后，我决定要问一问父母，看看我是否可以就这个问题找个人来谈一谈——也许是一位治疗师，一位能帮助我理出头绪并让我能够更好地利用暑期时光的人。

事实上，我以前在这一方面从未让我父母帮过什么忙（虽然到那个康复中心是他们的主意），所以跟他们解释我只不过是不能集中注意力来很好地工作学习感觉有些别扭。结果还是很不错的，他们没有感到不安，或者感到很惊慌，或者让我自己"振作起来"。相反，他们对我的要求很当回事，并为我安排去见他们的一位朋友，一位名叫凯伦的心理医生。她有很高的名望，据说通常第一次见面之后她便可用"通用万能"诊断把人们支回家：一点点也许是很小的生活方式的变化就会有效。此外，她极其反对药物治疗。事实上，在她从事的这个行业中，大家都把她看作是一位特立独行的人。她写过一本书。我找到了这本书，很快就读完了。

　　虽然这种求助是我要求的，但在我与凯伦在一起的短暂时间里，我没有遇到能够让我平静下来、消除我的疑虑或者给我启发的情况；恰恰相反，她倒是吓得我魂飞魄散。

　　"埃琳，我要你站到那个角落里去。"我们第一次见面时她这样对我说。

　　我感到有些困惑不解。我看了看那个角落，然后回过头再看看她，这是因为什么事情在惩罚我吗？"我……我能请您再说一遍吗？"

　　"没错，没错。站到那个角落里去。然后，我要求你只想你现在内心深处的感受。当你准备好之后，把它们喊出来。能喊多大的声音就喊多大的声音。"

　　我实在是不能想象这个女人到底在说些什么。在一个角落里喊叫？这是绝对不可能的。我不认识她，她也不认识我。我甚至不能确定我就一定相信她。我怎么能知道她就不会把我说的和做的每一件事都报告给我的父母呢？

　　"噢，呃，"我结结巴巴地说，"我不能那样做。对不起，但我……我们不能就坐在这里谈一谈我遇到的这个麻烦、这个注意力问题吗？也许您能告诉我一些窍门或者给我出一些主意，好让我的心思按照我需要的方式回到我的工作上去？"

　　凯伦很耐心地试图让我重新考虑一下，并解释说这是她以前常常使用的一个策略，而且这一策略往往会带来很好的效果，真的，我应该试一试，哪怕只试一两分钟的时间。

　　"不，"我坚决地说，"我不会去这样做。"

　　结束了同样令人不安的第二次见面（但还是约好了第三次）回到家之后，我向父母做了一个汇报。我感觉好些了吗？没有特别明显的好转。针对我正在面临的作业的问题，她给我布置了什么练习任务或者重新安排了我的日常生活？没有布置。我认为她有可能很快就会帮上一些忙吗？我不知道。也许再有一两次见面就可以为我想出一个把各种事情处理妥当的办法。把我自己处理妥当。我能感觉到父母在看到这个问题还没有明确的解决办法时那种越来越强的焦虑与不安。

另外，我心里很不是滋味地意识到这件事在花我父母的钱，而且假如继续下去将花掉他们更多的钱。这样做的理由是什么呢？此外，我感觉是在以一种我不喜欢的方式被暴露在外——好像大家在早晨喝咖啡和晚上吃晚饭时要谈论的唯一事情就是我的内心在想什么。所以我如约进行了和凯伦的第三次见面，并告诉了她这是我们的最后一次见面。

"为什么呢，具体原因呢？"她问道。

"我父母对我们还没有把我的问题解决好感到很烦恼。"我说道，"而且您也没有能够拿出一个可行的计划。另外，来见您要花他们很多很多的钱。"我完全准备好了她会提出反对意见，但她没有反对。

"那好吧，"她平静地说，"我们将不再继续下去了。但我要告诉你我的想法：你确实需要帮助。我只想让你知道，在你认为你已准备好接受帮助的时候，你可以，而且你应该回来找我。"

一时间我感到无言以对，我感谢了她，然后立刻离开了她的办公室。在那个时候，我从未想到过（凯伦可能想到了这一点，但她没有说出来）我关心父母胜过了关心我自己。

在那个暑假结束的时候，我离开了迈阿密，回到了范德比尔特大学准备开始我大学二年级的学习和生活。回到那里让我感觉非常高兴，迎接我的是前一年认识的为数不多的几个朋友。一想到又可以继续我的精神生活，我就感到无比激动。我搞清楚了星期六和星期日图书馆的开放时间，然后就一头扎进了我的书堆里。让我难过的是我和彼得的关系结束了。尽管如此，我有了足够的信心去和别的人约会了，和以前相比，在这一方面我感觉更加自在从容了。

因为我已开始选修研究生级别的课程，我很快便结识了几个研究生朋友——他们的年龄大都只比我大三四岁。他们似乎更适合我，而且好像愿意接纳我，包括我的缺点和怪癖。也就是在这个时候，我认识了肯尼·柯林斯。他曾是我大学一年级的英语老师，那时他在读英语文学的博士学位。

肯尼比我大8岁，他来自田纳西州的一个小镇，用他的话说，这是一

个 "拥有 184 名人口，而且这个数字还在慢慢减少" 的小镇。他娶的是他的大学同学玛吉。和肯尼相比，她更多了几分寡言少语，但她是一位让人感觉很亲切的人。他们两人展现了一幅我希望某一天自己能拥有的生活画面——两人相互深爱着对方，一套到处是书籍和音乐声的房子，共同努力学习。肯尼有着南方人的举止和温文尔雅（但他几乎没有南方人的口音），但当情况需要时，他也很坚强，很严厉。作为老师，他对他的学生有很高的期望，这不仅仅是因为他深深地关爱他们，而且也是因为他真切地热爱并尊重他所教授的内容。他勤奋聪明，对自己的学术要求之高毫不逊色于他对他的学生们的要求，所以他除了睡觉，大部分时间都泡在图书馆里，我也一样。

真正的朋友会帮我们绘制我们在这个世界上的航线，对于我来说，肯尼就像一位丛林向导，因为精神分裂症初期的那些混乱信号开始让我的正常思维变得模糊不清了。假如你行走在一条迂回曲折又充满荆棘与乱石的路上，你很容易迷路，或者疲劳，或者丧失勇气。你可能会产生彻底放弃的念头。但是，假如一位善良而有耐心的人走过来拉住你的手说，"我发现你遇到麻烦了，来，跟我走，我来帮你找到你应该走的路。" 那么这条路就可以继续走下去，而且整个路程就会变得不那么可怕。在我大部分的大学生活中，肯尼就是这样的一个人。他不能容忍迟交论文，所以我只好集中注意力把它按时完成。在我的思路卡住的时候，他会引领我——而不是去强推我——去发现我想表达的是什么。随着时间的推移，他对我来说变得更像是一位朋友而不像一位老师，他常常要求读一读我为其他课程所写的论文，很有礼貌地告诉我什么地方写得离题了，或者建议我也可以从另一个方面写。偶尔，他甚至让我读他的作品，然后聆听我对他的作品的看法并给予很高的重视，这让我感觉受到了很大的恭维。

肯尼、玛吉和我以及另一位英语系的研究生派特常常一起活动。派特是一位极富幽默感的人。我们白天在图书馆度过，周末晚上要么在肯尼和玛吉的家里，要么在派特的住处度过。我们一起聚餐（让我很高兴的是他们几个人都会做饭），一起听音乐，谈论我们的学习和我们的朋友，大部分时候都充满了欢声笑语。啤酒和葡萄酒随时都有，但我很快就确定了（就像我当时短暂地接触了一下毒品就立刻可以确定一样）我并不喜欢喝酒。我不喜欢酒的味道，我不喜欢它的热量，尤其是不喜欢喝酒给我带来的感受，无论是在喝酒的过程中的感受，还是第二天早晨醒来后的感受。此外，对那个时候的生活来说，保持头脑清醒似乎能给我带来更多的快乐。

我一向不是一个喜欢嘻嘻哈哈的女孩，但和这几个人在一起时，我大多感觉心情愉悦。因为我觉得派特所说的任何事情都非常好玩，所以我笑得失控是司空见惯的事，此刻她也会随即大笑不止。在公共场合尽我们所能让我们亲爱的南方绅士朋友感觉难堪开始成了我们的一个游戏。我们会大笑、傻笑、嬉闹，我们无所不为，没有一点淑女的样子，这时玛吉会显得有点儿尴尬，而肯尼早已面红耳赤了。

"你们不要再这样闹了。"有一次在一家饭馆他抱怨地说，"大家都在看我们呢。埃琳，派特，停下来。这样做是不行的！"他越是烦躁不安（也许是假装的），我们就笑得越厉害，只是在我们笑得上气不接下气的时候才停一下。自由自在，和好朋友们故意地搞笑作怪对我来说是一种美妙的、不多见的、丢开了忸怩作态的自由世界。

在我大学四年级开始的时候，肯尼（这时他已完成了他的博士学业）获得了一个很不错的工作——在一所学院教书，但不是在范德比尔特。我没有为他感到高兴，而是感到很伤心。比这更糟糕的是我感到很恐慌。派特也完成了她的研究生学业，正在准备离开校园。虽然我还有其他朋友，虽然我在哲学系已找到了我追求的方向，但我和肯尼、玛吉、派特待在一起的时候让我感觉就像回到家里一样——我和他们好像成了一家人，而且他们常常比我自己的家人更能接纳我。在某种意义上，他们更了解我。然而现在，这一切全部结束了。没有了他们的友谊，没有了他们的笑声，没有了肯尼的指导和智慧，我该如何是好呢？

当然了，他尽了他最大的努力以既平静又关心的口吻来安慰我，对我说我有足够强的能力顺利完成我的本科学业，此外，我们还会继续保持联系。我们的生活有可能会改变，但我们的友谊永远都不会变，同时我们还可以电话联系，可以写信，而且我们还可以利用假期互相看望。

我大脑中的一部分听到了他所说的话，而且也相信他所说的话；可在另一部分，我开始感觉惴惴不安。白天我感觉狂躁，夜晚我无法入睡。很快，我的行为开始变得像大学一年级时那样混乱了——我又一次开始用大嗓门说话，变得失控，尝试一些愚蠢的冒险，做一些愚蠢的事情；与此同时，我的大笑常常会演变成歇斯底里式的疯狂。有一两次我注意到有人在警觉地看着我。让他们看吧，我想，我才不在乎呢。一切都将进地狱。

在肯尼和玛吉离开范德比尔特的那一天，我伤心至极，哭了好几个小时。在随后的几个星期里，我筋疲力尽，无法集中注意力。我总是忍不住想象在校园里又看到了他，就在我前面的人群里，或者在那边的树下，在树荫下。但是，当然了，我知道这是我的幻想。生活继续着，但并不轻松，在那整整一年的时间里，我从未停止过想念他，但我清楚地知道他已不在我身边，他带入我生活中的那种情感秩序也已不复存在。

随着我自己的毕业逐渐临近，我知道必须要做一些抉择了。四年来，我获得了一份完美的学习成绩单。事实上，班级告别仪式上提到了我的名字。虽然学校不要求我在仪式上发言，但我要被叫到前台上，被介绍一番，并获得掌声，这让我感觉很复杂。虽然我对我所取得的成绩得到认可感到无比自豪，但我并不喜欢抛头露面，尤其不喜欢被其他人盯着。此外，一想到未来，我就感到心烦意乱（而事实上又不得不为未来做打算）。未来意味着变化和不确定，而这两个概念一直都在困扰着我。一种持续不断的不安的感觉笼罩着我，就像是我脚下的地面要移动了一样。接下来必定会发生一些事，但又会是什么事呢？

在学习哲学的过程中，我钻研了亚里士多德的作品，而且将继续被这些作品所吸引——两千年以前他就在敏捷地分析人性并探讨我们今天仍在争论的道德伦理问题。为了阅读亚里士多德的原著，我选修了很多的希腊语课程，而且打定了主意要对他做进一步的研究。所以，在和我的学业导师商量之后，我决定申请牛津大学继续攻读硕士学位。有两个奖学金可以让我实现我的愿望——罗兹奖学金和马歇尔奖学金——但每一个奖学金的申请过程都可谓竞争激烈，令人苦恼不堪。

我在马歇尔奖学金委员会的面试可以说是一场灾难。面试是在佐治亚州亚特兰大市英国领事馆的一间又大又富丽堂皇的房间里进行的。我们坐在古老的高靠背椅子上，围坐在一张桌子前，在座的大约有十个人，另外的九个人都在看着我。由于越来越不能集中注意力——这是我周期性自我照顾缺失问题的副作用之一，这一情况在有压力的时候会变得更糟糕——我的耳朵里就像是被堵满了蜡一样，我几乎听不到任何一个人所说的任何一个字。

"那么，埃琳，告诉我们，你为什么要上牛津？"他们开始问道。

我发表了我的演说，和我事先准备好的回答一模一样。"对于古代哲学的研究，牛津大学素来是最好的。"我说道，"我喜欢读也喜欢思考亚里士多德的作品。这也是我之所以学了古希腊语的一个原因——这样我就可以阅读他的原著。在古代哲学方面，没有哪个大学能够比牛津大学给我更好的教育。此外，在一种新的文化当中生活将拓宽一个人思路。"还好，我自己心想，一字不差。但是，焦虑和担心让我的头开始嗡嗡作响：*我讲话的声音够大吗？是不是太大了？我听明白问题了吗？*

在他们的问题和我的回答之间多次出现长时间的沉默，在我讲完之后是更长时间的沉默。我们的声音似乎在不停地回荡。有人咳嗽了几声，另外一个人在椅子移动了一下，椅子发出嘎吱嘎吱的响声。是我让他们厌烦了吗？

我明明白白听清楚的一个问题是询问我自己认为我的物理学得怎么样。我轻率的回答说明了我对当时情景的判断是错误的："物理实在是再容易不过了。"

面试组里一位女士问我，"自妇女运动开始以来，你的生活中发生过什么变化吗？"我根本没有停下来思考或者考虑一下我面前在座的各位女性的经历——她们有可能经历过哪些事情才走到今天这一步，她们的斗争可能会是怎样的——我立刻回答说没有，我没有注意到发生过什么变化，的确，我也从未遇到过任何歧视。然后，就像我在高中毕业册上很随意地签名一样，我高高兴兴地祝愿在座的所有女士"在你们的工作中好运！"随后又是长时间的沉默。

很显然，我的面试结束了。接下来是一轮礼貌的"谢谢你"和"再见"，然后我就狼狈地离开了，对他们到底在想什么或者我成功的机会有多大没有丝毫的概念。运气不好，没有希望。他们为什么一定要支持一个如此外行的人呢？

让我高兴的是我申请罗兹奖学金的面试进行得相对成功一些，马歇尔奖学金的面试几乎就像是为我提供了一次彩排。他们提问的问题很相似，我这次的回答似乎更顺利一些。我感觉还不错，我自己心想，我感觉还不错。然而，当问到我是否参加什么体育锻炼的时候，我的判断立刻出现了偏差——我调侃地回答说我主要的锻炼是每天将 60 支香烟塞进嘴里。说完这句话的一刹那我立即发现这句话说错了——就像茶会上突然爆出一声锣的巨响。面试老师们后来写道，要不是因为我的生活中根本没有任何体育锻炼，他们就会同意我进入下一轮的面试了。

幸运的是马歇尔奖学金的面试老师们并没有因为我的尼古丁嗜好和我笨拙的回答而为难我。我竟然被录取了，攻读哲学硕士学位。马歇尔奖学金将为我提供学费并给我一些津贴，以英镑结算——那个时候英镑是很强势的货币。假如我合理地计划我的开销，我还可以剩余一点钱。八月份我即将奔赴牛津，成为牛津大学科珀斯·克里斯蒂学院的一员了。

我感到很自豪，但直到那个夏天结束，每当周围的人们认为我在说的是要到得克萨斯州的科珀斯·克里斯蒂学院去学习的时候，我都干脆就由他们这样去想了。由此可见，我那种希望得到认可但又不想抛头露面的矛盾之情给我造成的持续紧张有多么的严重。

第四章

1977 年 6 月从范德比尔特大学毕业之后，我回到了迈阿密和我的家人一起过暑假。

在飞回迈阿密的整个途中，我心烦意乱到了极点——离开范德比尔特让我伤心欲绝，想到牛津让我感觉恐慌不安，想到不得不回家让我感觉不寒而栗。变化对我来说一向是一件很不容易的事情——我最习惯于自己设置并能完全掌控的可预见的日常活动规律——但这次改变似乎有些让我难以忍受。范德比尔特大学的每个图书馆、那家校园烧烤、那些建筑物、人行道以及树木，它们规定了我一天之中的几乎每一分钟的日程安排——所有这些都赋予了我的生活一种精确的秩序和可管理性，但现在这一切突然结束了。这样，随着这个夏季一天天过去，整个迈阿密在炎热与潮湿中煨炖着，我的家人们按照他们自己的日常生活轨迹来来往往，这时我精神上的瓦解已悄然开始。

我竭尽全力，重建我在大学时期的生活规律。早晨喝过咖啡后就立刻前往公共图书馆，然后在那里待一天，读亚里士多德和其他哲学家的著作。我的哲学学习离研究生水平还有一定的差距，我必须要弥补这一差距。到午饭时间，我就到附近一家杂货店去吃烤芝士三明治和咖啡；我通常回到家里和父母还有弟弟们一起吃晚饭，挣扎着去和他们保持最少量的简单应酬："你今天过得怎样？很好。你今天怎样？很好。"晚上，我在我的卧室里听音乐，不停地抽烟，还要再读一会儿书。没有人干扰我。周末时的全家出游已经终止了很长时间；我的两个弟弟都过着他们自己的生活；我父母也同样忙着他们自己的事情。假如有人注意到了我这时实际上已经和他们说过晚安了，但那时我人却没有离开，他们也什么都没有说过。没有一个看到我的人会知道我内心深处正在经历一场风暴。那确实是有一场风暴，而且非常可怕。

然而，在我有规律的大学课程结束之后，我开始有规律地受到最为怪异的幻觉的侵扰。这些幻觉非常强烈，而且很难从中挣脱出来——确切地说，它们不是幻觉或者白日梦，但它们极为清晰，而且我也不能完全将它们与真实的存在区别开来。它们从天而降，没有任何警示、任何我能够懂的原因。好像在没有了范德比尔特熟悉的日常生活之后，这些幻觉就乘虚而入，而且我也无法将它们驱走。我被彻底卡在了两种景象并存的宇宙之中，挣扎着想弄明白我的大脑里到底发生了什么事，夜晚就这样一小时一小时地过去。一幅幅情景自然地时隐时现——其感觉就如同在彻夜播放疯狂的电影，我却无法逃出这家电影院一样。我被诬告服用毒品并被送进了一家提供住宿的戒毒场所。"重返行动"的工作人员就在这里工作。待在这个场所的那段时间里，我不和任何人共处。我几乎不说任何话。我走到哪里就把我的亚里士多德的书带到哪里。工作人员把我叫进去并告诉我必须开始和大家有更多的交往。我做不到。我再次被叫进去，工作人员便命令我开始说话。他们说我的亚里士多德是一根拐杖，所以我必须停止带着它到处活动。"不，"我大喊道，"我不会放弃我的亚里士多德！"工作人员强行抢走了我的亚里士多德。我失去控制，一边疯狂地将办公室掀了个底朝天，一边声嘶力竭地喊叫着。工作人员将我制服。有几个人将我压在下面，然后他们拨打了美国的911报警电话。救护车将我送到了急诊室。

我确信我不应该说任何话，尤其是说自己的事。我不应该索要任何东西，甚至连在杂货店的柜台再加一杯咖啡的要求都不能有。很久以前有些房子曾告诉我：我很坏——或许那些房子说的是对的。

还有，在我还是个小姑娘的时候，那个我认为在晚上一直在窗户那里看我的人……我开始觉得他又回来了，我刚刚听到外面有动静……每个晚上，在房间里都静了下来，大家都进入梦乡之后，我的心脏就会突然开始加速跳动。我会出一身冷汗，而且我的呼吸会变得又浅又急促。我当时不知道这些症状就是恐惧症。我只知道我的心脏快要从我的胸膛跳出来了，而且这让我非常惊恐。问题就在这儿，我自己想，我的心脏出问题了。

我把情况告诉我父母之后，他们立即带我去看了心脏病医生。医生为我做了几项检查，结果没有一项检查说明我的心脏有问题。医生说他认为我只是过于焦虑了，而且他建议我不要服用镇静药物，他担心镇静药物会让我更加难以集中注意力。反正我也不会服用这些药物——假如说我从"重返行动"中学到了什么东西的话，那就是拒绝服用任何会改变我的精神状态的药物的坚定决心。所以这位医生只是给我开了普萘洛尔———种 β 受体阻断剂，我认为它的作用应该是让我的心脏平静下来（这种药也可以治疗恐惧症、焦虑以及精神紧张）。我不知道普萘洛尔的副作用会导致抑郁；的确，在服用这种药之后，我很快就感觉既伤心又困倦。但那种心脏会从我的皮肉之中跳出来的感觉消失了。晚上变得很平静，而且我也能够完成我的工作了。

· · ·

在这个夏天快要结束的时候，我将乘飞机前往华盛顿特区。在那里我将在英国大使馆会见其他的马歇尔奖学金获得者，然后我们会一起前往牛津。我不是很清楚在这种情况下我应该怎样应对才好——在总领事面前，到底怎样做才称得上举止得体？我的焦虑开始蔓延：我不知道我该如何去应对这个问题，接下来还有牛津，还有我在那里的学习。

我母亲已帮我收拾好了衣物，这是我最不喜欢做的事情；有太多的选择，我从来都拿不定主意。我试着想了想穿上这些新衣服后将要去的环境和场合，可单单这一个想法就会让我感到焦虑不安。我们主要从艾伦·宾产品目录中订购了毛衣和很好的裤子，还买了几套需要在正式场合穿的套装和衬衫。我还应该买一件外套和一件夹克。我还应该买一双不是运动鞋的鞋。也许我还需要一把伞——毕竟我这是要去英国。这给人一种感觉：要在英国读研究生，准备好需要的东西就像是穿上了一身铠甲。

在华盛顿特区最初的见面和问候稀里糊涂就过去了。我们大家刚刚被介绍完，我就忘记了每个人的名字，不过我很高兴地看到几乎每个人都和我一样紧张。礼仪礼节当然是有的；令我欣慰的是，至少就我所知我没有违反任何礼仪礼节。然后我们大家就前往牛津了。

虽然英国与美国使用相同的语言，但是众所周知，这是截然不同的两个国家，最大的区别或许在于传说中的英国式的含蓄。让美国人感觉很随便的交谈在很多方面却是英国人的禁区，没过多久我就在我所处的新环境中发现了这个问题。有一天，我问我的一个英国朋友他准备到哪里去度假，而他看上去对我的问题感到非常惊讶。后来我了解到绝对不能问这种问题，因为对这一问题的回答可能会暴露一个人的阶层背景。迈阿密那种阳光、开放、带有拉丁色彩的习俗，夹杂着范德比尔特那种南北战争前美国南方式的彬彬有礼，但与更古老、更具宫廷气派的牛津比起来，似乎就成了另外一个世界。例如，在我们买东西付钱的时候，收银员从来不会说，"欢迎下次再来！"或者"祝您度过愉快的一天！"我用胳膊夹着我买的食物或包装袋离开一家商店的时候，我常常会想我做错什么事了，让他们这样冷酷地就打发我走了。难道他们就一点都不在意我的一天过得怎样吗？

天气变得凉爽了下来，阳光也略微暗淡了一些，白天变短了。在我经常性的迷茫之上又添加了一种与我的大学本科教育完全不同的教育体系。牛津的教学安排包括选修课、全校范围的讲座以及学习研讨会，此外还有每周与导师或主管单独见面一次，每次不到 1 小时。考试一般都安排在第二学年或第三学年结束的时候。在每周一次的辅导课上，学生们读几篇文章，然后提交一篇短论文，导师再对这篇论文做出评论。我习惯于在四个月的时间里完成两篇或三篇比较长的论文，而不是一周写一篇短论文。我无法想象自己可以写得出来。

我结识了一位来自美国的新朋友，她叫琼，在伦敦学习。我们是在英国大使馆的卫生间吸烟时认识的。她个子很高，和我一样高，很瘦很漂亮。在她遇到她的医生未婚夫理查德之前，琼所学的是护理专业。理查德鼓励她重返学校以完成她的大学学业。她表现得非常不错，最终获得了到伦敦大学学习语言学的马歇尔奖学金。她为人热情，平易近人。我喜欢她，而她也好像很喜欢我。但她在伦敦，而我在牛津。虽然我们也会通过电话每周联系一次，但毕竟她离我有 1 小时的路程。

我还时常和同宿舍的另外一位女生聚一聚。她来自加拿大，刚刚开始的时候，我们的友谊看上去很不错。但当时我出现了一些问题——去年夏天就出现过的问题——这些问题中断了我们之间的友谊：我发现说话变得很困难。说得具体一点就是我的嘴上说不出我大脑里的词语。我们午饭时的谈话变得越来越像是一个人在说话，而我则只是点点头表示同意，一边装作嘴里塞满了食物，一边用我的面部表情尽力去表达我想说的话。我们的友谊慢慢地消失了。

此外，我也无法和我在美国的家人、朋友们通过电话说话——我认为这花钱太多，所以这是"被禁止的"。这是被谁禁止的，我也说不明白，只感觉好像有那么一种模糊但绝对的规则禁止我这样做。当然，我的家人肯定会很乐意为我付这些电话费，但我扭曲了的判断力告诉我：我不配为自己花钱，或者让别人为我花钱。此外，我认为我要说的东西根本不值得一听。我心想：说话是错误的。说话就意味着你有东西要说。我没有东西要说。我是一个无名小卒，什么都不是。说话会占用空间和时间。你不配说话。保持安静吧。在我到达牛津的几个星期里，我所说的话几乎全部都是单音节词。

随着我日渐孤僻，行走在大街上的时候，我开始喃喃自语并用手势说话，即使是在范德比尔特或者去年夏天在迈阿密时最糟糕的日子里，我也没有出现过这种情况。当我听到我弄出来的声音时，我不感觉有什么烦扰，也不感觉惊讶，不知为什么，它反而让我感觉更加平静。好像它为我和与我擦肩而过的人们之间提供了一臂之长的距离。奇怪的是，它让我感到一种抚慰，就像是抓住一条用旧了的毛毯有可能给一个受到惊吓的孩子带来的那种抚慰。所以，在我大脑以外没有了参照点（没有朋友、熟人、完成学校的任何功课的能力），我便开始彻底生活在我的大脑之内。

而且，那些清晰的幻觉已跟随我一起穿越了大洋。我的医生发现我蜷缩在一个角落。他让我和参与这项活动的其他成员交往。我不想这么做。他们强行把我带进一间屋子，屋子里有其他人。他们想让我与他们说话。一个人自我介绍说："你好，我叫乔纳森。"我没有回应。"你叫什么名字？"我还是没有回应。"你是这儿的一名学生吗？"我喃喃自语地说了些什么。我的医生走过来，鼓励我和这个人说话。我开始尖叫，在屋子里疯狂地乱跑。几个护理人员将我制服。

哪些是真实的，哪些不是？我无法辨认其中的区别，而且这也太累人了。我不能将注意力集中到我的学业上。我不能理解我读的内容，而且我也听不懂讲座。当然，我写不出任何能让人读懂的东西。因此，我就写一些没人能读懂的东西，只是为了每次见到我的导师时能够有一篇论文可以交给他。可以理解，我的导师对此感到莫名其妙。

"这让人无法接受，萨克斯小姐。"他说道。他既没有生气，也没有对我不友好，但他表现出来的是不太相信。"你肯定同意我的看法吧？"他问道，"因为，你看，你交给我的论文很难让人读懂。"

我沉默地点点头，感觉到我屁股下和身后的木椅硬硬的。我勉强挤出几个音节，"是的，"我说道，"是的，我知道。"我不知道如何是好。

我那位做过护士的伦敦朋友琼从我们两人的电话交谈中意识到我出现了严重问题。我告诉她，我只是感觉很难做好我应该做的事情，但很显然，我说的其他事情或者我说这些话的方式让她知道了我正在与想伤害自己的念头纠缠。在我们的一次通话中，琼建议我找个医生咨询一下，看看我是否需要见心理医生。

"哦，不用，"我说道，尽力往我的声音中加入一些轻松的感觉，"我没有疯或者什么的，我只是有点……被卡住了。"另外的一场对话也在同时进行着：我很坏，不是疯了。即使是我真的得病了——事实上我没有得病——我也不配得到帮助。我不值得被帮助。

几个星期之后，琼的未婚夫理查德来到了城里。他是一位神经科医生，比我和琼的年龄大一些，给人一种很随意的权威感。他似乎早就明白，对有些人来说，做一个学生比做一名在这个世界上从事某个行业的职业人员更难。他的到来让我感到很安心，没有一丝让人感到害怕的地方。事实上，他那高高的个子和惊人的体重让他看上去很像一只又大又慷慨的泰迪熊。

"琼和我很为你担心。"他平静地说，"我们觉得你可能病得很严重。我问你一些问题你不会介意吧？"

"我没病，"我回应说，"我只是不够聪明。但是问我问题，可以的。问我问题吧。"

"你是不是感觉心情不好？"

"是不好。"

"日常的活动失去了乐趣？"

"是。"

"入睡有困难？"

"是。"

"没有食欲？"

"是。"

"你上个月体重减少了多少？"

"大约六七千克。"

"你是不是感觉自己像个坏人？"

"是。"

"给我说说具体是怎样的感觉？"

"没有什么可说的。我就是一坨屎。"

"你是不是在想着要伤害自己？"

我等了一会儿，然后回答说："是。"

理查德还问了我很多问题，我对每个问题的回答都是肯定的。尽管我很笨，但仍不难看出他脸上表露出来的惊慌。

"你应该立即去看心理医生。"他以很有分寸的语气说道，"你需要服用抗抑郁药物。你有危险，埃琳。"这是一件很严重的事情，他解释说，我不能再等待了。

我感谢了理查德和琼对我的关心，并告诉他们我会认真考虑他们所说的话。但是，我并没有信他们的话。吃药？让化学制品进入我的身体来跟我捣乱？绝对不行，那就大错特错了。我在"重返行动"那里就是这样学的，这也是我所坚信的。我父亲的声音在耳畔响起：振作起来，埃琳。药是可以不吃的——一切都由我说了算。但我也是微不足道的。我没有病，我只是一个很坏的、有缺陷的、愚蠢的、邪恶的人。也许假如我少说话，我就不会到处传播我的邪恶了。

我要在每周一次的学习研讨会上交上另外一篇论文，但我写不出来。经过一夜通宵达旦的疯狂鏖战，我只写出了三页或四页的废话，冗长而又毫无意义，垃圾。我大声地读这篇文章。大家都仰起了眉毛。但没有笑声，只有沉默。我在我的牛津同行面前丢尽了脸面。我倒是来到了牛津，但我失败了。我是一个很坏的人。我应该去死。

我突然意识到，毫无疑问地意识到，假如我想自杀的话，我肯定会成功。理查德的话在我耳边响了起来，而这次我是真的听清楚了。我的确有危险。这是一个很严重的问题。我可能会死。而且还有那么多的人——我的父母、我的弟弟们、我的朋友们，还有那些我真心关爱的人——会受到很大的伤害。无论我心中有多么大的痛苦，无论这件事的结局有可能会多么黯然乏味——我都不能把这种痛苦带给那些我爱的以及爱我的人。

没有什么时间让我来考虑或者斟酌，或者制订策略以走出困境。我给约翰逊医生打了电话——他是我入学时学校分派给我的普通医师——并急切地请求与他当天就预约见面。

一到约翰逊医生的办公室，我便告诉他我感觉很抑郁。他问我为什么，然后针对我的单音节的回答，他安慰我说，如果我感觉有这方面的需要的话，我可以时不时地来找他交谈。可以肯定，他先前已看过了不少不堪重负的学生，也许以为我只不过是其中之一而已。

"我想我需要一位心理医生。"我说道。

"我想我能够帮你，如果你允许的话。"他说道。我已经好多天没睡多少觉了，也没洗过澡，也没换过衣服——连我都知道我看上去一塌糊涂，为什么他看不出来呢？为什么他没有表现得那么警觉呢？难道他看不到吗？难道他不知道吗？

约翰逊医生开始问我理查德问过的那些问题。我是不是很沮丧？我是不是对平时让我感到愉快的事情失去了兴趣？我的睡眠和吃饭情况怎么样？虽然我的回答和对理查德的回答是同样的，但约翰逊好像不是很为我担心。然后他问我是不是想到过伤害自己这件事。

"想到过。"我说道。

"真的做过什么伤害自己的事吗？"

"做过。"我给他看了一眼我手上的一个 25 美分大小的烧伤烙印，这是我故意触摸电炉造成的后果。

他脸上的表情发生了一点微妙的变化。"想到过自杀吗？"他问道，"你也想到过这个吗？"

"想到过。"

他向前探了一点身子，"你可能会怎样做呢？"他问道。

"我有一整瓶普萘洛尔，我的一个朋友说这些药可以让我死。"我说道。虽然我已停止服用这种药物了，但我没有把它扔掉。我也想到过触摸我宿舍里那个电炉上的金属棒电死我，我这样告诉他，"或者也许往我身上泼汽油，然后把自己点着。这可能是最佳选择，因为我这人很坏，应该受罪。"随后我开始嘟嘟囔囔地胡言乱语起来，这样的情况还没有在任何我认识的人面前出现过。

约翰逊医生让我到外面等了一会儿，然后他把我叫回他的办公室，并告诉我他预约了那天下午1点钟到华恩夫特医院去——牛津医学院的精神病分院。

"你能够找到那里吗？"他问道。

"能。"

"你会去吗？"

"会去。"我当时很绝望。我自己的生命就掌握在我的手上，它突然间变得太沉重了，我不能就这样让它终结在那里。

我用我宿舍楼里的电话叫了一辆出租车。其中的一个校工（对牛津的清洁人员的称呼）无意中听到了我提到华恩夫特。她的斜眼相视让我有些心寒胆战。没错，没错，我是一坨屎，我这就去坏人该待的地方。

当我到达华恩夫特分院后，我立即被送进了一间既小又没有窗户的卡其色房间。在那里，一位栗色头发、脸上有少许雀斑的年轻的女士自我介绍说她是斯迈思医生。她的态度丝毫不令人生畏，也没有官腔。我尽全力平静下来，恭恭敬敬地注意听她提出的问题。但我的头不停地朝着门的方向转去，就像是它非要把我和我的身体领出这个房间。

我们的谈话好像持续了两个或三个小时。有许多问题是有关我的童年的，还有更多的问题是关于我在那个时期的生活情况的。我记得当时我在想，她好像不是很喜欢我。在这个问题上，我当时很确定没有人喜欢我。

我身上没有任何让人喜欢的东西。

最后，斯迈思医生让我到外面的候诊室去，在那里我紧张地坐着等了大约 20 分钟，心里嘀咕着接下来会发生什么事。当她把我叫回她的办公室后，我看到已经有五六个新来的医生在那里了，这些医生大都是中年人或比中年人略大一些的人。我突然感到很害怕，好像我成了所有人攻击的目标。

斯迈思医生把我介绍给罗素医生，那个在给治疗小组讲话的人。在他询问我问题的过程中（大都和斯迈思医生先前问我的问题一样），他的举止让我感觉越来越不舒服。他的声音中带有一种蓄意的审理和不屑的语气。他的用语是正式的，但让人感觉有些不够礼貌，就好像是在说，"这里我说了算，你要按照我说的去做。"

最后，罗素医生说："我们希望你成为我们日间医院的一位病人。"

我惊恐万分（也很生气，对他这个建议以及他和我说话的态度生气），当场拒绝了他。我需要的是帮助，不是监禁。我看了看他身后的那扇门；那扇门可以让我逃出去。逃出去。

"只是日间医院，萨克斯小姐。你是可以回家的，晚上可以睡在自己的床上。"

"不，"我果断地说，"我不想待在医院。我没有疯。这不是我想要待的地方。"

他没有就此罢休。"我们认为你需要得到日间医院的支持和帮助。"其他的医生们都在看着我，就好像我是罐子中的一件标本一样。

"我不会有事的，"我坚持说，"只要我每周能看一次或两次心理医生就可以。"

"这是不够的，"罗素坚决地说道，"你真的需要来我们的日间医院。"

"那是绝对不可能的！"我一边说一边从我的椅子上跳起来，以最快的速度跑出这个房间，然后跑出这家医院。我一直在等待着听到我后面的脚步声、他们愤怒的说话声以及有人高喊，"拦住那个女人！"但这一切没有发生。我把他们甩开了。

当我跑到大街上时，我最初搞不清楚我该朝哪个方向走，也没有看到电话亭可以让我叫一辆出租车。所以我就不停地走。我的呼吸变得越来越困难，越来越急促，我的心脏跳动得十分厉害，我敢肯定路过的人都能看出我有麻烦了。

我又走了差不多3公里才回到了我的宿舍。一回到宿舍，我就给琼和理查德打了电话，告诉他们发生了什么事情。他们马上坚持说我应该按照医生的建议去做。"不！"我说完就挂了电话，又不想听他们的劝说，心中又很害怕，对接下来我该怎么办一无所知。

那一夜很恐怖。我躺在床上，浑身出汗，无法入睡，脑子里重复着一句咒语：*我是一坨屎，我应该去死。我是一坨屎，我应该去死。我是一坨屎，我应该去死。*时间停止了。到了半夜的时候，我确信天永远都不会亮了。满脑子想的都是死亡。那时我意识到我的这些想法早在去年夏天就开始出现了，它就像是我常去涉水的小河里的一条小小的涓流。从那时开始，河水就一直在慢慢地升高。现在河水已经很深，很湍急，而且正在发出威胁，要没过我的头顶。

第二天早晨，我面容憔悴，精神低落。我设法给医院打了电话，找到了斯迈思医生。"我很高兴你给我打电话了，"她说道，"请你尽快来我们医院。"

那个孤独的夜晚起了决定性的作用。没有人违背我的意愿把我锁起来。我主动地来到了医院。假如我真的要成为一个精神病病人的话，至少这是我自己的选择，并非他人的选择。

第五章

　　华恩夫特医院坐落在牛津郡葱绿、绵延起伏的山丘之中，很容易被误认为是某个英国乡绅的大面积房产——我坐在正在开往那里的出租车的后排座上，既紧张又烦乱。假如我在这片绿地上看到许多马和正在追逐一只惊慌失措的狐狸的猎犬，我一点也不会感到意外。

　　华恩夫特医院始建于 19 世纪初期（以前叫作华恩夫特疯人院），最初是为"收留上层社会的精神病病人"而修建的。在那个时期，他们通常都是给病人"放血"，认为只要把坏血放出来，让坏血离开病人的身体，就会让过热的大脑冷静下来。事情要是这么简单就好了。

　　日间医院与主建筑不在一处，而是在一所被绿树环抱的老房子中。刚开始的时候，我猜测这里的治疗方法可能类似"重返行动"——激烈紧张而又充满对抗性的几组人和一位工作人员，这位工作人员时刻准备着嗅出并揭露这些病人中哪位是口是心非的。然而，在到达这里不到 1 小时之后，我就发现这里的情况迥然不同。每天的安排包括这几项活动：小组疗法，与一位心理医生一对一谈话，大声朗读剧本，图板游戏（主要是拼字游戏，我玩过这个游戏，但从未胜出过，因为我无法集中注意力进行思考）。但是我们的大部分时间是坐在一间装饰得有些像客厅的娱乐室里。在这里我们可以谈话、吸烟或者静静地凝视着天空。但这里绝对不是什么客厅。任何人都会立刻看出来这是为精神有问题的人准备的房间。

　　一位年轻人坐在房间的一个角落，一边前后摇摆着他的椅子，一边嘟嘟囔囔地自言自语。他目光呆滞，头发几个星期没有洗过，嘴边和身上到处是上顿饭的残留物。有人告诉我他来自上流社会的一户有钱人家，他的兄弟姐妹都上过牛津大学，而他则沦落到这里。

这是我见到过的第一个病情严重的精神病病人。他把我吓了个半死。这是我第一次设想我有可能会病成那个样子。我将来也会变成他那个样子吗？

待在华恩夫特的日子很快就满一周了，随后又是一周。我取消了和我导师的见面。毫无疑问，我给出的借口听上去肯定极为蹩脚（从另一方面看，他可能对他那些情绪无常的学生们不时毫无预兆地来来去去非常熟悉）。听讲座不点名，所以我的缺席没有被注意到。至于功课本身，我确信我能够按时读完我的书或者赶上其他同学……毕竟我这是暂时情况。这不过是一次重伤风，或者得了一次感冒。是出了一些问题；现在要做的不过是找出什么地方出了问题并解决这些问题而已。

每天晚上我都在自己的床上睡觉，在熄灯之前尽力读一会儿书，然后第二天起来再回到华恩夫特。就是在这个时候，我认为，我的生活似乎真的开始运行在两列列车上，其轨道并行排列。在一条轨道上，列车装载着"真实"世界里的东西——我的学习计划以及需要做的事情、我的书、我和家人的关联（到目前为止，我都是通过一系列温馨但简短的长途电话让他们确信我在牛津一切都好的）。在另一条轨道上是越来越混乱，甚至是令人恐惧的内心世界。我的挣扎是要让这两列列车在各自的轨道上平行运行，不能让它们突然猛烈地迎头撞上。

日复一日，我的思维变得越来越混乱。我开始说一句话，然后就记不得我想说什么了。我说话开始结结巴巴，严重到几乎表达不了一个完整的意思。没有人能够忍受得了听我说话，还有些病人取笑我。我与周围的人几乎没有了接触，我在娱乐室里一坐就是几个小时，不停地晃动我的腿（不管我怎样努力，我就是做不到坐在那里不动），根本注意不到进进出出的人们，也不说一句话。我确信我是一个邪恶的人。或者也许是我真的疯了——毕竟，我现在是坐在一家精神病医院里，难道不是吗？邪恶的人，疯子；邪恶的人，疯子。我到底是哪个呢？还是两者都是呢？

工作人员一个接着一个地试图说服我服用抗抑郁药物。他们的劝告很让我吃惊。我认为他们会鼓励我服用一些能够使我的身体平静或者能够帮助我组织语言的东西。不管是什么，不管是抗焦虑的药物还是抗抑郁的药物，我都一概坚决拒绝。所有改变我思维的药物都是坏东西。我脆弱，我只需要变得更加强壮一些，再加一把劲儿，一切就会好起来。这是我内心深处的情感部分在说话，还是分裂的部分？我不知道。

在令人绝望的周末，我大部分时间都独自一人在大学附近的一个叫作基督教堂草地的美丽地方散步。但我周围优美的环境对我根本没有任何影响，我只感觉我是走在一个地下洞穴里。绝望和一种似乎每天都在我内心越挖越深的强烈的孤独感是我唯一能感觉到的。我还要吸气，这是对氧气多么大的浪费呀。突然有了解决办法了：杀死我自己。这个念头又出现了，而且好像是最佳的选择。我要往身上浇汽油，然后点燃一根火柴。对我这样一个邪恶的人来说，这真是个合适的结局。

当我步履艰难地回到华恩夫特并告诉了工作人员我在周末散步时所想到的这一切时，他们进一步加码。"埃琳，你现在需要到住院部住院了。你必须要来，要住院。如果你不来，你会面临极其严重的危险。"我不需要过多的说服。如果放任自流，我自己都不知道我会做出什么事来，对此我感到惊恐万分。我回到我的宿舍，收拾好东西，然后坐上了将我送往精神病院的公共汽车。

我上错了车。我不知道自己到了哪里，我需要去哪里，而且怎样到达那里，所以我最终到达华恩夫特时已经晚了好几个小时了。

我具备了一个不折不扣的精神病病人的所有特征了。

在最初进入日间医院的时候，我至少还能在晚上回到牛津大学宿舍，这样我就可以告诉自己我是一名学生。每天我都感觉不知卡在了什么地方。我是一个精神病病人呢，还是一个学生呢？我到底属于哪呢，是牛津呢，还是华恩夫特呢？我每天是应该在图书馆里还是在小组治疗中度过？这些问题的答案似乎一向都是由我来选择的。

然而，我刚刚入住住院部，就再也无法继续假装是一名学生了：我是一名精神病病人，住在一家为精神有疾病的疯子们开的医院里。但是，与美国的住院部不同的是这里没有锁着的门。如果我愿意，我可以随时离开，我对自己说道，尽力给自己一些安慰。毕竟，假如我留在这里，那是因为是我决定留下来的。

作为入住住院部的一部分，斯迈思医生必须要给我做一个全面体检。开始的时候，感觉到她那温柔的触摸，听到她安慰我，并告诉我一切都会好起来，让我感到很欣慰。她的所有举止就是纯粹的友善；我上一次感受到友善是什么时候呢？上一次有人很温柔地或者只是带着一种可以被看作是喜爱的关怀触摸我，是什么时候呢？

但是，我的想法突然变得扭曲了起来：*我很脆弱，任何人都可以攻击我，我已完全暴露在她的面前，她要伤害我。*体检刚刚结束，当她在填写住院记录的时候，我立即坐起来把自己盖住，目视前方。*只有疯子中那些最疯的人才来精神病院。我很懒。我没有竭尽全力与之斗争。假如我真的尽全力去做了，那我肯定不会来这里了。*

虽然每一个病区也都有几个单人间，但大多数病人，包括我在内，都睡在一间很大的房间里，每一个大房间里大约有十张床。我在那里遇到的人，和我一起吃饭的人，还有和我同在一个小组的人，都与我在日间医院遇到的人没有多大的区别。其中有一位名叫琳恩的可爱的姑娘，她是一名护理员，她认为人们在通过停放汽车的方式给她发送编码信息。她在外貌上是典型的英国人——白皙的皮肤、金发、中等个子，体态稍微有些胖。她非常平易近人，而我则极为孤独。我们成了朋友。

琳恩和我常常在华恩夫特周围的空地上长时间地散步，有时候一聊就是好几个小时。她最喜欢聊的一个话题就是她正在服用的大量药物。"他们给我服用的药物是安慰剂，"她边笑边说道，"不是真的药物！"随后她给我讲述了这些安慰剂让她感觉到的惊讶和喜悦。数个月之后，那时我们两人都已出院很长时间，我看到她在牛津走来走去，神情恍惚，那些药物让她变得很肥胖。

另外一位病人，一位第二次回到华恩夫特的年龄大一些的女士，以一种非常平静的口吻向我讲述了她反复住院的情况，好像这没什么不正常，而且还可能是一件好事。简单地说，她去年住过院，然后回去待了一段时间，现在又回到这里来了。我慢慢地明白还有很多的病人不是第一次来这里，而是第二次或者第三次。不，我心里想，我可不能这样。这是我第一次来到这里，也是我最后一次，我唯一的一次。

斯迈思医生和其他工作人员一直试图说服我服用抗抑郁药物。我拒绝服用，但他们依然向我施加压力。"你的想法也不为过，埃琳，"医生解释道，"它们是生化制剂。抑郁得不到治疗就会持续一年或更长的时间——你真的希望等那么长的时间吗？这些药物会让你在几个星期之内就有所好转。它们不是街头的毒品，它们能够让你好起来。"

我拒绝了。"人应该靠自己的努力来好起来，不能靠吃某种药物好起来，"我说道，"吃药是欺骗。""重返行动"里的心理顾问们的话语像巨大的铜钟一样在我耳边回响起来：要对你自己负责。往我嘴里放一粒药片这一念头让我感觉恶心。同样让我感觉恶心的念头是我的性格怎么会变得如此脆弱，以至于我必须得通过服用一种药物才能好起来。"我没有病，"我反驳道，"我只是很坏。"

后来，有一天发生了一件事，这件事改变了我的想法——一切都发生了改变。

我照了照镜子。

这是我几个星期以来第一次真正地看到我自己，当时感觉就像是有个人朝我的肚子狠狠地捶了一拳。天啊，我心想，这是谁呀？我看上去非常憔悴，就像是一个比我的年龄大三四倍的人。我的脸枯瘦，我的眼神空洞而且充满了恐惧，我的头发蓬乱肮脏，我的衣服到处是皱褶和污渍。这俨然是疯人院被人遗忘的后院病房里的一个疯子的形象。

我害怕死亡，但我更害怕在镜子中看到的这个形象。这个在镜子里面看着我的女人遇到了极为可怕的麻烦。我发誓，我要用尽所有可用的办法，做需要我做的任何事情，坚决把她从这种状态中拯救出来。

摆在我面前的选择似乎清清楚楚：要么服用药物，要么死亡。我立刻去找了斯迈思医生。"好吧，我同意了。我要服用你的那些药物。"我对她说道。这几个字从我的嘴里模模糊糊地说了出来，说得既慌乱又笨拙，幸亏她能明白。作为回应，她对我露出了微笑。

"哦，埃琳，这太让我高兴了。"她说道，"你这样做就对了，你会看到效果的。"

后来她告诉我说她将要出国一段时间，爱德文·汉密尔顿医生将成为我的新医生。第二天，我第一次见到了汉密尔顿医生，我也终于第一次服用了医生指定的精神病药物——阿米替林，一种抗抑郁药物。每天三次，医院里会响起铜锣；每天三次，我和其他病人们排成一队等着拿我们的药物。

阿米替林最显著的副作用是镇静作用——不一会儿，我的语速慢了下来，我的焦虑逐渐减弱了，整个世界似乎都进入了一种慢动作模式。我总是感到口干舌燥，持续不断地晕眩。尽管我感觉很不舒服（我的大脑反应变得极为迟缓也让我感觉无比烦恼），但我决心已定，既然已开始，那就一定完成。也有好消息，那就是我终于可以一觉睡到天亮了，我甚至都不记得上次睡完整觉是什么时候了——去年夏天？

在我服药之后第一次和汉密尔顿医生见面的时候，他问我感觉怎样。我先跟他讲了药物的副作用，然后我又想了一会儿。"很奇怪，我感觉不那么容易发怒了。"我告诉他。

"这很有意思，"他说道，"真的。"

直到那时我才认识到我身上一直存在着多么大的怒火，而这些怒火大都是针对我自己的，就好像我一直背负着一个巨大的沙袋，现在其中的一些沙子——虽然不多，但还是有一些——已经被取了出来。由于我背负的东西稍微轻了一些，另一项艰苦的工作也许就可以开始了。

我很快就对汉密尔顿医生产生了信任，他非常容易让人喜欢，更不用说他还很英俊。他的母亲是外国人，所以他看上去或者做事情的方式不会让我认为他是典型的英国人。他似乎比我在牛津遇到的任何人都更开朗，更容易让人亲近。他很会开玩笑，他和我说话让我感觉我们是朋友，他似乎很关心我。无论我们的交流多么困难，我都很期盼我们的相见。这是人与人的接触，我渴望得到它。

在汉密尔顿医生听我谈我的消极想法和情绪的时候，他对这些消极的东西几乎没有什么兴趣，相反，他只关注我怎样才能把这些消极的东西赶走。他不是去探究我的过去或者我的潜意识，而是把重点完全放在我当前的情况上——我们"现在"需要做哪些事情才能改善我的状况，以及我应该从何处着手才能把抑郁消除。他给我提出了一些简单而具体的建议，比如写下清单和日程安排，让我按照计划行事，不要被那些等待我来做的事情（还有总是忘记要做的事情，如洗衣服）所压倒。

他所采用的这一方法与我参加的每日活动小组对我做好事的鼓励很吻合，比如在拼字游戏时拼出一个完整的字或者帮着把饭桌摆放好——这些简单的小事在以往对我来说是理所当然的事情，可现在做好这些事情竟使我感觉有某种成就感，甚至有自豪感。

我很仰慕汉密尔顿医生，所以为了他，我可以去做任何事情以尽快好起来。弗洛伊德在 20 世纪初期就注意到了这个现象，他称之为"移情疗法"。我很急于改善我的心理健康问题，然后把它呈现给我那医术高明的医生。

仅仅一个星期之后，我便告诉汉密尔顿医生我想尽快离开这家医院。又过了一个星期，我坚定地宣布我已正式准备好离开这里了。

"埃琳，你能确定吗？"他问道。我可以听出他的怀疑中带着真诚的关心，"在你还在接受治疗的时候，待在医院里看病没有什么丢人的。"

是的，是的，我能确定。"我要回到我的学习中去。"我说道，"一旦我离开这里成为一名门诊病人的话，你还会继续为我看病吗？"

当他最后说出他将尊重我想离开这里的意愿，而且还将在门诊为我看病的时候，我十分感激。然而，可以看得出来，医院里的其他工作人员都表示很惊讶。护理人员询问了我的计划，并提醒我出院后对我的生活要有一个合理的预期。"假如你还得回来，不要感觉有什么不好，"他们说道，"这种情况有时会发生。"不会，不会在我身上发生。

住院仅仅两周后，我离开了医院，重新返回了我的宿舍和我的学习之中。我对所有询问我的人都说我是去度假了，而且非常期盼新学期的到来。我原来的导师已去度他的年假了；令我高兴的是我的新导师似乎愿意与我更加密切地合作。我的手提包里装着汉密尔顿医生的名片，名片上写有我们下周约见的时间。一切进展得都非常顺利。

到我第二次在门诊部见汉密尔顿医生的时候——我服用阿米替林4周之后——我们两个都很清楚这一药物达到了预期的效果。我的思路比以前更清晰了，情绪不那么糟糕了。虽然还没有恢复我期望达到的体力，但我的确感觉思维更敏锐了，注意力更集中了，而且自杀的念头也彻底消失了。我开始享受日常生活的乐趣——感觉食物很好吃，外面的空气很新鲜，甚至连英国阴雨连绵的天气也很好。此外，我能够集中注意力了。有一天晚上，我惊讶地发现我读一本复杂的教科书已经有3小时了，中途没有一次停下来然后再接着读，不用挖空心思去解读文本及其意思，也没有双手抱头沮丧地哭泣。这些都没有，这下我有救了。慢慢地，我开始和宿舍里的人说话，和校园里的人说话。我参加了几次大学里的活动，甚至还外出吃过饭。一切都在重新恢复正常。我起床，我外出，我学习，我和人们说话，人们和我说话。我吃饭，我工作，我睡觉。简单的乐趣和目标看似都成为了可能。尽管我接受过"重返行动"的"训练"，但我的想法开始转变——难道那些药物还真的对我有所帮助不成？

令我惊讶的是，整个学期非常顺利。我读完了指定读物，而且总共写了七篇论文，这给我的导师留下了很好的印象——在那个学期的期末，他对我的学习成绩给予了很高的评价。在门诊部和汉密尔顿医生的会见也进展得很顺利。我轻轻松松便可完成他布置给我的简单的"作业"，比如每天早晨准备好当天的计划并按照这一计划执行。晚上，我阅读亚里士多德的《形而上学》希腊语原著。我既是一名精神疾病患者，又是一名学生，而且有能力来平衡两者之间的矛盾，鞭策自己，并处理好我的各种事情。

后来，正当这个学期即将结束的时候，我突然遇到麻烦了。让我感到莫名其妙的是，我无法完成这一学期的期末论文。我读过了所有的作业要求，但就是想不出有什么可写。我几次开始又几次结束，然后把纸揉成一团扔到地板上。写到了第三句话，第二段，第四页——一无是处。我无法将它们联系起来。一次受挫，这一挫折对另外一个人来说可能仅仅是一次小小的失望——作家偶尔也会卡壳，可能只需要请一两天假调整一下，去看一场电影，去喝一杯啤酒——却让我恐惧地发疯。我是不是又倒退了？

难道汉密尔顿医生和我没有解决这个问题吗？难道阿米替林没能把它治疗好吗？是不是这些化学药物都是骗人的？我想用一件坚硬的东西敲击我的头。一想到要与我的导师见面讨论我的论文就让我陷入无法控制的抽噎。我没有什么可说的。我是一个失败者。大家发现我是个愚蠢的人只是个时间问题，而且还是个疯子。

华恩夫特的医生也曾提醒过我，说我还不能离开医院，但我没有听从他们意见——现在，好像我所能做的只是再一次无助地、眼睁睁地看着所有的一切从我的掌控中溜走。我再一次开始变得消瘦，在短短的几周之内，我的体重降到了 43 千克。我看上去像是一个酷刑的受害者。

然而，汉密尔顿医生并不想把焦点放在我在变得消瘦这个问题上。"这只是与事实不相干的说法，"他平静地说，"这不是你真正面临的问题。"

我的情绪十分低落，"但是，我不想吃饭，我究竟哪里出问题了呢？是得了神经性厌食症吗？我会死吗？"

他说神经性厌食症只是一个综合术语。"我们不应该探讨什么症状和各种标签，埃琳。我们把重点放在你怎样把你的工作完成上。至于现在你应该做的，那就是要多吃一些东西，好吗？"

他针对我体重减少这一问题所提出的听上去简单的办法没有起到什么作用，但这也并没有减弱我对他的感情。他十分精明、十分敏感、十分善良。他对我的了解与他人迥然不同，我心想，而且他也知道怎样做才是最正确的。离开他的办公室时，我暂时会感觉心里很安慰——好吧，如果他就是这样认为的话，那他的话肯定是对的——但是一旦来到外面的世界，我就会撞到现实这堵墙上：我的一切都出现了严重的问题。我又开始了喃喃自语——我是一个坏人，我应该受苦受罪。大家都在谈论我。你看他们，他们在盯着我看。他们在谈论我。至少这一部分的念头几乎可以肯定不是妄想。就我的外貌来说，大家的确是在谈论我，至少是极有可能的。

在这一段时间，我从未对我父母说过我的病或者住院这件事。我不想让他们为我担心；更重要的是，我不想让他们认为我不争气，认为我是一个有些弱或者疯的失败者。我要自己解决我的问题，不能让我的问题以任何方式渗入他们的生活。但是，保守我的这一秘密的时间马上就要结束了。

他们已告诉我他们即将要到欧洲旅行——很自然，他们希望我能够到那里去和他们相聚，并和他们在一起待一段时间。

尽管我骨瘦如柴，看到自己的身影就恐慌不安，几乎拒绝和所有人说话，走到哪里都在喃喃自语，但我希望他们不会发现。的确，我自以为我有能力结束这一状况，这是我的判断力很差的一个标志。我们刚一见面，他们的脸上显露出来的诧异表情便告诉我，我一定是躲不过去了。

尽管如此，伪装出来的欢快在我们之间还是持续了四五天的时间，直到我爸爸终于过来敲我的房间的门，并告诉我他想和我谈谈。

"你妈妈和我对你非常担心。"他说道。我能够听出他声音中的那种紧张，看到他在尽力让自己的表情看上去相对平静。"我们已试着给过你几次机会，让你告诉我们你遇到了什么问题，但你没有对我们说。我们很着急，埃琳，我们晚上根本睡不着觉。请告诉我你到底是怎么回事儿。"

我深深地吸了一口气，然后松了口，"对不起，我没有告诉过你们，"我说道，"这一年来我感觉很抑郁。"

他脸上的表情是松了一口气吗？这让我怀疑他和我妈妈最近几天都在猜想些什么。他们是不是每天晚上都在他们的房间里谈论我？"你太瘦了，"他说道，"我们以为你得了癌症。"

"没有，"我说道，"只是抑郁。"

"他们怎么来给你治疗呢？"他问道，"你现在不是正在接受治疗吗？"

我只好如实说了，"我在一家精神病医院住过院。"

他停顿了一会儿，"他们让你服用药物还是什么别的？他们现在有治疗抑郁症的药物吗？"

"有，他们有药物。"我告诉他，"开始时我不想吃药，但最后我同意吃药了，而且那种药很有帮助。"

是的，是这样——可以肯定，我看到我爸爸松了一口气。"我们一起去告诉你妈妈。"

我们走到了他们的房间，一句话没说。

我妈妈正在一把椅子的边缘坐着，很明显是在等待我毫无疑问即将面临死亡这种可怕的消息。当我告诉她我到底是怎么回事儿时（尽管我对她讲的是我告诉我爸爸的那些情况的简洁版），她对这一消息的最初反应还是有些慌乱，但当她听说我已服用药物时，她松了一口气。是出了些问题，但我找到了解决办法，现在问题解决了。谈话结束。每个人的隐私和尊严都没有受到影响。所以，接下来是，我们该到哪里吃午饭去呢？"埃琳，你必须要多吃一些东西。"

我们之间的这次谈话并没让我很舒服或者说给我很大的安慰，但至少我最坏的想象没有出现。他们没有抛弃我，或者对我说我是一个失败者，或者因为我吃药而谴责我懦弱。事实上，他们很和蔼，很关心我，很支持我。但是，我对自己太失望了。我又怎么能不让他们失望呢？

在这次巴黎之行的后面几天里，我父母总是逼迫我吃东西。咬一口这个，尝一尝那个。而我则尽可能愉快地尝一点点，假装咬一小口，但在心里面，我仍然是抵制的。我是个坏人。只有好人才能吃东西。我就应该挨饿。我就应该受折磨。挨饿对我来说就是一种合适的折磨。

在我从巴黎回到牛津之后，我的情况变得更糟了。我总感觉一定要回到我的第一个导师那里去，因为在牛津，他在古代哲学领域是最权威的人，而我想跟着最好的导师学习。但结果证明这是一场灾难。他的态度是冷漠的，甚至是不予理会的，我认为他对我评价很低。我感觉我彻底完蛋了。我无法集中注意力。我不写论文。我不睡觉。我不吃饭。我不洗澡。

我喃喃自语的时间越来越多，在牛津的街道上焦躁不安地走来走去，想象着大街上的人们在说我。我一面走，一面对自己进行讲述：现在她在沿着大街向前走。她很丑。人们都在看她。人是不能信任的。一定要小心。要保持警惕。他们会伤害你。那个人的脸刚刚变成了一只怪兽的脸。不要引人注目。不要让他们看到你。

还有一些幻觉。

我躺在我的床上，憔悴、神志不清，汉密尔顿医生过来看望我。我已经有好几个星期卧床不起了。他让我感到很亲切，并安慰我说他可以帮助我。我想相信他能够帮助我。他帮着我下了床，但即使有他的帮助，我也几乎不能走路。我太弱了。我很弱。

自杀的念头再次袭来，伴随着如何具体实施自杀的紧张的幻觉。投河自杀。把自己点燃烧死。我特别倾向于后者。归根结底我是一个巫婆；被捆在柱子上让火烧死看上去特别合适。这是我罪有应得。

与此同时，我还告诉汉密尔顿医生我心里正在想的一些事情，但并没有把所有的想法都告诉他。他曾对我明确表示他不想去探究我的那个隐秘的自我——而且既然我正在不顾一切地取悦他，我怎能对他说一些令人讨厌的话呢？求求你喜欢我吧，求求你一定要帮助我呀，求求你不要讨厌我呀。他不停地督促我多吃一些东西——后来他建议说（或者也许是应我的要求，我现在不记得是什么了）或许需要反省一下我们的用药问题。也可能是这些药物让我失望了，而不是我让自己失望了。

我还没有来得及消化这其中的可能性他就宣布说我不应过分地依赖于他，因为是时候改变我们的会面时间安排了——改为每**两周**会面一次。

我感到十分惊讶。我需要的是更多的治疗，而不是更少的治疗——即使是在我的病情最糟糕的时候，我也明白这一点。我感到困惑不解。事实上，他将我们见面的时间减少了一半。他是不是在拒绝我？难道我就那么让他失望吗？他最后解释说他将马上调动工作岗位，下个月他将被调到医院的另外一个部门工作。所以，这一消息比我预想的更糟糕：他根本就不能再为我治疗了。

我努力去相信他的解释，但这给我带来的也只是失落。上次是汉密尔顿医生带领我走出了黑暗的森林——现在我又将如何逃出这片森林呢？当我下一次到他那里见到他的时候，我的病情已经更加严重了：我几乎不能说话，我不能看他的眼睛。

多年之后，我从华恩夫特收到了我的病例。我看到了汉密尔顿医生那天为我看病时写的记录："令人恐怖。"

他问我是不是在想自杀。

"是的。"我再次弯腰弓背，眼睛投向地板。*不要看我，不要看我。*

"你必须回来住院，埃琳。现在就回来。"

就这样，在我第一次住院的八个月之后——第一次住院时我曾幻想能快速痊愈，而且已开始遭遇到"我是一名学生、我是一个疯子"这一两辆列车并排运行的无解难题——我又萎靡不振地来到了华恩夫特，开始了第二次住院，正式成为那些"二进宫"病人中的一员。入院记录对当时情况的概述非常恰当："消瘦，高个子，烟鬼，沮丧，时不时发出不合时宜的笑声，看上去身心都不健全。"

我痛恨我自己。

第六章

在第二次入住华恩夫特医院最初那漫长的数个小时中，我独自一人站在娱乐室，来回摇晃着自己的身体，两个手臂像紧身衣一样紧紧地抱着自己，摇晃自己的样子非常像一位妈妈在安慰一个烦躁不安的婴儿。这一有规律的晃动让我感到安心。骨瘦如柴、肮脏、低声地胡乱说出一些不连贯的音节——同时还在不停地摇晃——我在自己的脑海中每时每刻都越陷越深。医生、医院的工作人员，还有其他的病人们在屋里屋外和外面的走廊中走来走去。我几乎看不到，也听不到所有这一切，而且我对这一切更是毫不关心。

最后，一名护士小心谨慎地朝我走来，然后直接站在了我面前。"你好像非常焦虑不安，埃琳。"她说道，她说话的语气就像是一个人用故意缓和的口吻谴责一只正在啃自己脚的小动物一样，"我希望你去见见正在等待为你看病的医生。"

我摇了摇头，整个房间也随着我旋转了起来。"不，没有这个必要，"我喃喃自语地说道，"我很好，但还是谢谢你。"

在她立刻离开房间去找医生的时候（很显然，她认为我的自我诊断很不可信），我也立即朝另一个方向跑去，跑出这个房间到医院的院子里徘徊。当时是一月份——天很凉，又潮又冷，地面上有一片片薄薄的白霜。我只穿着一条牛仔裤，一件短袖运动衫和一双运动鞋，所以我感到极为寒冷。按当时的情况，即使我穿着羽绒服，头戴毛线帽子，脚穿长筒冬靴，也会感觉同样地寒冷。

我的双腿失去了控制，我慢慢地瘫倒在了地上。我蜷缩成球状躺在那里至少有1小时之久。我这是怎么了？发生了什么事？谁能帮帮我呢？然而，没有人来。就不会有个人来吗？我心想，我一文不值，我甚至连自己的想法都无法控制。为什么会有人愿意救我呢？最终，我挣扎着从地上爬起来，疲倦、东倒西歪地朝房间走去，直到后来有人把我送到了我该睡觉的地方。那天晚上我没有看过医生。

第二天，五六个医生来给我会诊，说要给我做一个入院测评。这次会诊是在一间很大很吓人的房间进行的。看到斯迈思医生让我感觉有些安慰，她宽慰地冲着我微笑并打了个招呼。接下来询问就开始了。

"你非常消瘦，埃琳，能告诉我们为什么你的体重减少了这么多吗？"

"我认为吃饭是错误的，"我告诉他们说，"所以我不吃饭。"

"但是为什么是错误的呢？"他们问道。

"食物是邪恶的，"我说道，"不管怎样，我不配吃任何东西。我也是邪恶的，而且食物只会滋养我。你们认为滋养邪恶有任何意义吗？没有，没有任何意义。"

又经过几轮的询问之后，这些医生们认认真真地向我解释了他们的建议。在英国，治疗建议永远只是建议。无论是出院还是留下住院，服药与否，参加小组活动与否——他们从未强迫过我做任何事情，每次都是由我自己做决定。即使是在我最疯狂的时候，我也把这看作是一种尊重的体现。在你真的发疯的时候，尊重就像是他人扔给你的一只救生圈。抓住了它也许你就不会淹死。

首先，他们让我继续服用阿米替林，我同意了。其次，他们让我在医院住一段时间——至于多长时间，他们也还未能确定。这个对我来说也没问题；虽然我当时糊里糊涂，但我清楚那时我根本不能离开医院。但当他们建议我在我住院结束之后干脆从牛津大学辍学时——随后还问过我是否要给父母打个电话并让他们知道我当时的状况——他们越过了我的底线。

我开始全力反击了。

"我一定要完成我在牛津大学的学习。我一定要拿到我的古代哲学的学位。在我完成我的学业之前我绝对不会返回美国。而且在任何情况下你们都不可以联系我的父母。"我数个星期以来从未如此流畅地发表过的演说；我不清楚这种力量是从哪里来的，但说完之后我感觉精疲力竭。让我惊讶的是，医生们默许了我的条件。

　　也许我应该（甚至需要）让我父母知道我那时的处境。或许，在我们于巴黎最后一次相聚，我向他们"坦白了"我的挣扎之后，他们好像没有太关心我的健康问题，这一事实应该让我感觉受到了伤害。但是，这也并不是说我已对他们完全敞开了心扉。我弟弟沃伦当时就住在巴黎。他到牛津来看望我，但我让他发誓决不把我当时的糟糕状况告诉我父母。每隔一个星期左右，我会走到离医院只有几分钟路程的一个电话亭，然后在那里给远在佛罗里达的他们打一个对方付费的电话。电话中的谈话一向很简短，甚至有些过于敷衍，但显然足以让他们不至于有所警觉。我在电话这头的话语基本上是："我很好，我在牛津的学习一切顺利，你们都怎么样？"此外，通常大都是我父母他们说话，而我在这时就会倚靠在电话亭墙壁上，在适合我说话的时候回应他们一下，使用的也大都是单音节词。当我目睹我所珍视的一切都瓦解碎裂的时候，我依然坚持着想要抓住我的自主权——我的自我。不管我在抗争的是什么，这是我身上出的问题，我必须找到一个解决它的办法，既不能要求我父母的帮助，也不能引起他们的不满。

　　我第二次在华恩夫特住院时碰巧赶上汉密尔顿医生调到另一个病区。虽然我早已知道他即将离开这一事实，但在我们最后一次见面时我仍然无法控制我的焦虑和伤心，当时他把我介绍给巴恩斯医生，一位年轻的女士，她以后将为我治疗。"在我离开之前，我会来和你道别，埃琳，"汉密尔顿医生说，"这次主要是来看看你怎么样。"

　　我已被转交到了他的接任者那里，这件事已成了事实——他离开了我。即使他离我也不过几个房间的距离，但他似乎已经漂洋过海，因为他的调离终止了我们所有进一步的联系。让我感觉更糟糕的是，他答应我在离开之前会来道别，但是他没有来。我想，在我想念他的时候，我的心可能会在我的胸膛里爆裂。

　　与我第一次住院期间的情况不同，这一次我根本不能参加病房组织的任何活动；以前看上去至少对我还多少有一点帮助的小组活动，比如说把桌子摆放好，现在毫无作用了。无论在身体上还是情感上，我都处于极度的痛苦之中。我头疼，我的双臂和双腿疼，我的后背疼，我浑身里里外外没有一个不疼的地方。我的睡眠情况再次陷入极其不稳定的状态，以至于让我总感觉精疲力竭，而且无法集中注意力——把勺子和餐叉放在盘子左侧还是右侧对我来说到底又有什么区别呢？与以前不同，我这次总窝在音乐室，在那里连续几个小时地听古典音乐。有时候一位比我大10岁左右的比较胖的女士会来和我一起听音乐。她和我有些相像，也几乎不说话，只是偶尔说一两句关于她已过世多年的妈妈的话。有时真说些什么的话，她谈的内容也是少得可怜——她患有精神病学家所说的"言语贫乏症"。尽管如此，我们仍然有一种相依相伴的感觉，听莫扎特和勃拉姆斯都让我们两人感觉平静和舒心。听到某些特别激动人心的篇章时，我们的目光会相遇，并会认同地点点头。

其他病人看上去有些怕我——或者也许是，看到我天天双手抱头，他们认为还是离我越远越好。我以前在日间医院见到过的那个头发散乱的来自牛津的年轻人现在也在这一病房，比以前的状态更糟：他认为他是一个婴儿，他吃饭后会呕吐，而且还咿咿呀呀发出一些毫无意义的声音。那就是我将来的样子，我心里想，我现在正在朝着这个样子发展。

有一天，一位相貌英俊的中年人入住我们的病房，但很快就又离开了。我后来从医院工作人员那里得知是我的样子把他吓跑了。从那以后，他拒绝在医院过夜，只同意在日间医院就诊，但拒绝与像我一样病重的病人在一起。在华恩夫特医院好像有一种恐惧层次：病情较重的病人让我感到恐惧不安，而我则让病情较轻的病人感到恐惧不安。

有一段时间，我和一位叫露辛达的女病人关系很好。她和我年龄差不多，正在与厌食症做斗争。医院对她采用的是行为疗法。按照这一疗法，如果她在某一规定的天数的最后一天未能增加一定的重量，那么她就必须在那一天卧床。我也很瘦，但我的医生们认为我的体重减轻是由于他们对我的初步诊断（重度抑郁症），而不是简单的厌食症。露辛达一度也接受过汉密尔顿医生的治疗，她告诉我她极不喜欢他。这让我大为惊讶。怎么还能有人不喜欢汉密尔顿医生呢？

我住院一个月之后，医院工作人员把我从一个单间转移到了一个有十几位病人的房间，并用典型的英国式的委婉解释说我过于"把自己置于自己之中"，或许和其他病人们待在一起会帮助我重新和他人交往起来。这一措施没有带来预期的效果——我干脆躲到了卫生间，在地上一坐就是几个小时，在那里抽烟、前后摇晃，并轻声地呻吟。像所有精神病医院的卫生间一样，这里的卫生间很脏，但我不在乎。我只是想一个人待着。如果我想要坐在地上，而且只有靠在粘有人的粪便的墙上才能坐下的话，那也只好如此了。

以前，在我的生活中曾有一段时期，思考还是受我欢迎的，值得去仔细回味。随意悠闲地想一些事情——天气、未来，我需要为一门课所写的论文的主题，要和我去喝一杯咖啡的朋友——这些事情让人感觉如此简单，如此理所当然。但是现在，思考就像有人在向我猛然投掷一堆乱石一般一齐闯入我的大脑——凶猛、愤怒，周边像锯齿一样，而且无法控制。我忍受不了它们的攻击，我不知道如何自卫，而且当我正在经历这样的感受时，我无法忍受任何人靠近。**你是一坨屎。你不配和别人待在一起。你狗屁都不是。别人迟早会看到这一点。他们会恨你。他们会恨你，他们要伤害你。他们也能伤害你。他们强大。你很弱小。你狗屁都不是。**

巴恩斯医生看上去很为我卖力。在我们的会谈中，她的态度一向是严肃认真，从不懈怠，我们两人仿佛就是在并肩挖掘历史真相的考古学家。但是，我们两人就是无法对接在一起。她的行为方式太正式、太冷漠，甚至无同情心可言，而且很显然，我也让她感觉很发愁——当房间里只有我们两人的时候，她显然极不自在。我不信任她，而且我也确信她根本不知道如何解决我的问题。**毫无用处，毫无用处。**

当然，考虑到我把她与汉密尔顿医生相比并发现她有诸多不足实在是过于苛刻，巴恩斯医生的工作能力到底怎样对我来说早已无关紧要了。我极其渴望见到汉密尔顿医生，我会在病房门口站上几个小时，一言不发，晃来晃去，只希望能够在大厅里捕捉到他的身影，或是在朝诊室走去，或是从诊室走出来。

让我惊讶的是我发现了一位与我同病相怜的人，一位二十几岁或者三十出头的病人。汉密尔顿医生曾为她治疗过很长一段时间，和我一样，她对他也产生了一种强烈的正向移情——事实上，她无疑已爱上了他。她是这一病房中从早上 8 点到晚上 8 点的日间医院的一位病人，大家认为她是这里病情最严重的病人之一。有一天晚上，她在自己家里突然把自己的头发剃光了，她这样做的具体原因没有人能够确定。虽然她不说话（至少不对我说话），但我们的共同之处还不只是对汉密尔顿医生的迷恋，她每天的大部分时间也是待在那里晃来晃去，我也是。

在汉密尔顿医生正式离开了这个病区之后，和我同病相怜的这个病人看上去比平时更加焦虑不安。从早到晚，我都能看到她在走廊里狂乱地走来走去。第二天早晨，和我一起听音乐的那位朋友顺口告诉我，那个女士在前一天晚上自缢身亡了。我这位朋友平静的语气和她转告给我的这条消息本身让我感到了同等程度的震惊。这位病人为了汉密尔顿医生自杀了，我心里想，为什么医务人员没有注意到是什么正在将她推向绝路，并且就此做些什么呢？我为什么没有做些什么呢？难道没有人意识到我也有可能会变成她吗？

在孤寂和沉默的迷雾笼罩下，我开始感觉自己是在接受命令去做一些事情——比如，独自一人去穿越位于医院地下破旧废弃的隧道。这些命令的来源我无从知晓。在我的头脑中，它们是由某种有生命的东西发出的。不是有名字或者脸庞的真人，而是无形的、强大的生命体，它们用已经置入我大脑的思想（不是声音）控制着我。*去穿越这些隧道，忏悔吧。现在躺下，不能动。你必须静止不动。*在那些日日夜夜，这些命令对我的影响是巨大的。我从未想到过还可以选择拒绝服从命令，虽然我并不知道如果选择拒绝会出现什么情况。*我不制定规则，我只是按规则做事。*

这些破旧的隧道里面寂静阴暗，我借着周围的一点点光亮勉强可以摸着走我的路。里面的空气潮湿，散发着霉气。虽然我听不到来自我上方的热闹的医院的任何声音，但我清楚地知道医院的建筑就在我的上方；它似乎总是在我的上方呻吟。我想，不知道有几百个病人还是几千个病人曾来到过这里。我不知他们都在此经历了哪些事情。

我常常收到的另外一个命令（或想法，或信息）是伤害我自己。让我遭受痛苦，因为我只配遭受痛苦。所以我就烧或者烫自己——用烟、打火机（随手可得——那时大家都抽烟，像我一样）、电炉、滚烫的水。我在我认为别人永远不会看到的地方烫我的皮肉。在厕所里没有人的时候，或在隧道里面，或在隧道外面，我会在这些地方烫我的皮肉。有一次在音乐室，当我正在尽力点燃我的鞋垫时，一位护理人员碰巧经过这里看到了，然后用温和的声音啧啧地说道，"埃琳，你不能这样做，这个是点不着的。"

事实上，很多医护人员都很清楚我在做这些事。他们给我包扎伤口，在烫伤处涂药膏，把烫伤时间和部位记录在他们的图表上。"你难道不担心，"一位医务人员在给我处理伤口时对我说，"在夏天穿泳衣时这些伤疤会露出来吗？"

"我想你不明白，"我很有耐心地说道，"我活不过今年。我根本不担心什么将来还要去游泳，或者我穿上游泳衣会怎么样。"

虽然医务人员和巴恩斯医生都知道我在做什么，但似乎没有一个人知道或明白我为什么这样做，而我也无法告诉他们中的任何一人我的这些行为的推动力，那种不可抗拒的原动力，来自我的大脑内部，但又不是我自己的。有另外一个人在命令我去这样做。我害怕医务人员会讥笑我——我很害怕，一想到他们的讥笑就让我感到更加恐惧。现在回想起来，这是一种致命的欺骗，有点像是由于害怕难堪而对自己的心脏病医生隐瞒自己经常发作的胸疼。

差不多四个月的时间就这样在医院过去了，而我也没有任何好转。事实上，我的病情更糟了。那时我21岁，我深信自己很快就会死掉，我对此深信不疑，以至于我拒绝谈论任何有关我的未来的事情。我大部分时间都是独自一人待在音乐室或者卫生间，要么烫我的身体，要么呻吟着晃来晃去，双手紧抱身体，保护自己不遭受有可能会伤害我的那股看不见的力量的袭击。只要我能走动，我就到医院下面的隧道里去游荡。

虽然医生们清楚我的病情没有改善，但他们还是向我建议说我应该出院了。也许他们是害怕如果我不立即出院，我将永远都出不去了。考虑到这一点，他们让我去看安东尼·斯托尔医生。他是一位著名的精神病医生和精神分析学家，他当时向华恩夫特医院提供咨询服务。

首先，斯托尔医生和我进行了通常性的问与答，但这次交谈和我以往经历的问答略有一点不同，而且这位医生也有点与众不同——他看上去比我已习惯的医生们更加敏锐警觉，而且对听我讲述我脑海中的一切都表现出了极大的兴趣。我明显地感觉到我是在被"听"，而不是被诊断。所以，与我和汉密尔顿医生的交谈不同，我不再把我最隐秘的想法藏在心底，而是把我的一切都如实地、原封不动地告诉了斯托尔医生。他没有因惊讶或惊恐而瞪大他的眼睛；他没有啧啧称奇，他没有惊惶地摇头。他只是向前倾斜着他的身体，眼睛一直盯着我，专心致志地听着我说的每一个字。

斯托尔医生接下来的建议不仅简单，而且与那些医生们在四个月前提出的让我辍学的建议截然相反。"你病得很严重，"他平静地说道，"就像我建议治疗有病的身体一样，这一有病的身体需要一种锻炼来帮助它痊愈。也就是说你需要重新投入你热爱的工作。它让你快乐，它让你有目标，它可以挑战你。所以，你应该继续留在牛津，继续你的学习。"

我感到十分高兴，如释重负。除了听到我的话语之外，他好像还看到了我本身。

"但这有一个小小的前提条件，"他说道，我也屏住了呼吸，"你必须接受强化性谈话治疗。强化的，埃琳。很严格，常常很困难，而且如果我们可以安排的话，要天天治疗。这也不能是短期的，而是需要相当长的一段时间。在可预见的未来的一段时间。你能听明白我对你说的这些话吗？"

能，能，能，都能听懂。我当时频频点头的样子一定像牵线木偶一样。事实上，在那时如果他说，"我建议你每天光着脚在破碎的玻璃渣子上行走一个小时。"我也会高高兴兴地按照他所说的去做。

斯托尔医生很快就列出了五位可以为我治疗的精神分析师名单，但名单上只有一位名叫伊丽莎白·琼斯的精神分析师在当时有时间。

我在我的心里重复着她的名字，伊丽莎白·琼斯，伊丽莎白·琼斯。我是多么希望这位名叫伊丽莎白·琼斯的人就是帮助我重整余生的那个人啊！

我来牛津时是一个有抱负甚至胸怀远大理想的年轻人。我想要认识新朋友，让大家都喜欢我。我想要学习我所热爱的专业，以优异的成绩获得我的学位，然后有资格跻身于我非常尊敬的学者行列。但现在没有一样实现。我所有的努力换来的只是一个精神病患者的头衔。多年以后，斯托尔医生报告里的一句话看上去是有先见之明的："对这样的一位病人来说，只能靠精神分析，其他一切方法都于事无补。"

伊丽莎白·琼斯的办公室就是她家二楼的一个房间。她家的房子是一座典型的、老式的百年牛津老房子。琼斯夫人在她家的大门前迎接了我。她是一位身材高大、神态庄重的女人，身着一件很长的花裙，花裙的底边接触到了她的鞋面。无疑，她是我所见过的最丑的女人。

"你好，琼斯医生，我是埃琳·R. 萨克斯。"我听到自己的声音就如同一个人听到从井底发出来的回声一样。我两手湿湿的，而且在抖动；我既希望她能够帮助我，又害怕她没有这个能力或者她甚至根本不想帮助我。

"请进，"她友好地说，"我们坐下来谈话。顺便说一下，我是一名精神分析师，埃琳，我不是医生。请你叫我琼斯夫人。"

不是医生？这让我有点担忧：这个女人知道她应该做些什么吗？如果她不知道的话，我还有什么其他的选择呢？我想我也没有其他选择了。

琼斯夫人把我领到一间较小的客厅，这里所有的东西都是棕色和绿色的。看上去不算很乱，但也不能说非常整洁干净。我后来得知她在伦敦还有一个办公室（在另外一个家里）；在牛津的这一办公室相对小一些，但很显然，她待在这里的时间多一些。我感觉她好像把我带入了她的一个私人的空间，这让我认为我可以信赖她。

琼斯夫人和我坐下之后，她向我解释了精神分析或心理分析是怎么一回事儿。在我出院之后（也就是几个星期之后），我们每周要见三次面。在她的日程安排里再有两个空缺之后，我就可以每周见她五次，每次付给她8 英镑——在 20 世纪 70 年代末大致相当于 12 美元。在美国，一个相同资质的分析师的收费会是这个费用的好多倍。她对我们的谈话制订了一个规则：我必须说出我脑子里想到的一切事情，不管这些事情多么难堪，多么琐碎，或者看上去多么不恰当。在我们相处的那些年中，我只在一件事上没有遵守这一规则：我从未告诉她我认为她长得很难看。

　　三个星期后，我正式从华恩夫特出院了。那里的医生对我的病情的后期预测是"很糟糕"。在我离开那里四个月之后，我又回到了我在大学的宿舍，回到了我的学习课程中。没有任何人询问过我这段时间到哪里去了。

第七章

　　我跌跌撞撞地冲向了伊丽莎白·琼斯的办公室，极其渴望获得救助。于是，我生活中的一段最不寻常的经历就这样开始了。那段时间常常伴随我的是不折不扣的地狱。我和琼斯夫人着手进行的工作不是许多美国人所认为的或亲自经历的那种"心理咨询"或者"治疗"。根本不是。这是一种谈话疗法，一种最极端、在理论上最严谨、最具挑战性、最让人心绪不宁的一种疗法：克莱因式分析，这种疗法可追溯到西格蒙德·弗洛伊德的作品。

　　弗洛伊德提出的心理理论和治疗方法是建立在人的"无意识"这一概念上的——我们大家所想到的、所感知到的，以及我们出于没有完全意识到的原因而做事情的一种思想。他认为这种无意识是一鼎"沸腾的大锅"，里面充满了各种处于交战状态的原始力量以及各种真正驱使我们行动的力量。弗洛伊德的精神分析理论的核心是分析师和病人或者接受精神分析的人之间的强大的关系。正是从这种关系中产生出一种"移情"——弗洛伊德所给出的这一名称是指病人无意识地回忆起的早年生活中的一些紧张情绪、信念以及态度，然后将它们告诉分析师。需要分析的东西是移情本身。它提供了很多的原料，这些原料可供分析师和接受精神分析的人挖掘多年。

　　然而，弗洛伊德对让精神病患者有所改善的问题有许多保留看法。他认为精神错乱意味着太自恋、太内向，很难让病人与分析师形成一种移情关系，而没有这种移情，精神分析这一磨坊就没有谷物可碾。至此，没有一个人诊断我是精神分裂症，甚至连精神错乱这一词也从未有人提到过。尽管如此，我情绪很低落，行为古怪。大家都很怀疑我患有妄想症。这个时候我已读了弗洛伊德的很多作品，我清楚地知道，一旦进入这种精神分析关系，我将陷入一潭未知的浑水。

然而，伊丽莎白·琼斯是一位"克莱因学说的支持者"——她采用的疗法是 20 世纪 20 年代末移民到伦敦的奥地利精神分析学家梅兰妮·克莱因提出的弗洛伊德式分析的一个分支疗法。与弗洛伊德（以及他女儿安娜）不同，克莱因认为精神疾病患者能够通过分析获得帮助，而且会形成必要的移情。她的理论是精神病患者都充满着巨大的焦虑（甚至是由巨大的焦虑的驱使），而缓解这一病症的方法就是直接关注引起这一焦虑的最深处的根源。

因为大多数人的焦虑源于非常原始的（幼儿时的）与身体的部位和功能有关的幻想，克莱因派治疗方法的本质就是要求使用与病人的幻想语言同样的语言。要做到这一点，克莱因派分析师必须使用与接受精神分析的人所使用的完全一样的字词和意象——因此，克莱因派分析师有时候会表现得和他们的病人一样疯狂。医生和病人之间简单但又常常令人吃惊的交流，就如同乱箭直接射向致使被分析者心烦意乱的根源。假如一支箭正好击中，那么它就会刺穿目标。所产生的结果就像是打开了一个阀门，随即长久被抑制的溪流会喷涌而出。

传统的克莱因派分析的核心理念是：治疗者对她的病人来说必须是相当隐秘的——她不回答有关她自己的问题，不在墙上悬挂她家人的照片，不告诉你她在哪上过学或者她准备到哪里去度假。实际上，在对你进行治疗的过程中，你甚至都不能看到你的分析师——在她对你和你所说的话做出回应时，你不能看到她，不知道她看上去是什么样子，因为你是在接受精神分析。这样做的道理很简单：假如分析师是一张所谓的白纸，那么病人对她的性格特征的认识便主要是来自病人自己，而不是来自分析师。这样才能产生移情，而且病人将能够更好地了解她的心理是如何运行的。伊丽莎白·琼斯和我一起投入的就是这样一个过程——假如理想的话，将会有所成效。

虽然我对琼斯夫人的生活一无所知，但在诊室通过她对我的回应，我对她慢慢地有了很深的了解：她宽容，有耐心，善解人意。她说话的声音平静，而且令人感到安慰；很显然，她从不轻易就受到惊吓。同时，她既极富同情心又严谨诚实。她也是我所认识的第一位有修养的职业女性。

在我和琼斯夫人对话的过程中，我说话声非常轻——因为我相信住在隔壁的人或马路对面的人会听到我在说些什么。不久，在华恩夫特时开始出现的一些念头（如天空中那些有生命的东西控制了我的思想，而且准备好了要伤害我）再次在我的思维中占据了主导地位。我会自言自语地说一些毫无意义的话语，毫无关联的字词和韵文，如果我大声地把它们说出来，会让我感到羞愧无比。我不想让琼斯夫人听到这些话，尽管她对我立下了"说出一切"的规则。

我说道："他们在和胎儿耍闹。他们认为那是我们，但事实上是上帝。声音消失了，圣体龛，到了时间的边缘。时间。时间太慢了。让那隆隆的声音小一些。那个电视在取笑我。电视中的人物在嘲笑我。他们认为我是一个失败者，应该受苦受罪。每个在看电视的人都知道。那个电视在讲述我的生活故事。"

医院的医生对我进行治疗时一般都很生硬刻板，似乎对给我提建议更感兴趣——"多吃些，埃琳"——而不是去弄清楚我的大脑中到底在想什么。琼斯夫人则不同。她所接受的训练为她做足了应对我的准备，她直接进入问题的核心。在这一过程中，她既不顾忌我的感受，也不顾忌我认为一位英国妇女应该怎样说话。

琼斯夫人："告诉我你在大学里有什么难处。"

我："我不够聪明。我学习不好。"

琼斯夫人："你在范德比尔特时是班里的第一名。现在你在牛津感到焦躁不安是因为你想成为那个最好的，但又害怕你无法做到。你感觉你就像你妈妈拉出来的一坨屎。"

我："从现在开始我要把窗帘拉上，因为马路对面的人在看我。他们能听到我在说什么。他们很气愤。他们要伤害我。"

琼斯夫人："你这是在把你的气愤和敌对情绪撒在这些人身上。是你在生气并对他们不满。而且你想控制我们这里正在发生的事情。"

我："我就是在控制一切。我控制这个世界。这个世界听从我的指挥。我控制这个世界和世界上的万物。"

琼斯夫人："你想要拥有控制感，因为事实上你感觉太无助了。"

我："我做过一个梦。我在用胎儿做高尔夫球打球。"

琼斯夫人："你想要杀死婴儿，然后把它当成一场游戏。你嫉妒其他的婴儿们。嫉妒你的弟弟们，嫉妒我的其他病人。你想要杀死他们。然后你想要把他们做成一个小球，这样你就可以再揍他们一次。你想让你妈妈和我只爱你一个人。"

琼斯夫人跟我说话的内容并非一向都让我感觉很舒服（通常情况下，这些内容大都很令人吃惊，而且会产生让我感觉突然受到刺激的效果），但她在这个房间的存在让我感觉很舒服。无论她和我使用的字词或意象是多么的稀奇古怪，她总是非常的平静、理智。无论我对她说什么，无论这些话多么令人讨厌、多么可怕，她都从不反感我所说的内容。在她看来，我的想法和感受没有对与错、好与坏之分，它们就是我真实的想法和感受。

我在牛津校园里看上去一定像一个怪物，独自一人去完成已约定好的事情，偶尔还自言自语，还严重地丧失了照顾自己的能力，忘记吃饭，瘦得一阵风就可以把我吹走，而且总是背着一大包书。这包中装有我专业方面的图书，当然，还有其他的东西：精神病学方面的书，变态心理学方面的书，几个月前汉密尔顿医生推荐给我的一本关于自杀的书，一本斯托尔医生所著的有关人格类型的书，他认为人格类型（"抑郁"和"偏执狂"这两种类型在我身上尤为突出）往往是导致精神疾病的基础。

令人奇怪的是，我并不认为我有多么疯狂，也不认为我常常想的事情或感受到的东西对我来说就是独特的。相反，我越来越相信每个人都有这些想法和感受，就像是感觉有一种力量或邪恶能量正在推动他们去作恶或去毁坏。但区别在于，他们都知道如何来处理它，如何来隐藏它，如何来控制它，因为大家认为这才是恰当的做法。他们有比我更强的意志力和更好的应对技巧。他们知道如何抑制他们的邪恶，而我则不知道。但是我可以去学着来做。

随着我和琼斯夫人的接触的增加，我渐渐习惯了吐出我心中那些怪异的想法，我的偏执狂病症有所改善。尽管天空中的那些无名、无脸庞的生命对我的恐惧和想法的影响并未减弱，但我日常生活中的那些真实的人看上去不再那么可怕了，而是变得比以前更容易接近了。他们不再是无脸庞、具有威胁性的一大群人，他们的存在不再只是为了批评或者伤害我（或者是我想要伤害的目标），他们变成了一个个的人——像我一样的人——也同样会受到伤害，有趣，或许和我有共同之处，甚至有可能成为我的朋友的人。慢慢地我结识了一位朋友，然后是第二位朋友。有一天晚上，我听讲座时有了一个同伴；几天之后，我参加了一次小型的聚餐。虽然感觉有些眼花缭乱，而且战战兢兢（好像我一直生活在洞穴里，见到光当然令我高兴，但迎面而来的光好像成了一种我必须要去适应的东西），但我又回到了这个世界。

后来，我发现我的生活中有了真正的友谊，特别是与另外三位同学成了很好的朋友。黛娜和帕特里克是英国人，山姆和我一样是美国人。黛娜像我一样，个子很高，很瘦，从她的衣着打扮看不像是一名有学问的人，反而更像是一名非常时尚的本科生。她大学毕业之后曾经因抑郁症住过一小段时间的医院；这让我感觉与她的距离更近一些，不那么怪异。而帕特里克是一位不拘小节、惹人喜爱的人，而且很显然有很强的适应能力，自我感觉总是很好。

山姆——个子也很高，长得也很英俊，有一双会说话的大眼睛——常常很担心钱不够用，而且对学习压力的神经过敏程度比我有过之而无不及。尽管他付出了大量的时间和精力，但他仍没有把握完成他的学业并在毕业时获得他的学位。虽然他在伦敦有一位女朋友，但他看上去似乎比我还孤独。他会弹吉他（也会作曲），而且在他走过我们的宿舍时常常自言自语，他的这一行为（和黛娜以前接受治疗时一样）让我感到有些安慰，我不是唯一的怪人。

我们四个人很快成了形影不离的朋友。我们常常一起做饭，或者到布朗饭馆聚餐，那是一家很不错的提供美式和英式食物的牛津北部的饭馆。我们不看电影，也不看电视。为了尽力做到在文化上有所认同，我去看过两三次歌剧，但不是很喜欢。我们往往一聊就是几个小时，常常聊到深夜，一起坐在我们的宿舍里聊天。如果天气允许的话，我们会坐到宿舍的房顶上去，坐在烟筒附近。

当这种友情从新鲜变得令人更为舒心自在，我最终向他们讲述了有关我自己的更多事情，告诉了他们我的过去，甚至包括对我来说更加难堪的那一部分——毕竟他们也告诉了我他们的事情，所以这样才公平。学会信任他人，搞清楚哪些秘密是可以告诉他人的——这些只是我正在学着去摸索的那些困难领域的一部分。

这样，他们知道我曾经断断续续地住过院，而且现在正在艰难地进行精神分析治疗。尽管如此，我仍然极力地将自己的大部分隐藏起来。比如，我知道不能向大家公开我正在体验着的有关邪恶的幻觉，特别是有关我认为自己是邪恶的，以及我完全确定我有实施粗暴的恐怖行为能力的这些内容。我这样做不是因为这些想法是错的，而是我相信大家都是这样认为的，但我很明白不应该与大家讨论此事，就像每个人都会放屁，但人们不会当众放屁。尽管我尽了最大的努力，但有时候也会不小心从嘴边溜出一些不该说的话——比如，在一个难忘的晚上，我们大家都坐在房顶上时，我就随口提到了我曾经杀了很多孩子。

"这是一个玩笑！"我以最快的速度自嘲道，并惊恐地注意到了他们的表情——开始他们表现出来的是对我所说的话的不确定，然后就慢慢地变成了恐惧。"一个愚蠢的玩笑！哦，快别这样，每个人都偶尔想过要杀小孩，不对吗？当然，除非他们根本不想这么做——嘿，我不是说我真的做过这种事！或者想这么做，你们知道，是不是？难道你们不知道？""知道。"他们异口同声地说，大家肯定都有过这种想法。别逗了，埃琳。他们知道我是在跟他们开玩笑，他们并未为我担心，我也没有吓着他们。但是，当然了，我的确有过这些想法，而且我自己很清楚这一点。一定要控制！我心想，不能慌。不能乱。

尽管我偶尔会失言，但这三位挚友让我心情十分愉快，如此长时间以来，还未曾有什么人让我如此愉快。他们填补了我心中需要填补的一处空白，就像当年的肯尼、玛吉和派特又回到了我身边——几个好朋友，一起大笑，一起学习，拥有共同的生活，我们都将精力用于我们的图书、我们作业的最后期限、对学习的严谨态度的重视（或者说这些共同的内容将我们紧紧地连接在了一起）。假如我能够交往一些这样的朋友，我想，那么我就有办法拯救自己了。

尽管有时候病情严重到我无法去做我想要做的事情，但我的学业进展得还算顺利。在有些日子里，我的学业进展得如此缓慢，如此困难，以至于让我感觉我就像是在雕刻一尊石雕，有些时候我感觉很难相信自己会喜欢正在学习的内容，或者能够学到足够的知识以令人满意的成绩毕业。但我的日程安排一直迫使我去集中精力并把那些邪恶的念头抛掷在脑后。在这个时段我没有必修课要上——和琼斯夫人的谈话是我唯一约定的事情——所以我有大把的时间去写作。我把我的课程转移到了写学位论文上。我需要写出一篇很长的论文，而不是几篇较短的论文，而且我不再需要参加考试。我决定写一篇有关亚里士多德的哲学思想的论文，因此，我自学了法语，这样我就可以去读一位重要的中世纪的评论家所写的有关这一主题的作品。我并非一向能够完成我的任务，但每当我后退一步，我都会下定决心向前走两步。**努力工作，投入时间更长一些，不停地工作。**

尽管我和琼斯夫人之间的关系对我很有帮助，并且这一点不断得到证明，但我因她而产生的紧张感也在逐渐加深，随之而来的精神疾病所特有的那些想法则趁机长驱直入，而且伴随着我们的交谈次数的不断增加，这些想法愈来愈恐怖。

我："我做了一个梦。我妈妈和我都在外面站着。我们听到了一记爆炸声，然后向远处望去。我们看到一片蘑菇云。我妈妈和我拥抱在一起，哭泣着，告诉对方我们彼此相爱。然后我们两人都被杀死了。"

琼斯夫人："你的愤怒如此巨大，以至于你想要毁灭地球。而你的妈妈——还有我——我们不保护你。你因此痛恨我们。你的愤怒致使世界发生爆炸。你告诉你妈妈你爱她，你想要和她还有我建立联系。但是后来你的愤怒杀死了所有人。"

琼斯夫人本人成了我公开的幻想对象。虽然前有弗洛伊德的断言，但我的精神错乱并未妨碍我对她产生一种强烈的移情，这一移情并不是很美好。"我知道你说你是我的分析师，"一天下午我这样对她咆哮道，"但我还知道真相是什么。你是一个邪恶的怪物，或许是魔鬼。我不会让你来杀死我。你是邪恶的，一个巫婆。我要和你进行斗争。"

她坐在椅子上，甚至没有动一下，而且她回答我的语调可谓不急不躁。"你憎恨我，埃琳。你恨我知道你所不知道的东西。你恨自己感觉需要我。你把你的憎恨放在我的身上，这就是为什么你认为我很危险。你害怕你自己身上那块邪恶的部分。"

"你是不是想杀死我？"我小声地对她说，"我很懂炸弹。我还能造一枚炸弹。你就是魔鬼。你在想杀死我。我很邪恶。今天我已杀死你三次了。我可以再杀死你一次。别惹恼我。我用我的思想已杀死了成千上万的人。"

伴有妄想的精神错乱的人会做出令人恐惧的事情，因为他们自己便恐惧。然而如果你既患有精神疾病又患有妄想症，就会在午夜时分，从噩梦中惊醒，突然笔直地坐起来，一身冷汗，但还不知道这一切不是真的。我感觉离琼斯夫人越近，我就变得越恐惧。我需要采取措施阻止这种情况继续出现。

走过厨具商店时，我透过橱窗目不转睛地看着里面的刀具，心想我应该买一把刀，下次带着它去见琼斯夫人。有一次我甚至走进了一家五金店去看斧头，想知道哪一把有可能保护我。有一小段时间，我去见琼斯夫人时曾在我的小钱袋里装了一把锯齿小刀和一把美工刀——以防万一。她是邪恶的，她很危险。她在不停地杀我。她是一个怪物。我必须杀死她，或者威胁她，以阻止她对我作恶。这对她正在伤害的所有其他人来说将是一件幸事。

与此同时，我也很害怕琼斯夫人，让我感到同样害怕的是我会失去她，我是如此的害怕以至于我几乎无法忍受周末，因为我将有两天的时间见不到她。从星期四我就开始紧张不安，随后便极度沮丧直至星期二才慢慢恢复。在此期间，我尽一切可能让自己——还有我的朋友们——避免遭受我脑海中出现的各种声音的干扰："好，当然可以，我们去买一个汉堡包吃，没问题，我们来讨论我们正在读的那本书。"从始至终，我一直盘算着采用什么办法才能让琼斯夫人不抛开我：我要绑架她，然后把她绑在我的壁橱里。我会好好地照顾她。我会给她吃的，给她穿的。每当我需要她对我进行精神分析时，她永远都会在那里。

再次回到她的办公室后，我就会告诉她我的每一个邪恶的念头。

我："我今年不会让你去度假。我有一件武器。我要把你带到我的房间里去，然后把你放在我的壁橱里。你要和我在一起。你别无选择。我不会让你走。不管你怎样想，就这样定了。"

她："你感觉绝对离不开我，就像一个婴儿，这让你感到气愤。你想象出各种办法让我陪伴你左右，这些办法中有一些有暴力倾向，这样你就可以向我显示你比我强大。"

她的宽容和善解人意似乎是无穷无尽的，她的从容和镇静将我完全包容下，好像她就是将我粘在一起的黏合剂。我在四处散落，无序地乱飞，爆炸——但她将支离破碎的我收集在一起并为我保存了下来。

精神错乱就像是一种隐伏的感染，可以让你的某些功能不受伤害。比如在一所精神病院，即使是一些最严重的精神分裂症病人也会在吃饭时间按时吃饭，而且当火警警报拉响时会逃离病房。对我来说也是一样。即使是在我出现最严重的妄想时，我仍然懂得这个世界中的基本规则。比如我还要完成我的作业，而且隐隐约约地明白一个规则，那就是在社会环境中，即使是对我最信任的人我也不能就我那些精神错乱的想法唠叨个没完没了。谈论杀死孩子，或者烧尽整个世界，或者用我的思想摧毁所有城市，都不是礼貌的交流方式。

然而，有时候我精神错乱到了极点，以至于我几乎无法控制自己。这些妄想便转为不折不扣的幻觉。在这种状态中，我可以清楚地听到人们在窃窃私语。在周围根本没有人的情况下，我可以听到有人在喊我的名字——在图书馆的某个角落，或者在深夜里我独自一人睡觉的卧室。有时候，我听到的声音如此之大以至于它几乎将其他声音都彻底淹没。停下来，停下来。不，快停下来。有些日子我简直不能忍受靠近任何人，除非是和琼斯夫人在一起，否则我就锁上门，关上灯，独自一人待在我的房间。

"埃琳，你在生我的气吗？"一天下午山姆问道。

"没有呀，"我说，"怎么了？"

"因为你一直在回避我。你没有出来和我们大家一起吃饭，昨天晚上或是前天晚上我们敲你的门，你没有开，而且现在你在怒视着我。"

那是因为我听不到，我想告诉他，那个声音比你的声音大，而且如果我的能量转向你的话，我就不再有能量去和它斗争。那样我就没有能力控制它了。那样你就会有危险。我们都将面临可怕的危险。在这个真实的世界上，我仅仅知道我大多数时候所想的事情不是真实的——或者至少对他来说不会是真实的。

设想一下你患上了重感冒，而这天你还不能待在家中的被窝里。你还有公务在身，你需要尽职尽责。因此，你调动起自己都未必知道还会有的储备力量，勉强把这一天支撑下来，你浑身冒冷汗，不停地颤抖，几乎不能控制眩晕恶心，还得彬彬有礼地和同事们打着招呼——因为你知道如果你能顺利地应对这一天，那么你就可以回家了。在那里，你的沙发（或者你的床，或者一个热水澡，或者任何你认为是舒适和安全的东西）正在等待着你的归来。你顽强地坚持了下来，然后，一旦回到家中，你就彻底崩溃了。在整整两年的时间里，我完成我的作业，做好我应该做的事情，尽最大努力把每天的事情做好，然后我就逃往琼斯夫人那里，到达那里之后，我立刻摆脱我心中的枷锁，随即便彻底崩溃了。

第八章

　　1981 年，在来到牛津四年之后，我终于拿到了我的硕士学位。我付出的时间和努力比我很早以前所预期的多了一倍。我的疾病夺去了我整整两年的时间。

　　虽然（至少在我看来）评审委员会的成员似乎仍然不能确定我神志是否正常，但他们好像一致认为我是相当聪明的：根据牛津的标准，考官们对我论文的评价是优秀，远远超出我自己所期望的成绩。他们的评语是，我的论文的长度适合我所要申请的学位（文学硕士），但论文的质量达到了博士（这所大学能够授予的最高学位）论文的质量。

　　我当时头脑还算清醒，为自己和自己所取得的成就感到无比自豪，这让我非常高兴。我没有放弃，我尽了最大的努力让我能够有两年的时间不用住院治疗。在这两年之中我所取得的成绩得到了那些最严谨的学术评委们的高度认可。不可否认，琼斯夫人是我所取得的这些成绩的决定性因素。

　　就这样，在对这件事做了一番认真的考虑之后，我认为在英国继续待一年对我来说应该是最佳的选择，这样我就可以继续得到她的帮助。我的经济状况允许我这样做——我父母每年都给我们三个子女一部分钱，我怎样来花这些钱由我自己做主。在当时，我认为将这些钱用于改善我的精神健康比用于任何其他事情都有价值。再说，我在英国的治疗费用比在美国低很多——在英国每小时需要12美元，而在美国每小时则需要60美元——所以最好的选择就是原地不动，和这位了解我、了解我的过去，并赢得了我的信任的分析师继续待在一起。

　　但是，由于我不再是一名学生，我不得不搬出大学的宿舍，在别的地方另找住处。通过一位朋友的介绍，我听说有一位离了婚的年轻妈妈詹妮特和她 4 岁的女儿奥利维娅住在一所老房子里，而她正在找一位房客。我见到了詹妮特，而且对她很有好感。这座房子温暖舒适。我准备租住的那个房间正合我的心意。我们一拍即合——我决定尽快入住。我一两年之前就已买了一辆助力车，这在当时似乎是不太可能的潇洒举动。这样我就有了朋友，有了一定程度的自由，还有了一块属于自己的既可爱又宁静的小天地——曾几何时，就在不久之前，所有这些是我连想都不敢想的。

事实上，在我和琼斯夫人开始第三年的合作的时候，让我感到鼓舞的是我发现我生活中的某些方面每天都会有一些进步。当然了，约会是不可能的事情——我不知道我是否能够或者何时才能发展一段浪漫的感情。但是我有朋友，而且是很要好的朋友。我有一个很好的住处，有时候还会有额外的愉快时光，有这位可爱的金发小女孩奥利维娅——小莉薇——的陪伴，她让我在詹妮特家中度过的每一天中的每一刻都充满了欢乐。这时我开始为我的未来制订一个现实的计划。

虽然我当时已不在牛津读书，但我还是经常到那里去听讲座，而且也给自己制订了严格的阅读书目。我认为继续学习哲学是不大可能的事情——那四年给我留下了太多的痛苦的回忆：一边忍受精神疾病的折磨，一边还要艰难地阅读那些深奥的作品。我越来越被心理学和法学所吸引。例如，精神病抗辩权让我着迷，而且心理健康法律中的那些复杂的民法问题也深深地吸引着我，比如说非自愿监管。在我一页一页地阅读心理学、精神病学和法学书籍时，这些书中的病例常常让我感觉好像出奇地熟悉——我极有可能成为他们当中的一个。我有可能深陷其中且永远无法自拔。我非常了解这些人正在遭受什么样的痛苦，我在想我是否可能为他们的生活提供一些帮助呢？

我的居住环境为我创造了一个既有助于思考又有助于疗养的环境。我和我的家人已经很久没有共享天伦之乐了，而詹妮特则特意邀请我和她一起吃饭、一起外出度假。有时候在晚上我们会坐在客厅看电视——看的是一些很不错的英国电视节目，在这之前我一直没有把电视充分利用起来。她身为艺术家的妈妈凯瑟琳也常常会加入我们，和我们一起看电视。

詹妮特是一位说话声音柔和、心地善良的人。作为一位妈妈，她具有妈妈应具备的极佳的自然本性。虽然她很少谈及她自己的事情，但我还是了解到了很多有关她的事，知道了她的生活并非一帆风顺。从家里的照片中根本看不到奥利维娅的爸爸，而且詹妮特的父亲在她还很小的时候就已过世。她与凯瑟琳很亲近，而凯瑟琳还患有抑郁症。过了一两个月之后我才向詹妮特讲述了有关我住院的经历，但在最后我向她讲述我的情况时，我把它描述为因抑郁症引发的症状。我从未暗示说我患有精神病或者常有令人恐惧的幻觉。我对她可能会怎样看我感到很紧张，而且害怕她可能会认为我对她女儿构成威胁。现在我知道我当时完全可以信赖詹妮特。那一天，在我紧张地坐在她的客厅里，并冒险告诉她尽可能多的事实时，她表现得很理解我，而且很同情我，她的回应中不带有任何的评断。

当然了，每天都少不了可爱的莉薇。她既活泼又聪明，喜欢涂涂画画或玩角色扮演游戏。在游戏中，我扮演老师，她扮演学生。她迫不及待地想学认字读书，然后像附近大一些的孩子们一样去上学。她非常喜欢坐在我的腿上听我给她读书，但如果我扮演西方的坏巫婆她同样会很高兴——她坚持让我一边学巫婆的咯咯大笑，一边在房间里到处追赶她，直到她吃吃地笑着瘫在地毯上。这些完全没有事先安排的发傻行为，除了享受这一刻，与正在和我玩耍的小姑娘一起开心之外，没有任何的目的——这一切让我感觉就像是一个漫长的雨季过后，太阳终于出来了。

即使我要与琼斯夫人定期会面，而且还要为准备下一阶段的生活而进行研究和阅读，我仍然还是有太多的空闲时间。我知道这些空闲时间从未给我带来什么好处。我需要找到一个办法打发掉这些空闲时间。

我决定为他人做一些事，回报那些曾经精心照顾我的专业医生，希望在这个过程中我能够真正为别人提供一些帮助。我相信我比医院工作人员（至少大部分工作人员）更能理解精神病人住在医院的感受——我想，从逻辑上讲，这会让我成为一名出色的志愿者。

我离开华恩夫特已经有相当长一段时间了，所以，我认为我到那里不会有人认出我来。这样，一天上午，在煞费苦心整理好自己的外貌并完成了最佳面试预演之后，我会见了华恩夫特医院志愿者组织的领导，这样我们就开始了一次看似非常成功的谈话。

"非常感谢您今天能够会见我。"我说。

她点点头并还以微笑。"我很荣幸，"她说，"请谈谈你的情况，萨克斯小姐，还有你为什么想要在这里做一名志愿者。"

"呃，我是牛津大学毕业的，我正在考虑回到美国后是应该从事心理学还是法律方面的工作。"我说道，"无论我最终选择做什么工作，我都希望我的工作与帮助那些患有精神疾病的人有些关联。所以我想在这里做志愿者可能会是我了解这方面工作的一个很好的机会，同时还能获得一些有价值的经验。"

带着一种有些收敛的热情——她传达的意思好像是她认为我是一位非常合适的人选——这位女士开始讲述华恩夫特医院有可能会适合我。在我们交谈的过程中，我感到了一些鼓舞，甚至很乐观。这有可能成为我"职业"生涯中的第一次经历，而且我的这种经历即将始于这家特别的医院，一切看上去再恰当不过了。

然后她提到了我曾经住过院的那个部门，一时间我不知道说什么是好，我在椅子上坐直了些。

"呃，我不能肯定那个部门对我就是最合适的地方，"我最终说道，"我自己就曾经是那里的一个病人，就在不久之前。开始的时候我是日间医院的病人，后来我在那里住过一段时间的院，嗯，呃，我不知道那里的医务人员会怎么想。我的意思是说，也许这不会有什么问题，但从另一个方面说，我想另外一个部门也许会更好一些，至少在刚刚开始的时候应该会更好一些。"立刻停止说话，埃琳。越说越不对劲儿了。

这位女士的脸上掠过一丝表情，随后又立刻消失了，取而代之的是勉强的微笑。"我明白了。"她一边说着一边把桌子上一摞纸移到另一摞上。然后她双手合在一起。依据我的经验，这往往不是一个好兆头。"你知道，萨克斯小姐，我需要继续考虑一下这个问题，"她说道，"我还不是特别清楚现在是否真的需要志愿者，希望你能理解。不管怎样，谢谢你的参与。只要我有新消息，我会尽快和你取得联系。"

在我离开这座房子时，我尽力保持我开始时的乐观，我在脑海中重新回顾了我们的对话——我们谈得很顺利，不是吗？——然后骑上我的小助力车跑回了家。接下来我便开始了等待。

过了几天我没有接到她的电话，我就给她打了过去并给她留了言。第二天我又给她电话留言。仍然没有她的回音。在我打过第三次电话而且仍然没有得到任何回音之后，我终于明白，由于我向她透露了实情使得这件事石沉大海。以这种方式吸取一次教训是非常痛苦的，但 25 年以来我一直恪守着这种方式。永远不要告诉他们你的任何实情，你没有必要告诉他们。永远不要主动向他们提供他们没有询问的任何信息。

我舔舐了一两天伤口，同时向琼斯夫人愤怒地发泄着我的失望。后来我再次申请了志愿者职位，这次是利托莫尔医院，这是牛津的另外一家精神病院。利托莫尔医院也是始建于 19 世纪中期，但它主要是面向穷人，医院的建筑也同样给人一种对未来很悲观失望的感觉。在面试以及整个申请过程中，我对我的精神疾病史只字未提。他们立刻就录用了我，并安排我每周有 5 ~ 10 小时到那里工作。

在利托莫尔医院期间，我主要是在"活动单位"部门工作。来这里的病人大多是长期生病的人，他们每天都来这里看病。我负责运动小组和艺术小组，有时候我只是坐在娱乐室和病人们静静地聊天。从一开始我和他们待在一起就没有任何紧张感或焦虑感；我和他们在一起感觉极为自然，为病人们做一些我力所能及的事情，帮助他们减轻一点儿负担，这些事对我来说，再平常不过。

汤姆是我最喜欢的病人之一。他个子很高，相貌很英俊，有一点儿胖（这可能是他正在服用的药物导致的，这种药的这一副作用是出了名的）。他出身于一个很不错的家庭，曾经是 20 世纪 60 年代的著名"抗精神疾病"专家 R. D. 莱茵医生的病人。汤姆是一个既聪明又能说会道的人。他向我讲述莱茵过去常常在森林里表演的有关 LSD（迷幻剂）聚会的故事。我不知道他到底为什么会在这个部门接受治疗，但我感觉他需要这种组织来使他自己看上去好像和以前一样完好无损。

还有一位病人，他叫罗伯特，是一位个子不高、肌肉发达的人。起初我感觉他根本就不像一个病人。后来我了解到他在来到利托莫尔医院之前，曾是伦敦神秘的布罗德曼医院的病人。布罗德曼医院是英国犯罪精神病院之一。有一天，正当我在把病人们集合在一起要到城里游玩的时候，罗伯特走到我面前，他紧握双拳，满脸通红，怒气冲冲。他含混不清地说了些什么，他的样子让我感觉那种嘟囔就是具有威胁性的咆哮。到底怎么了？由于感觉有些惊恐不安，我询问了医院的工作人员这是怎么回事儿。

"哦，罗伯特杀了他的第一任妻子，"他们随意地说道，"所以刚开始的时候他住在布罗德曼医院。现在他刚刚订了婚，所以他可能是有些紧张。"

所以，还不仅仅是这个人有些疯这么简单——他还杀过人！我怀疑我是不是一下子让罗伯特想起了他的妻子。第二天，当他独自一人提出要与我一起进城时，我感觉沮丧到了极点。他是对我生气了吗？这个杀死了一个女人而且也许会被某种看不见的力量所激怒而又去杀人的人，对我来说有没有危险呢？

在去和回的路上，他表现得非常好。此时我知道了无论我是多么诚心诚意，我都有可能同时既有精神疾病所特有的病耻感，也会让他人感到有精神疾病所特有的病耻感。

一天下午在"活动单位"，一位叫亨利的病人——在没有受到任何明显的刺激的情况下，突然地——整个身体扑到另外一位病人身上，同时发出疯狂的尖叫。医院工作人员和其他一些病人将他拉起来，然后把他带到了这一部门的另外一个地方让他坐下来冷静一会儿。大约1小时以后，进来了一位医生。这位医生坐在亨利旁边，轻轻地告诉他说他的行为是不对的，而且以后不许再出现这类情况。对亨利的过错没有进行惩罚，没有严阵以待的健壮护理人员准备对他采取什么措施，也没有对他进行身体限制。没有对他进行束缚，没有用皮带将亨利绑在他的床上或椅子上。事实上（这与美国的医院形成了鲜明对比，即使现在亦是如此），英国的医院极少使用任何束缚器具，而且两百多年来都很少使用这些器具，当然一小部分极端情况除外。可针对亨利刚刚闯下的这一类祸端，几乎不会出现任何严重的惩罚，最多不过是简单的、有人情味的明确应对，其所传达的基本信息是纠正病人不恰当的行为，而不是病人的精神错乱。

虽然病人们都把我看作某种权威人物——打个比方说是"药房柜台后

面的人"——但我通常对他们比对医务人员更容易产生移情。实际上，有时候我感觉和病人之间存在着一种奇怪的竞争关系，心里总在思量着到底是谁病得更重，是他们还是我。毕竟我每天都要去见琼斯夫人，而且我还在不断地经受着精神疾病的困扰。然而，我在这里独自工作着，看似完全可以掌控自如，完全可以在"外面的"——即健全的——世界自主生活。是的，我的一半对我能够照看他人感到自豪，我的另一半则渴望着像病人一样被人照顾。他们的情绪和情感无处不在，无时不有，医院对此则宽容接纳。但是，我需要保持专注，有条不紊，审慎行事，尽管我大脑中的那条声道一直在告诉我：我是邪恶的，而且有可能是灾难性的。每次我离开医院时，我都感觉自己就像是一个大骗子。

虽然如此，我还是认真地履行着我的职责，而且做得很不错，并从中获得了极大的满足感。在经历了这么多年的埋头读书和与外界隔离之后，像这样与他人建立联系让我有了充实感，我在做有意义的事情，而且我对此很清楚。我感觉到的不是自大自傲，而是自豪，这种自豪与我给父母带回一份全优的成绩单时所感到的自豪毫无二致。当我最后必须要离开利托莫尔医院时，那些病人为我做了一张告别卡。他们每个人都在这张卡上签上了自己的名字。很多人在上面写了一些字，感谢我陪伴他们。那天晚上我回到自己的房间后，我拿着这张卡片翻过来倒过去，仔细地读着他们的留言，这是他们写给我的，而不是我写给他们的，我对此感到十分惊讶。

在琼斯夫人对我进行分析治疗的第三年的中途，我发现我有些变成了一个疑病症患者，这多多少少有些令我沮丧。发生在我身体上的几乎任何事情——感冒、手指被纸划伤、头疼、脚趾被绊一下——都会成为让我十分担忧的直接原因，一个需要去看医生的理由，一种极有可能致命的病。有一天在我骑着助力车行驶的时候，一辆轿车突然将我撞翻在地，我的头部撞在了地上。我被撞晕了过去，后来对我进行检查的医院坚持让我留在医院观察一夜。我对头部受伤可能会带来的所有后果感到很是不安（如死亡、丧失记忆、失明、大脑受伤、癫痫等），但我最终幸免于难还是让我感到很高兴。总的来说，医院的环境——味道、声音、头部上方那些永不熄灭的灯光，那些看不清面孔、身着制服的人们不停地走来走去，而且总是用一种只有他们自己能够理解的代码相互交谈——让我深感不安。我唯一的想法就是，在还没有出现什么不测之前，我必须设法离开这里。

这样的话就很有意思了，我心里想，如果我这么害怕死亡，也许这意味着我不再想死了。也许这意味着我实际上是想要活下去，看看后面将会发生什么事情。

在接近琼斯夫人对我进行治疗的第三年年末，我过去的大学同学帕特里克决定在曼彻斯特结婚。我们几个人同乘一辆汽车前往他的婚礼举办地。由于我不认识车上其他人，我记不太清我们最终是怎样分手的了——大概就是简单地相互介绍，有人牵头联络几个人，然后就凑在一起的那类活动的结果。

一路上我所说的话不超过十个字。我完全沉浸在自己的脑海中，迷失在接连不断的对琼斯夫人的幻想之中，以及思索怎样才能不离开她。琼斯夫人和我此前都已达成共识——已到我应该返回美国继续我的生活的时候了。我们都已同意我们在一起的工作已经结束。然而，仅仅是想到"结束"这个字眼就已让我的意志力和焦虑感踏入了相互冲突的轨道。

在车上，其他的人都愉快地说笑着——在前往曼彻斯特的路上，大家对婚礼以及庆典充满了期待，在返回的路上，大家叙说着那天在不同时刻所发生的各种事情——但我一直沉默不语。我就是这样。当幻想袭来的时候，我看到的只是这些幻想。在我沉浸在这些幻想之中的时候，我会尽我所能地唤起我的意志力以便不让别人知道我心中在想什么。

婚礼是在一座漂亮的古老教堂中举行的，婚礼仪式的宗教色彩比我预想的要更浓一些，让我惊讶的是在新郎和新娘互相立下誓言的时候，我发现自己竟然热泪盈眶。这些泪水不是为我自己而流的，而是为帕特里克，因为他对我一向很关爱，是我很好的朋友。他应该得到幸福，而且我也衷心地希望他得到幸福。然而，婚礼以及随后的婚宴对我来说多半是模模糊糊地就过去了，那感觉就像是一段漫长的时光，而我又无法投身其中，也找不到属于自己的位置。

我去进行分析治疗。我用一把刀威胁琼斯夫人。我的精神非常错乱，不能自控。琼斯夫人对我既友好又温和。她让我把刀交给她，我就照做了。我开始尖叫。我朝着墙上撞去。琼斯夫人和她的丈夫将我控制住。救护车到来把我送往医院。我再一次失去控制，然后被制服。我喊叫，我哭泣，因为我即将与琼斯夫人分手。

对患有精神错乱疾病的人来说，将幻觉和现实分隔开来的那堵墙消失了。在我的脑海中，那些幻觉是真实的，而且所有这一切都确实在发生着。我所看到的意象、我所采取的行动都是真的，这让我变得疯狂。琼斯夫人就是那个将我粘在一起的胶水。这个胶水不久就要消失，那我还将变得支离破碎？我的焦虑难以抗拒，我们的谈话也变得更加紧张，更加迷幻重重。

我："你不能走。我不让你走。某些问题必须得以解决。那是一件裙子。跟我回家好吗，求求你了？"

琼斯夫人："我认为，你看，因为你想躲避离别之痛，你让自己变得神志不清。想到我要过我自己的生活，不和你在一起，你就感觉烦躁不安。你想要生活在我的体内。"

我："我就是在你的体内！你的器官是黏糊糊的，就像你本人一样。你认为你拥有我，但其实是我拥有你。我的每一个命令就是你的愿望。你根本不存在。"

琼斯夫人："你宁愿把我杀掉也不愿让我离开你。"

我："我看到的是事实的真相，而你看到的是谎言。在我的脑海中，我应该去卡罗来纳。"

琼斯夫人："你对我们的分手感到如此心烦意乱是因为它中断了你认为你拥有我的这种幻觉。你一直拥有一种幻觉，认为我完全在你的控制之下。然后你的占有欲便可让我感觉无比受宠。但无论如何，我必须在你的控制之下。"

我："你就是在我的控制之下！我去哪里你就得去哪里，永不分离。我以前杀过人，我还会再去杀人。我给予生命，我也剥夺生命。你别无选择。我是上帝。事出必有因。万物皆空。上帝。生命已被剥夺。"

琼斯夫人："你的幻觉能够让你躲避离别之痛。"

我提高我的嗓门："它们不是幻觉！是真的。我是上帝。我就是那个唯一的救世主。唯一的，唯二的。全乱套了。"

彻底乱套了。每次从琼斯夫人那里离开，我都感觉筋疲力尽，我都会在外面溜达几个小时，尽力找回足够的平静（或者足够大的能量以掩饰我的疲惫），之后才会回到詹妮特的住所，在那里我会喝一点茶，然后坐在地板上给莉薇读一篇童话故事。

在经过仔细思考和大量研究之后，我最终决定申请就读法学院，而不去申请心理学研究生院。我要申请的大学都是赫赫有名的大学——耶鲁、哈佛、斯坦福——为了准备参加法学院入学考试，我比以往更加努力学习。另外，还要去听法学、心理学以及一门精神病学和法学的交叉学科的各种讲座。但是，每天晚上我只能睡几个小时的觉，这让我第二天很难集中注意力。所以，我需要平静下来，需要休息，想办法来集中我的注意力。我有生以来第一次想要服用一些药物。我找到我的医生，向他说明了我的状况，他给了我一些帮助我入睡的三唑仑（一种助眠药）。这一次不需要有人来说服我吃药。事实上，每天晚上当我服用了这一药物之后，我就感觉自己陷入了无意识境界。在这一片刻，我满心感激不尽。

疲劳很有可能是接下来发生的一系列事情的重要原因之一：又一次交通事故。在我准备前往伦敦参加法学院入学考试的前两天，一名骑自行车的人从我后面冲过来，然后在我前面突然转弯。我的助力车撞上了他的自行车，我又摔倒在地了，这次造成了我的锁骨骨折。我想象不出还有什么疼痛会比这种疼痛更让人难以忍受。医生说我需要打6周的绷带。这就意味着我不得不推迟法学院入学考试的时间，还得尽最大努力让我那急躁不安的身体保持静止不动，以便让我的锁骨慢慢地重新长好。

我和琼斯夫人的进展越来越糟糕。和她在一起的时候，我要么不安地来回踱步，要么蜷缩成一团坐在一个角落里，在痛苦和悲伤中呻吟。有时候我躺在地板上抱着她的双腿喃喃自语地说没有她我无法活下去。何时我才能再次见到这几间房屋，我又怎样才能独自应对生活？我甚至曾经把自己锁在卫生间，但这种做法很快就被纠正了过来，琼斯夫人的分析师丈夫，一位被称作勃兰特医生的美国移民，干脆把锁从门上拆卸了下来。

在我们每次的分析治疗结束后，我根本无法离开她的办公室。琼斯夫人每次都会对我很平静地说一声再见，然后，勃兰特医生会将我送出办公室，再送到院外。有好几次我站在门前，前后左右摇摆身体，悄声地痛哭呻吟。勃兰特医生往往会出来温柔而坚定地请求我回到家里去。

终于，到伦敦去参加法学入学考试的时间到了。考前的头一天晚上，我住在了一家提供住宿和早餐的旅馆。住在我楼下的一对夫妇整整一宿大声地吵闹不停，他们的争吵声时高时低，像毒气一样穿过我的地板向我袭来。我最多睡了两个小时不完整的觉，在第二天的整个考试期间我都感觉既愚蠢又笨拙。我肯定我考砸了。但是考试结果出来后，我发现我发挥得还是非常不错。我所申请的学校都录取了我。我选择了耶鲁大学。

我感觉到一种巨大的安慰，虽然很短暂。我设定了下一年的计划。我需要这种结构和这种挑战，我对自己有足够的了解，现在，我又一次给自己设定了一个很高的目标。*这样做是正确的，我心里想，我能行，我一定能行。*

我和琼斯夫人最后一次见面的时间到了。在这最后1小时的大部分时间里，我沉默不语，感觉不知所措，不敢相信这是真的。当我们结束后，我跑到候诊室坐下，随后开始哭泣起来，琼斯夫人紧跟着我走了出来。

"埃琳，你现在必须要离开这里了，"她说道，"另一个病人很快就要来了，我们在一起的时间该结束了。"她和她的丈夫一定是早有准备，因为他也突然出现在了这里——他是一个烟鬼，他身上和衣服上的烟味充满了整个房间。我感觉就像是必须为空气而战。

"到了该离开我们的时候了，"勃兰特医生说道，"好了，埃琳，不能这样。我们现在就说再见，好吗？"

"不，"我回答道，同时耸一耸我的肩膀，好像我希望他们揍我一顿。他们对我怎么能这样残忍呢？"我就是不走。我离不开这里。"

"能离开，能离开，你能够离开这里。"他们两人异口同声地说。

我摇摇头。我抬起头看着他们，用我的身体和我的眼睛恳求着他们。"我离不开这里，你们不明白吗？我离不开她，我不会离开她。"

"其他病人马上就到了，埃琳，"琼斯夫人温柔但坚决地说道，"你会让他们不高兴的。设想一下，假如你来到我这里赴约，结果遇到我和另外一个病人正在发生像这样的一幕。这样不公平，是不是？你不能这样。好了，到时间了。"

勃兰特医生温柔但很谨慎地向我走过来，就在他像以往很多次那样准备抓住我的胳膊带我走出房间的时候，我猛地冲向墙上的管道，紧紧地用手抓住。幸亏那是夏天，因为这些管道是暖气管道，否则我必定会被烫伤。这些管道现在摸上去感觉凉凉的，它们对我起了一种很大的稳定作用，让我足以抵得过琼斯夫人和勃兰特医生两个人的力量。我和琼斯夫人已历经如此之久的交往，她怎么能这样对待我呢？我一定能做些什么或者说些什么让她改变主意并回到我的身边？

"我不走！"我喊叫道，手抓得更紧了。

让我感觉就像遭到雷击一样，他们两人突然紧紧地抓住我并试图把我拽开。但我比他们两人都高，而且我还有这些管道给我增添力量。勃兰特医生试图去松开我紧抓管道的双手，琼斯夫人用力地去拽我的头发。这怎么能是我的琼斯夫人做的事呢，她怎能这样硬拽我的头发，怎能这样对我的大喊大叫置之不理？

"我们应该叫警察。"她对她的丈夫说道。警察？来对付我？

"不，不，"勃兰特医生说，"不能叫警察，他们只会把她送到精神病院去。"

"我就是不走！"我声嘶力竭地尖叫着。

琼斯夫人最终还是认输了，她离开了候诊室去接待她的下一位病人了。"你这样对待她，真是不应该，埃琳。"勃兰特医生说道，但我还是不以为然。虽然我对琼斯夫人的背叛感到极为震惊，但我仍然不能离她而去。

最终，他们决定不管我了。他们每人都接待了几位病人，这期间就撇下我一人独自在候诊室悄悄地哭泣。几个小时过后，在这一天快要结束时，勃兰特医生回到了我身边。

"埃琳，琼斯夫人在楼下等着跟你说再见呢，"他说道，"假如你不自己离开，那我们只好叫警察了，现在必须结束了。你准备好走了吗？"

虽然我脑海中一片混乱，痛苦不堪，但我知道他是当真的。我知道，到现在为止还没有发生什么大得不得了的事情，我已把事情闹得不能再过头了。"是的，我准备好走了。"我平静地说。随后我和他一起走下了楼，我的肩膀高耸着，感觉我的每条腿都有千斤重。在我用双臂搂住琼斯夫人时，我还是禁不住大哭了起来，我的眼泪打湿了她的肩膀。她一直是把我与外面的世界联系起来的那条铁链，我的最阴暗的思想的储藏室，那个容忍了藏在我内心深处的全部的坏与邪恶的人，而且她从未批评过我。在这个总是让我感觉非常陌生的世界上，她是我的翻译。没有了她，我将如何在这个世界上继续生存下去呢？

琼斯夫人轻轻地拍拍我的后背，然后从我的拥抱中退了出来。"鼓起勇气来，埃琳，鼓起勇气来。"

我不知道我是如何回的家，但我到家时灯全都熄灭了，詹妮特和莉薇早就上床睡觉了。我啜泣了整整一夜。

第二天，我乘飞机返回了美国。在这长时间的旅途之中，空气浑浊、食物糟糕，还不时地传出婴儿的哭闹声和旅客的咳嗽声，我感觉很冷、很孤独，而且脑海中充斥着幻觉和悲伤。我一遍又一遍地重温着过去五年中的经历，时时刻刻拼命地设法不让我脑海中的恶魔去侵扰航班、攻击其他的乘客。偶尔，我甚至想问一问乘务员她是否介意我从紧急出口跳出去。除了这些之外，整个旅程都很顺利。

第九章

和以往一样，我的家人在迈阿密机场迎接我。我注意到我父母比我们上次见面时老了一些，但我怀疑，从旁观者的角度看，他们看上去要远比我精力充沛。在等待取走行李和通关时，那些穿行于我们周围的被太阳晒得黝黑的健康面孔让我相形见绌——我知道，长时间生活在室内、埋头读书以及精神错乱让我变得脸色苍白。

虽然我准备到家之后就告诉我爸爸妈妈有关我第二次住院的事情，但我会有意地避开一些详细情况。所以，他们对此一无所知，也没有问及此事，无论如何，我现在是不准备告诉他们有关这方面的任何事情。跟他们讲这些事情除了会加重他们的担心、增加我的自我意识感和羞愧感之外又会有什么其他意义呢？所以，我们在回家路上的谈话只是小心翼翼地停留在表层上：祝贺你学业上取得的优异成绩；你终于又回到了美国让我们很高兴；埃琳，你看上去面色苍白、身体消瘦，多晒晒太阳会对你很有好处……

显而易见，我父母认为我已经可以自己规划自己的发展道路，而且也不需要什么帮助了。一方面，当我们的谈话涉及不到什么关键问题时，我总是感觉很释然；另一方面，有时候我会想，要是他们真的谈到了什么关键问题，哪怕就一次，那不知会怎么样。但是，在我们中间始终存在着一堵墙。事实上，对于这堵墙；我们已小心谨慎地营造了许多年，我在墙的一侧有我自己的一套特殊工具，而他们在墙的另一侧则使用他们所选的工具。只要不无故地发生什么不愉快的事情（只要我设法让自己保持足够的镇静，在不把事情弄糟的情况下和他们进行交流），在我们这次相聚的第一天以及那个漫长的夏天里的所有日子，一切都会风平浪静。

"你今天过得怎么样？"

"哦，很好，完成了很多事情。你怎么样？"

"哦，和平时一样。吃点美妙的西红柿。"

无关紧要之事，无关紧要之事，无关紧要之事。

那个夏天我没有任何课要上，事实上，我没有任何需要做的事情——没有了时间概念和安排有序的结构一下子让我感觉极为不适。此外，除了吃一点帮助睡眠的药物，我当时没有服用任何其他药物，有时候我甚至连帮助睡眠的药都不吃。大多数日子里，我都是躲在自己的房间，坐在打字机前噼里啪啦地给琼斯夫人一封接着一封地写信，诉说我的悲伤与痛苦。每封信都有 10 页或 15 页之长。我一边写一边抽泣，同时我把古典音乐的声音调大，这样房子里就不会有人听到我哭泣。有时候我想我们两人相隔如此遥远给我带来的悲痛会让我难受得直不起腰来。令人眩目的迈阿密夏日阳光，重重的湿气，每次我冒险外出时与我擦肩而过的人们欢快的闲聊和忙忙碌碌——哪里会有人知道我脑海中的那些幻觉？或者在夜间我与之搏斗的那些恶魔，还有在白天我是如何紧咬牙关才能勉强说出那些诸如对不起、谢谢你、请你再说一遍之类的客套话？**帮帮我，琼斯夫人。帮帮我，帮帮我。**

偶尔我会收到一封她的回信，她信中的语气分寸适度、和蔼可亲、小心谨慎——她很可能认识到我们需要保持一定的界限，因为我们之间已不再是分析与被分析的关系。每次她给我回信我都深感宽慰，这意味着她还没有死，我也还没有死，至少在她的心目中是这样。她的言语试图抚慰我，承认在这一个过渡期我在经历一个艰难的时刻，她希望一切尽快好起来。她知道我想念她。她说坚持下去，一切都会好起来。

后来突然出现了一连串的新闻报道，一起发生在工作场所的枪击案，一个不满的邮递员，以及他的愤怒所造成的几名同事的死亡。这位邮递员留下了一份吐露他的想法的磁带录音；一个疯子杂乱无序的胡言乱语，而这些胡言乱语和我自己的那些想法没有什么很大的区别。听上去这个人是疯了。我会做出这样的事吗？我做过这样的事吗？我是不是一个谋杀多人的凶手？我是不是他呢？是我杀死了那些人吗？是不是错杀了人？这件事

困扰了我几个星期，总感觉我似乎是参与了这一血腥事件。是不是抓错了
人？我是不是应该到警察局去自首？我是邪恶的。有各种声音各种命令。
一个人必须说到做到。让他们离开这里！

　　我在范德比尔特时的老朋友肯尼和玛吉住在伊利诺伊州的卡本代尔。
肯尼已在南伊利诺伊大学教了 6 年的英语。我们一直保持着密切的联系，
他们邀请我到他们那里看望他们。由于急于想改变一下环境，也怀念他们
的友谊多年来一直给予我的那种简单的确定感，我很快便收拾好行囊离开
了迈阿密，踏上了我希望会令我愉快的旅途。

　　第一航程是先直接飞往圣路易斯。在那里我必须乘坐一架小飞机到离
卡本代尔最近的机场。这架飞机比我所习惯乘坐的飞机要小一些，而且噪
声更大一些。与那些越洋大飞机相比，它飞得离地面更近一些。我十分注
意从我们下方掠过的地面，那些农场、河流、道路以及各种车辆清晰可见。
随着时间一分钟一分钟地过去，我越来越坚信某种恐怖的事情即将发生，
飞机将要坠毁并燃烧，而且只有我的专注和意志的力量可以阻止这一切的
发生。也许就只需要我屏住呼吸。也许就只需要我闭上眼睛开始数数。不，
在死亡与毁灭的幻觉中闭上我的眼睛绝非好主意；我必须保持警觉。

　　当然，没有发生任何事。整个飞行一帆风顺，我们很顺利地落了地，
我的好朋友们迎接我时的笑脸抑制住了那些幻觉。随着我开始恢复一些正
常的感觉，我竭尽全力参与到和老朋友们在长时间离别之后又再次重逢时
理所当然的闲谈和寒暄中。我说个不停，说我在牛津的情况，我待在英国
的那些年的事情，搬迁过程中的重重困难，即将上耶鲁大学面临的挑战，
就好像我非常害怕一旦我闭上嘴就要出什么事情一样。

　　肯尼和玛吉住在一所又大又舒适的老房子里，他们想尽一切办法帮助
我放松下来，让我有像在自己家里一样的感觉。他们两人的生活看上去是
那样的平静，那样的正常。肯尼好像很喜欢他的工作、他的学生们和同事
们；玛吉对她在一所幼儿园的工作看上去也同样满意。他们早已知道我住
过院这一事，但我从未告诉过他们我精神异常这件事。我想让他们认为我
还不错。我不想让他们看到我之后发现我是一个疯子。最重要的是我想在

他们这里多待一段时间，希望汲取他们的正常心态，从他们把我视为一位好朋友、一位正派人这一内在信任中获得勇气。然而，我还是不能停止给琼斯夫人写信，而且在晚上我还是不能停止哭泣。

回到迈阿密不久就到了要为前往耶鲁大学做准备的时间了。虽然我已充分预想到了这件事，但当真的到了要做一些必要的计划和决定时，我就彻底乱作一团了，而且还感觉恐慌不安。我把我认为需要做的事情列在清单上，然后又立刻把这些内容划去改为别的事情。我是不是应该飞往纽约的拉瓜迪亚机场，虽然那里离纽黑文还有两个小时的路程？如果是这样的话，那我又将怎样到学校去呢？我是不是应该飞往哈特福特，那里离学校近一些，但航班比较少？我应该选择在一天的什么时间坐飞机呢？我是不是应该随身携带我所有的东西呢，还是把行李和冬季衣服提前托运？需要哪些衣服呢？法学院，一所常春藤联盟大学……想到上一次和我妈妈一起购物的经历就让我心惊肉跳（我想那一经历也让她心惊肉跳），所以，这次我又是到艾伦·宾产品目录中挑选，大部分都是深色的结实的裤子、衬衫和毛衣。我妈妈微微地扬起了眉毛，但我把她的关心撇在了脑后。我从来都不是很在意我看上去是什么样子，为什么我现在要开始在意这些呢？此外，我没有那么多的精力浪费在这些外在的东西上，我更关心的是在我的脑海中我刚刚能够勉强对付过去的那些混乱与无序。

耶鲁大学法学院——斯特灵法学院大楼——位于纽黑文中心，占据该市整整一个街区，马路对面便是耶鲁大学的主图书馆。法学院建于大萧条时期，是一片雄伟壮观的哥特式结构的建筑群，有必不可少的雕刻、雕塑和彩花玻璃窗，许多地方配有颜色鲜艳的圆形玻璃浮雕。虽然这些听上去很宏伟，但我在那里读书的那个时期，这一建筑群到处透风漏气、破败不堪，维护得很不好——直到 1995 年才得到了一次迫切的、花费高达数百万美元的维修，整个维修过程耗时 5 年才最终竣工。

我住在一处有两间卧室的套房，还有一间客厅是我和艾米莉共用。艾米莉是一位红色头发的活泼女孩，来自一个富裕的家庭。她来到这所学校时非常兴奋，其他任何人都会被她那兴高采烈的热情所感染，但不能感染我。我在任何地方都缺乏重新开始的能力，更不用说在像耶鲁法学院这样令人生畏的地方了。

开始上课之后，我有大量的学习任务需要完成，所以我不得不停止给琼斯夫人写信。我们每个星期差不多要上 12 个小时的课，还要在晚上、甚至一直到深夜在图书馆里再待上几个小时。法学院和生活区构成了一个类似四合院的结构，所以每天差不多都是从床上爬起来就直接进入教室。在牛津虽然也有挑战，但那里对我的时间和需要付出的努力没有这些限制。自从开始在耶鲁大学上课，我就像是踏上了一台没有"停止"按钮的跑步机。

我的社交生活还是和我以往新到一个地方一样。我和他人接触，但不是真的和他们交朋友。我不能去冒险让别人知道我的真实情况。没有人可以信任，也没有人不会被我的所思所想吓跑。就像我以往一向感觉自己是一个异类一样，在纽黑文的最初几个月里这种感觉更为强烈。那是 1982 年，当时我已有五年的时间不在美国了。我对美国的文化，或者最新的流行趋势和名人们可以说一无所知，我也不关心这些问题。人们都在谈论着政治；在我离开美国期间曾有人试图刺杀里根总统，而这一事件几乎就没进我的脑子。在校园里，人们在用耳机听盒式磁带播放机里的音乐，也在大谈摇滚录影带。我之前从未见过、也未曾听说过摇滚录影带（或者初出茅庐的摇滚电视台、音乐电视，更不用说有线电视了），而且我也有五年没有看过电影了——我不知道为什么我的朋友们和我在牛津时没有去看过任何电影，但我们的确没去看过。我仍然穿着搬运工人穿的那种海军蓝胶底运动鞋，而其他人早已穿上了跑步鞋，这在当时非常流行。我说话带有轻微的英国口音（很多美国人把它当成英国口音，但一个英国人会立刻辨别出这是美国口音），毫无疑问，这听上去像是我在摆架子。事实上，我无意识地接受了英国人的许多行为方式——我与陌生人总是保持着一定的距离，而且学生们对他们的老师直呼其名，或者问一些在我看来似乎是无礼或唐突的私人问题或做一些随意的评论，这些都让我感到有些惊讶。在过去的五年中，在工作场所人们都称呼我为"萨克斯小姐"，在这里人们突然改称呼我为"埃琳"，让我感觉很怪异而迷惑。

我和琼斯夫人的书信交往为我提供了一个发泄我所有胡言乱语的安全阀或者说储藏室。我知道那个正在读我信的人了解我，理解我，而且理解我写信时的处境。一旦没有了给她写信的时间，我就没有了发泄我的疯狂的地方，我的压力也就慢慢地开始积累。此外，我没有进行任何形式的治疗，也没有服用任何药物。种种迹象表明我应该做些什么——找个人谈一谈，吞一些药片。对此我很清楚，毕竟我不愚蠢。但是药片不是什么好东西，药物也不是什么好东西。拐杖也不是什么好东西。如果你需要一根拐杖，那就意味着你是一个跛子，意味着你不够强壮，不能独自干好自己的事情，意味着你很弱小，毫无价值。对我来说，我的价值体现在我的工作中，而且是由工作来界定的。

我需要工作。我确信教我们法学研究的那个人在讲课的时候对我颇有微词，但我尽力不去注意。我尽力不去在意其他同学对我的态度，毫无疑问，他们认为我很讨厌，是一个有缺陷的人，而且在我听不见的地方对我说三道四。在我居住的空间里找不到平静或暂时喘息的机会——那里是我那位永远快活的室友学习的地方。我想要给琼斯夫人打个电话，但艾米莉总是不离开房间，一想到她会无意中听到我们的谈话就让我感到害怕。如果我再努力一些，再全神贯注一些，我就可以自己战胜这件事。

后来我开始对我的合同法教授出现非常强烈的精神错乱的想法。她是一位很年轻、精明能干而且很有趣的女士，充满了活力。我立刻开始将她理想化。她在照顾我。她是上帝。她拥有能够解决我所有问题的力量。她很了解有关杀人的所有事情，而且想给我帮助。但我不会让她杀死我。她想帮助我。她将照顾我。她拥有这个力量，因为她是上帝。我将沐浴在她那上帝般的光辉之中。每天晚上我都在这些想法中沉浸数个小时，想着我是否应该感谢她为我做的一切。我是不是应该送她一个礼物呢？还是给她写一张便条？

而且，想这些事情总是让我很头痛———种一跳一跳的、灼热的真正的疼痛，不像是普通的头痛，而是在我的颅骨内的某个地方的剧烈的波动痛，像声波一样。有些天，我害怕我的大脑实际上是在升温，而且有可能会爆裂。我设想我的大脑在房间里到处乱飞，脑浆飞溅得满墙都是。每当我坐在桌前想要读书的时候，我都得用双手紧紧地抱住头，竭尽全力不让我的大脑飞溅出来。

有一天，正当艾米莉和我聊天的时候，我突然停下来，结果发现我身后站着一个满脸胡须、骨瘦如柴、怒目而视的人，这个人手持一把长刀正准备朝我砍下来。我吓得倒吸了一口凉气，这一幻觉马上就又消失了。

"埃琳，你怎么了？"艾米莉问道。

"没什么，"我回答道，"我没事。"

这一学期刚刚过去两个星期，我就再也无法忍受这一情况了。我决定到学生健康服务中心去寻求帮助。我初次见到的医生与我在牛津时为我看病的那位运气不太好的年轻的精神科医生巴恩斯很相像。可以看得出来，贝尔德医生，一位刚刚开始工作的实习生，被我的几乎毫无意义的胡言乱语吓坏了。针对我这种情况的专业术语（一个人说出来的词语听上去很熟悉，但词与词之间又没有真正的联系）叫作"词语杂拌"——但在我看来把它称为"水果沙拉"可能更恰当一些。

"我的名字叫埃琳。他们过去通常叫我'埃琳，埃琳，大西瓜'。在学校的时候。我过去上学的地方。我现在还在学校，遇到麻烦了。"

"什么麻烦？"她问道。

"遇到了麻烦。就在这个河畔城。纽黑文人的家。就在没有避风港的地方，无论是新的还是旧的都没有。我正在找一处避风港。你能给我一处避风港吗？你太年轻了吧？你为什么在哭呢？我哭是因为这些声音到了时间的尽头。时间太老了。我已杀死很多人了。"

"这个吗，啊，那么，埃琳，"她开始说道，先是看着她的笔记本，然后抬头又看着我，"我想你精神出了一些问题。有一个词叫作'妄想'，其意思就是没有任何依据的固定的错误信念。这好像就是你正在面临的问题。"

我感谢她给我的指教。她把她的笔记本合上，然后说下周再让我来见她。

离开这位医生时，我感到非常害怕。我的情况超出了我的控制范围，而且我不知道去哪里寻求帮助。我所知道的能够给我帮助的那个人远在大洋彼岸。我开始担忧如果我的头真的爆裂了有可能会伤害到谁。*无辜的旁观者问题。*

几天之后，在一个星期五的下午，我确信我不能挺过这个周末了，所以我又去学生健康服务中心看医生。那位精神科医生人很好，而且比我前面看的那位年轻的女医生要在行一些。这位年轻的心理健康专家说话带有一点拉丁美洲人的口音，而且看上去非常富有同情心。然而，在和她交谈了几分钟之后，我决定我必须立刻钻到她的大衣柜里去来结束我们的谈话。我站起来，然后走到那里钻进了那个大衣柜。她对此毫无准备。

"如果你现在不出来和我说话，埃琳，那我就让你留下来住院。"

我乖乖地从大衣柜里走出来，然后坐下。"中国正在发生一场战争，"我说道，"人人都必须全副武装起来。你是上帝吗？你杀过人吗？"

"没有，没有，我没有杀人，"她平静地说，"埃琳，在我们交谈之后，如果你回到房间，你认为你会怎样度过这个周末呢？"

我摇了摇头，从我的嘴里又冒出了很多的胡言乱语。

她叫了另一位医生来到她的办公室，这是一位年轻的男社会工作者，长得矮小一些，但很结实，看上去很是干脆利落。*他还不错，我心想，不那么吓人，不那么吓人。*

他们又问了我几个问题，基本上也是白费周折，一无所获，他们宣布他们认为最好给我吃一点药物。

"这种药叫作奋乃静，"这位女医生说道，"这是一种精神抑制药物。它可以抑制你混乱的意识。"

我十分清楚精神抑制药物是怎么回事——它就是抗精神病药物，具有可怕的副作用，如严重的安定镇静，手臂和腿不停地颤抖（有时候是不可逆的），最坏的情况也包括死亡。我绝对不会服用这种愚蠢的药物。*我所做的就是说出了所有人都想说但出于某种原因而不会去说的话，我为什么要吃药呢？我们都是像这样思考的，我们的大脑都是这个样子，并不是仿佛我有精神疾病或者什么问题似的。我是大声地说出这些话的吗？我不能确定。*

他们两人又叫来了第三个人——精神疾病服务部的主任，一位个子不高、年龄大一些的白头发的人。神情严肃，与众不同。他们三人都劝我把这个药吃下去。

"不，不，"我说道，"我不吃这种药。给我的朋友琼的丈夫理查德打个电话，他是一位神经科医生。我们是在英国认识的，但他们现在在华盛顿特区。他们会告诉你一切。理查德对我的大脑非常了解，他会有最好的办法。"

他们摇了摇头。在我看来，他们看上去开始有些像布娃娃了。木偶娃娃。"埃琳，如果你不同意吃药，那么我们可能只好把你送进医院了。"

这句话让我浑身一抖，迫使我不得不集中注意力，迫使我必须控制我的语言能力以让从我口中说出的每个字都像大理石一样铿锵有力。"这些都不必要，"我以最坚定的口吻说道，"我只是来这里看看，和你们谈谈——我现在感觉好多了。如果你们把我送往医院，医院的人也会放我回去。你们不能强行留下像我这样一个再正常不过的人。我要立刻离开这里。"

这是我的一个姿态，但它起作用了。他们同意让我在学生健康服务中心的医务室度过这个周末。虽然他们继续坚持认为我应该服用奋乃静，但他们答应不强迫我服用这种药物。

在这场战役中，我获得了胜利，但我将要输掉整个战争。

那位社会工作者陪伴我回到我的住处去取我的东西；然后我们走回来，我到位于学生健康服务中心大楼最顶层的医务室办理入住手续。我不是很高兴，但我还是尽最大的努力来安慰自己。至少你不是住在医院里。这也真是幸免于难。

我坐在床边，好像坐了很长的时间。然后我决定四下里看看。让我惊讶的是，我轻易地走到了电梯处，中途没有任何人阻止我，而且还可以乘坐电梯到大楼的一层去，我也正是这样做的。我在大楼门前的台阶上站了至少半个小时，抽了一支烟，想着我下一步应该做什么。

这是一个美丽的新英格兰的秋夜，繁星满天。空气清新宜人，校园里一片平静，秩序井然。我不属于这里，我心里想，我应该在图书馆里读书；这是一个很大的错误，一场令人悔恨的误会。但是，现在至少有10点钟了，独自一人在这种环境里到处乱走太危险了。如果他们发现我不在了，他们可能会很不安或者很生气。哦，真没办法，最好还是回到楼上去，在那里过夜。我长长地叹了一声气，然后回到楼内朝着电梯走去，把这美妙的夜色留在了身后。

就在我返回病房的时候，一位护士看到了我。"她在那里！"她大声喊道。

这让我大吃一惊，我像一只狐狸，听到了猎犬的吠叫，于是我撒腿就跑。我猛地撞开离我最近的一扇门，沿着消防楼梯向下跑去。我能听到他们在后面追赶我，他们的声音传向楼下，他们的鞋重重地踩在金属的楼梯上。他们离我只有一段楼梯的距离，我迅速地跑到下一层楼，看到有一个房间的门是敞开的。这个房间好像是一间儿童娱乐室。我气喘吁吁地钻到一张非常小的桌子下面，竭尽全力把自己缩成一个小球。我能听到外面一片混乱，他们大喊我的名字，在楼道里跑来跑去地四处找我。最后有一个人来到我藏身的这个房间并打开了房间内的灯。

"我找到她了！"

我语无伦次地恳求她说，"大群的猛犬来了！那么一大群，那么多疾病！它们为什么这样对待我？为什么呀？"

那些医务人员立刻聚在一起开始交换意见，同时他们离我距离很近以确保我不会跑掉。那些临床医生赶到的时候我已回到了我的房间，静静地坐在床上，可以说出一句明白易懂的话了。

"你怎么啦，埃琳？"那位社会工作者问道。

我耸一下肩。"我有些烦了，我想到外面走一走。"

"我懂了，"他说，"那么你在外面散步的时候是不是想要离开这里？"

"我当时想过，"我承认道，"但我还是决定了留下来。"

"这是个好决定，"他说道，随后对我笑了笑，"那么你现在感觉怎样？"

"很好，很好。一切都很好。"

"没错，在我们看来，你现在的确看上去都很好，"他说，"但医务室的人员认为你太不好对付了，所以你不能继续待在这里了。"

虽然他这个人不错，但他所传达的信息是清楚的：我被赶出了学生健康服务中心。太丢人了。我不知道是应该大笑一场还是大哭一场。

那位心理医生和那位社会工作者吩咐我在自己的宿舍度过那一夜，然后第二天早晨再回来，这样他们就能够了解我的情况到底怎么样了。我同意了。他们给了我一小袋奋乃静，并给了我一些鼓励，告诉我吃了这个药会让我感觉好一些。

我绝对不会吃奋乃静。我唯一一次想到这一药物是几天以后的事。那是在上完宪法学这门课之后，这包药物从我的兜里掉了出来，我的教授在第二天有些不好意思地把它交还给了我。

尽管如此，我第二天还是顺从地回到了学生健康服务中心。我那一夜没有睡着，我的幻觉充满了整个房间。到了我见那位心理医生和社会工作者的时候，我的嘴好像不听我使唤。

"一。那个时间的节奏。时间是一个数字。"我告诉他们。

"你今天看上去有些不安，埃琳。你能告诉我们你感觉怎么样吗？"

"那是杀人场，"我说道，"头颅爆裂，我没有做什么错事。他们只是说'颤动，骗子，湖泊'。我以前常常滑雪。你是想要杀了我吗？"

"不，当然不会。我们在这里只是想帮助你。你后来想过要吃药吗？"

在那时，我爬到桌子下面开始呻吟、晃动。那些在我附近盘旋的无脸庞的生命想要把我撕成碎片，可除了我，任何人都看不见它们。"他们要杀死我。他们要杀死我！我一定要试一试。死吧。说谎。哭吧。"

"我们要给你一些帮助，埃琳。"这位心理医生说她要到她的办公室打几个电话，这位社会工作者会留在这里陪着我。我蜷缩在桌子下面，一边晃动身体一边呻吟。那些家伙们要杀死我，这些医生们要把我送到医院去。我对此十分清楚。我必须要逃出这里。

我从桌子下面爬出来，悄悄地告诉这位不错的社会工作者我需要喝一点水。他跟着我走出房间朝着饮用水区走去。可我突然朝着一个侧门飞奔而去，希望能从这里沿着楼梯跑下去，但是他动作非常敏捷，三步两步就赶上了我并把我死死地抓住了。虽然他身材矮小，但他非常强壮。在他把我带回房间的过程中，我根本无法摆脱他对我的控制。

"我这样做真是对不起，"他抱歉地说，"我必须这么做，你知道，但我确实感觉这样做很不好。"虽然我心里烦乱不堪，但我相信他的话。他想要对我好一些，但我让他变得很为难。

那位心理医生回到我们的房间说周末很难在医院里找到床位。这位社会工作者回应说他可以再去打几个电话，看看还有没有什么解决办法。这样，他出去打电话，那位心理医生留下陪伴我。

我又得去医院了，这将是我第三次住院，我心里很清楚。我又要成为一名住院病人了，他们又要强迫我服用药物了。我体内的每一根神经都在尖叫。我不想去住院，我不想服药。我需要的只是帮助。

我挣扎着控制住我声音中的恐惧，非常礼貌地问这位心理医生我们是否可以到楼道里喝一点水。她跟着我走出房间并朝着饮用水处走去。这次我又朝着那个侧门和楼梯飞奔而去。这位心理医生冲着我喊道，"站住，埃琳。我可追不上你。快停下来，求你了。"不、不、不、不、不。所有的一切，障碍物、其他学生以及任何有可能在注视我的人，我都视而不见。我穿过校园跑回到我的房间。谢天谢地，我的那位室友当时不在房间。

这是我的法律生涯的一个不祥的开端。

第十章

我一心盼望着学生健康服务中心的人员会找校园警察来抓我，所以我鼓足勇气等待着他们的到来。他们会把我带走。他们会把我锁起来。我在房间里蜷缩了很长的时间，等待着无可避免的敲门声。但是没有人来。我感觉有些害怕，但又感觉焦躁不安。我认为我要么就躲在我的房间里，要么就到外面的世界去碰碰运气。我十分清楚怎样做才能让我镇定下来，我选择了在我没有退路的时候我一向选择的做法——收拾好我的书籍，去图书馆。

穿过一道道房门走到了外面之后，我立刻感觉呼吸畅快了很多。我一整天都待在图书馆读书并温习我的笔记，尽力去把我的注意力集中在下一周要上的课上。我时不时扭头左右看一看，发现并没有人在注意我。到这一天结束的时候，我已让自己冷静了下来。

那天晚上我回到我的房间后，发现了一份艾米莉为我记录下的电话留言。学生健康服务中心的那位心理医生曾给我打过电话。她没有在电话中透露她的身份，这让我感觉她很有职业道德，而且很善良。她让我给她回电话。对她的这一要求我思考了几分钟——假如我不按照她的要求去做，那么会发生的最糟糕的情况是什么？但是考虑到前几天我在她那里的情况，我决定还是给她回一个电话。

原来是我被转介给了另外一名医生，汉斯·普利策。他是一位资深的心理医生和精神分析师。我后来了解到，在学生健康服务中心，他在处理最棘手的"疑难病症"方面拥有极高的声誉。

普利茨医生是奥地利人。他身材匀称，红色头发，皮肤白皙。他说话带有浓重的口音，他把"斯"都说成"兹"。"这个周末你引起了不小的骚乱。"在我们第一次见面的时候，他轻轻地摇着他的头对我这样说道，口气就像是一个关爱孩子的父亲在对逃学的孩子说话一样。不知为什么我感觉轻松了一些。"我们现在需要相互配合，埃琳，这样就不会再次发生类似的事情了。你今天感觉如何？"

虽然跟他是第一次见面，但我还是迅速地回应道，"好多了，好多了，谢谢。"

"不，我认为情况不是这样的，"他说道，"我认为你脑子里还有问题，你必须告诉我你是怎么想的，这样我们才能正视它并把问题解决。"我的脑海开始加速翻腾起来，几乎快让我坐不住了。

"人们都在控制我，他们向我的大脑里塞入很多的想法，"我对他说道，"我无法抗拒他们。他们总是这样对待我。我必须要杀死他们。你是在控制我吗？他们强迫我在你的办公室走来走去。我给予生命，我也剥夺生命。"

我一边走来走去，一边自言自语。我在说到一半的时候突然停了下来，好像被某件看不见的事情或人钉住了一样，然后我便开始晃动呻吟。我想要在普利策医生的沙发上躺下来，但我惊讶地发现他不允许我这样做。"躺下来会让人后退，"他说道，"你已经后退得太多了。"

让我感到很惊讶的是他告诉我他认为我不是精神分裂。"你似乎是在很努力地和我进行交流，"他对我说道，"而且你在学业上也表现得很成功，而精神分裂症的特征之一是不与人进行交流，不能有正常行为。至少到现在我是这样想的。"

"你对药物有什么看法？"我问道，"你会强迫我去吃药吗？因为我不想吃药。药物是坏东西，你知道。"

"我们要看情况的发展，"他回答说，"我们到时候再探讨这个问题，随着我对你的了解的加深，我们将一起做出选择。"

我非常想信任这个快言快语的老派绅士。到目前为止，他唯一的不足之处就是他不是我亲爱的琼斯夫人。我们说好每周见两次。

随后，普利策医生告诉我该离开这里了。

"我……我不想走，"我说道。我的双腿，刚才还难以静止下来，现在反而变得像石头一样了。

他再次轻轻地摇摇他的头，"哎呀，埃琳，你必须离开。到时间了，我还要看下一个病人。我们很快就会再见面的。"

我很不情愿地拖着脚步走到外面的候诊室坐了下来。有一种力量在阻止我离开这里，我不能走到通往外面的那扇门那里。过了一会儿，普利策医生来到候诊室叫他的下一位病人到他的办公室。随后他突然又返回候诊室，"你认为你可以走了吗，埃琳？"他问道。让我感到宽慰的是我发现假如我竭尽全力地离开这里，我就能够离开。我就这样走了。

在随后的每一次约见结束之后，我都会在候诊室独自一人再待上一段时间，就好像我需要调动起所有力量才能离开一个安全的地方。但普利策让我自己来决定什么时候想离开，而且每次我都是自己做出这一决定的。

与此同时，我继续坚持去上课，竭尽全力地完成我的事情。然而，我仍然坚信我的合同法老师是在给我特殊关照。或许她和普利策医生在共同为我治疗。他们两人是结婚了吧？也许这里面有些不祥的地方。对了，这是一次试验。合同法老师和一位心理医生一起合作的一次实验。他们对我的生活签署了一份合同。一个通过合同案例传递信息的试验疗法。

有一次在普利策医生对我进行治疗的时候，我在他的办公室里发狂似的到处走动，随着我的想法变得越来越激烈，我变得越来越激动。"我已经杀过很多人，我还要杀人。"我大声地说道。我几乎是在对他吼叫。"还有别人在我们这间办公室吗？你是人吗？"我走到房角处一颗枝叶繁茂的植物旁边，扭下一片叶子，"看到了吗，我对人也可以这样做！"

"你不应该这样做，埃琳，"普利策医生严厉地说，"我喜欢那颗植物。你不可以再那样做了。"

我努力抑制住自己，坐了下来，尽力在后面的治疗过程中保持平静。他在设定限制；我竭尽全力地去遵从。但这些限制无法限制我，至少在我心中是这样。随着一天天的过去，我越来越觉得危险，就像是我正攀在一块岩角上，而双手的力量正在慢慢地减弱。

在课堂上，老师给我布置了第一份法律备忘录作业。这项作业的目的是以非常简洁的语言让人信服地说明法律的某一个具体领域的问题。在一份法律备忘录中，你要从双方的角度提出问题；而在诉讼书中，你只是为某一方进行辩护。完成作业的时间是两个星期，要求按照规定的格式完成，而且其长度不超过十五页。我又一次超越了自己的极限——除了要在另外三门课的作业上花很多时间之外，我还不分昼夜地准备这份备忘录，一干就是几个小时，几乎不睡什么觉。到我把它完成时，我发现我的作业在长度上差不多有五十页之多。我后来得知负责批阅作业的老师认为我的作业是当年同学们所提交的这类作业中最好的两份之一。但是我交上去的作业不是老师布置给我的作业。"作业完成得非常好，"那位助教对我说道，"但这不是备忘录——这更像是一篇文章。"

法律是严格明确的；老师也要求我要严格明确。我也想要严格明确。但是每次我都感觉我心中有什么东西总是让我超出规定的范围。我的作业是不可接受的。我是不可接受的。

后来老师给我布置了第二份备忘录作业。此刻我感觉就像是被要求穿着胶底运动鞋攀登珠穆朗玛峰一样。我极为焦虑，不能阅读。我在页面上看到的只是乱七八糟的字，没有任何的连贯性。更糟糕的是我对我前面所阅读过的东西没有任何的记忆，而且当我尝试着去写作的时候，写出来的东西完全是胡言乱语——一堆毫无意义的字和词语，这和我在牛津情况最糟糕时出现的状况完全一样。*琼斯夫人，你在哪里呀？我需要你。我们以前遇到过这类情况，是你指引我走了出来。你在哪里呀？*

在我全部的生活中，书籍一直是我的救生筏、避风港，当一切办法都失灵时，我最终会埋首书堆中。但现在书籍也成了一页页没有任何意义的东西。我感到极为恐慌，拿起我的那本破旧的亚里士多德的书，但这本书也让我大失所望。*毫无意义，毫无意义。*

在耶鲁法学院的图书馆，我遇到了我的两位同学。那是星期五晚上10点钟。

他们其中一位是阿拉巴马人，名字叫"叛逆者"（"因为我是臀位分娩的人"，他曾经解释说）；另外一位是女生，名字叫瓦尔。他们两位都是我的那个"小组"的成员——这是耶鲁大学第一学期法学学生唯一的小班。他们在这里并不是很开心，因为这毕竟是周末，他们在星期五的晚上本可以去做很多其他有意思的事情。但在我的坚持下，我们还得在这里准备第二份备忘录作业。虽然我们每个人都只对自己的备忘录负责，但我们需要一起制订行动计划。我们必须**要做，必须要完成，必须要**……

"备忘录是圣灵的化身，"我说道，"它们能说明一些问题。这些问题都在你的脑袋里。派特常常这么说。你有没有杀过人？"

叛逆者和瓦尔看着我，就好像是他们——或许是我——被泼了一盆冰水一般。"你在开玩笑，对吧？"其中一个问道，"埃琳，你到底在说什么？"

"噢，就是平常的那些事儿呗，天堂，还有地狱，谁是什么，什么是谁。嘿！"我边说边从椅子上跨出来，"咱们一起去楼顶吧！那里很好。那里安全。"

我几乎是冲到了最近的大窗户边，打开窗户翻了过去，站在外面的楼顶上，楼顶上很平坦，一点都不吓人。过了一小会儿，叛逆者和瓦尔也跟了过来。"当然，警察有可能会看见我们，然后派一支警方特种部队过来，"我大笑着说道，"你能设想一下吗？'199，199，这是一份全境通告，有人正在试图闯入耶鲁法学院图书馆。'就是这样，好像那里有很多有价值的东西。"

他们两人都不禁大笑起来。他们问我脑子出了什么问题。

"这才是真正的我！"我挥动着双臂说道。后来，在那个周五的晚上，在耶鲁法学院图书馆的楼顶上，我开始唱了起来，而且唱得声音很大。"快来看佛罗里达的阳光小树！你们想跳舞吗？"

他们脸上的笑容很快就消失了。"你是不是在吸毒呀？"其中一个问道，"你是不是醉了？"

"醉了？我？我决不吸毒。来吧，我们来跳舞。快来看佛罗里达的阳光小树！这里出产柠檬，这里也有恶魔。这里还有其他人和我们在一起吗？嘿，等一等，你们这是怎么了？你们要到哪里去？"

叛逆者和瓦尔两人都已转身朝里面走去。"你把我吓坏了。"他们中的一个人说道。

我耸一耸肩膀。"好吧，我也回去。但那里什么都没有。什么都没有。"在我们从窗户往里面爬的时候，其中一位同学提到了学生健康服务中心。

"也许你应该，嗯，到那里去看看。"

"我已经开始在那里看了，"我说道，"每周两次。"

"哦，是这样。那么也许现在就应该去看看？"

我摇摇头，"不，现在不行。我得工作。我们还有这份备忘录要做。"

等我们都再次坐在桌子旁之后，我小心地把我的教科书堆放成一个小塔，然后重新整理我的笔记。感觉整理得不太满意，我又整理了一遍。"不知道你们是否也有我这样的感觉，那些词语在书页中跳来跳去的，"我说道，"我觉得有人侵入了我的案例记录。我们必须查清关节。我不相信关节，但是它们确实连接着身体的各个部位。"

他们两人绝对没有想到会出现这样的事情。"都快到半夜了，我们在这里什么都没有做成。我们离开这里吧；我们可以明天找时间再做。"

"不行，不行。我不能回去。我需要工作。怪癖。本性使然。"

"埃琳，我们得走了。"他们说道，一边收拾着他们的书籍，一边紧张地环顾一下四周。一定是什么东西吓坏了他们，"求你了。你要和我们一起走。"

"不，我得工作。我要留下来，藏在这一堆书里。"

在他们走后，我又待了很长时间，独自一人夹在两堆书籍中间，坐在地板上自言自语。图书馆变得更安静了；灯在一排排地熄灭。最后，由于害怕晚上会被锁在图书馆里，我起身离开了这里。我向外走的时候低着头，这样我就不会和别的同学有目光接触，虽然在这个时间这种可能性很小，因为最后那个还没有离开的人似乎只有那个站在大门处的保安人员了。

当然了，外面一片漆黑。在这一片漆黑之中，我一向感觉很不舒服——至少在地面上感觉很不舒服，在楼顶上会感觉更舒服一些。在我朝房间走的路上，全身都在颤抖。到了房间之后我也无法平静下来。我睡不着觉。我的脑海中充满了各种噪声，充满了柠檬树，还有我无法写出来的法律备忘录，我知道我要为之负责的大规模的谋杀。我坐在床上晃来晃去，在恐惧和孤寂中不停地呻吟着。

我终于做到了：在公众面前、在同事们面前、在我的同学们面前彻底暴露自己。我是谁、我是什么已展现在众人面前。现在每个人都知道真相——知道我一无是处、我的邪恶。在牛津当我的情况也这样糟糕的时候，我知道，在我和他人在一起或者在我需要完成事情的时候，我每天都能见到琼斯夫人，她会帮助我抑制这些精神病的想法。但是现在没有了琼斯夫人来接纳我的疯狂，在我的学习中再也无法找到乐趣，我就没有了安慰剂。有某种东西正在慢慢地撬动着我的握力，让我的手指一个一个地松掉，现在用不了多久，我就会坠入空中。

经历了一个不眠之夜之后，我顽强地回到了图书馆，再次努力回到这份备忘录上来，但我不能让我的大脑工作。我感到极为恐慌，所以我就跑到教授的办公室。办公室没有人。我在那里等待。M教授回到办公室时，他用一种疑惑的目光看着我。

"我来这里是想和你谈一谈我的备忘录，"我说道，"对不起，但我需要宽限时间。"

"为什么不进我的办公室，我们来谈一谈这个问题。"他说道。当我坐在他桌子前的椅子上时，我蜷缩起我的身体，把我的双肩靠向我的两只耳朵，就像是我希望有人揍我一顿一样。

"有人侵入了我的备忘录材料，"我对他说道，一边看着我的鞋，"跳来跳去。我过去很擅长跳远，因为我很高。我摔倒了。这个房间里还有别人吗？这是个观点上的问题。有一个计划。有人把东西放进去，然后说是我的错。我曾是上帝，但被降职了。你是上帝吗？"

M教授非常镇静，"你看上去心情很乱，埃琳。"

我的头嗡嗡作响，脑子里面充满了备忘录、柠檬树和大屠杀。"杀死了那么多的人，我心情很乱是很正常的事。"我说道。随后我就唱起了我的佛罗里达果汁小曲，我伸出双臂，像小鸟的翅膀一样，在他的办公室快速旋转起来。然后我走到他办公室的一个角落坐下来，继续唱着。

M教授抬头看了我一眼，我无法解读他脸上的表情。难道他也害怕我？他也很困惑吗？我不得而知。他或许也不得而知。

"我很为你担心，埃琳，"他终于说道，"我现在在办公室还有点工作需要处理，或许晚些时候你可以过来和我还有我的家人共进晚餐，你看可以吗？"

这听上去多么合情合理呀。"可以呀，"我回答道，"那真是太好了。但是如果你不介意的话，我想我可以从这扇窗户钻出去在楼顶上等你，等到我们可以一起去的时间。"对 M 教授来说，如果这听上去不是什么好主意的话，他也并没有表现出来。我随后就从那扇窗户钻到了外面的楼顶上。

在随后的几个小时的时间里，我在耶鲁法学院的楼顶上一会儿笑、一会儿唱、一会儿又胡言乱语。我在那儿找到一根两三米长的松散的电话线，就拿它给自己做了个腰带。我还捡到了散落在楼顶各处的多种金属物品，并将这些物品绑在这根腰带上。我最大的发现是一根很长的大钉子，大约有 12 厘米长。我把它装进了我的口袋，以备不时之需。*你永远不会知道你什么时候会需要保护。*

"埃琳？请你现在回到我的办公室好吗？" M 教授再次来到窗户旁，"我已经和我妻子说过了，"他说道，"我们不仅想让你和我们一起共进晚餐，而且还想让你和我们一起度过晚上的时间。"

我认为他的这一邀请非常慷慨大方。我告诉他我对他们的盛情感激万分。享受一顿家庭便饭，和这些好人谈谈心，一起度过晚上的时间……或许这些能够阻止我的头颅发生爆裂而把墙壁溅得乱七八糟。

就这样，M 教授和我在那个美好的周六下午悠闲地漫步在耶鲁的校园里，我的腰上缠着那条用电话线做成的腰带。我们的晚餐吃得并不是很顺利，所以 M 教授决定给学生健康服务中心打电话找那里的精神科医生——我们都简称他们为"医生"。

M 教授把电话转交给我，医生立刻就对我说他昨天晚上就接到了法学院的一位学生的电话，那位学生告诉他我好像极为焦躁不安。接着他问了我几个问题，我的回答则与他的问题毫不相干。随后他提议我也许应该到他那里去看看。他听上去像是那种会在等待我的回答时一边看手表一边用脚敲地板的人。"我不知道，"我说道，"不，我不想去你那里。"

我想这位医生一定感到很惊讶。他建议我应该慎重考虑一下（顺便说一下，就我的经验而言，"现在你需要冷静"这类话对正在与你说话的人几乎必定会起到相反的作用）。"你真是一个蠢货。"我说道，随后就挂断了电话。

"我也认为他处理得不是很好，埃琳。"M教授说道，他指的是他和那位医生的电话交谈。

"我想我需要和我的朋友理查德谈一谈，"我说道，"他是一位神经学专家。"我一定会发生什么事情；我还不能确定那将是什么，但我知道绝对不是什么令人愉快的事。看起来我必须要开始调动我的能量了。

M教授拨通了电话，接电话的是我的老朋友琼，我对她说道："是我，我打电话是想和你还有理查德说话。"

"你的声音听上去很滑稽。"琼说道，"你怎么了？你还好吗？"

"哦，我一会儿上，我一会儿下，而且到处转圈，"我说道，"这都是他们塞进我脑中的那些命令惹的。"然后我非常小声但又极为迫切地对琼说我在竭尽全力抗争，我真的是在尽我最大的努力。"但它们仍然穷凶极恶，不依不饶。我已走投无路，所有的矛头都指向了我。有一股势力正想杀死我。"我把我的手放入我的口袋，从法学院楼顶上捡到的那颗钉子还在。

电话里传来了理查德的声音，"埃琳？"他说道，"出什么问题了吗？"

"快来看佛罗里达的阳光小树！"我在电话里对他说道。

片刻的沉默，然后是，"你这话是什么意思？"他问道。

"自然是味道新鲜的柠檬汁。有这么一座火山。他们把这座火山放进了我的头里。现在这座火山正在爆发。我已杀死了很多的人。我已杀死了很多的孩子。书架上有一枝花。我能够看见它正在盛开。你杀过人吗，理查德？我的老师是上帝。我过去也是上帝，但现在被降职了。你认为这是乞力马扎罗的问题吗？"

"你感觉像这个样子有多长时间了？"理查德问道。

"不是感觉这个样子，"我告诉他，"而是这些正在我身上发生。我给予生命，我也剥夺生命。你别他妈的跟我兜圈子，理查德。我杀死过很多比你还优秀的人。孩子。柠檬汁儿。锐器。"

"埃琳，你至少现在应该明白，你完全不必怕我。"他说道，"琼和我都希望做你最好的朋友，我们从来没有伤害过你，也不会允许任何人来伤害你。"

"但是有人正想杀死我。"我呻吟着说道,"我该怎么办呢? 他们在天上。他们在杀我。我可没有做过那种事。"

理查德用既友善又温柔的声音对我说他理解我是多么的难受。"请你让我跟你的那位教授朋友说话,好吗?"我顺从地把话筒递给了教授。

从他的脸色我可以看出 M 教授从电话中听到的内容一定很吓人。理查德在电话中说,我正在出现精神崩溃症状,需要立即到医院去。我有可能会很危险,甚至有可能会给 M 教授的孩子带来危险。(我从未伤害过任何人。虽然如此,但就我当时在电话中所说的话而言,理查德害怕我有可能做出危险的事也不是没有道理。)

毫不奇怪,M 教授立刻又给那位医生打了电话,说他马上就把我送到急诊室。

"求你了,不要这样,不要这样,"我哀求道,"不要把我送到医院去。那里会让我变得更糟糕,请你不要让我到那里去。我没事。刚才我感觉很不安,但我现在感觉没事了。求你不要把我送到急诊室去。"

M 教授的话让我感到有些宽慰,但他的态度是坚决的。"不能这样。我认为我们必须要到急诊室去,埃琳。你是一位聪明的女人,但你现在的行为已不是那个你了。而且,既理解你又关心你的那位理查德也认为你应该到医院去。无论如何,你不能独自一个人待着。我很抱歉,但我不能允许你待在这里。到了医院,你就可以和能够给你提供帮助的人进行交流了。"

我努力让自己平静下来,想尽一切办法说服他按照我所说的去做。"谢谢你,但不会是那样,我不这样认为。我现在就想叫一辆出租车回到我自己的房间里去。"

但是他主意已定——他拉着我走了出去,来到车前,打开副驾驶座位的车门,温柔但又坚决地把我推进车里。

在开往耶鲁-纽黑文医院的路上,我神经质般地说个不停。"我的天啊,这么晚了,你不用陪着我了。"我说道,"但是,我能向你借一点钱吗? 一看完医生我就得打一辆车回去。不过 5 分钟,最多 10 分钟,他们就会告诉你一切都很好,我对此非常肯定。"

"当然可以,"他说道,"我可以借给你钱。"

当我们到达急诊室大门口的时候，M教授还没有来得及把车熄火，我就从车里跳出来朝着另一个方向跑去。我并不是想逃走，我是害怕。这一下全都砸了。同学们都知道了，老师们都知道了，理查德也知道了。这下完了。彻底完了。

对一个女人来说，或者说实在的，对任何人来说，这一带可不是可以独自一人到处乱跑的地方，到处一片漆黑，我身上没有一分钱，而且也根本不知道自己在往什么地方跑。谢天谢地，M教授在这个街区的尽头追上了我，他牢牢地抓住了我的胳膊把我带到了急诊室。"最好到这里来。"他说道。

我们两人都坐了下来，接收我入院的护士接着就要做一些必要的病情记录。我立即解释说我的朋友M教授突然肚子疼得厉害，需要马上住院。随后我就歇斯底里地大笑起来。

几分钟之后，我发现自己到了一个很小的房间，等待着那位医生的到来。M教授守护天使的角色完成之后就回家了。代替他的是一位医院的陪护人员，一位面色温和，说话慢条斯理，声音柔和的大个子男子。"只需要几分钟的时间就可以了，小姐。不用担心。"

"你想跳舞吗？"我问道。他微笑了一下，拒绝了我的请求。

"那好吧，如果你不介意的话，我来跳舞。"我说道。当我在房间里跳来跳去的时候，我试图向他解释清楚我的处境。"有人在试图把我杀掉。他们今天已经把我杀死过好多次了。这也有可能会波及你。"我解下我的电话线腰带并开始在空中用力地甩起来。"这是一件非常强大的武器。"我说道。

"我看到它了，"这位陪护人员说道，"你知道，小姐，我认为我必须把它从你那里拿走。你在这里拿着这样一件东西可能不是很好。"

我向后退了几步，"不。"我说道。

"我必须要拿走，"他说道，"对不起。请你把它给我好吗？"

我很不情愿地交出了我的这条腰带。"但你不能把我的钉子拿走。"我一边说着，一边拍一拍我的衣兜。

这位陪护人员问我在纽黑文是做什么的。

"我是一位学法律的学生。"我回答道。

"哦，这很有意思，"他说道，"一定很辛苦吧。你知道，前些天我们这里还来过一位学法律的有精神问题的学生，他的名字叫……"

这位好人会不会也对某个人说起我来呢？假如我的头爆裂，头里的东西飞溅得到处都是，那会不会是因为有人无事闲聊造成的呢？我认为从事心理健康工作的人员都应该保守秘密。（但 M 教授——毫无疑问他是出于善意的动机——极有可能会向我的学习小组的同学们透露我因为一次精神崩溃而住进了医院。）

"他后来怎么样了？"我问道，"我是说那位学法律的学生。"

"哦，他们给他开了一些药，然后就让他回家了。"他的这一回答几乎消除了我对保密问题的担忧：那位学生最终没有住院？他只是拿了一些药然后就被允许离开这里了？我从来没有想到过事情还有可能会是这样。我已有三年的时间没有住过医院了，我可不想现在就终止这一远离医院的纪录；如果服用药物是我讨价还价的筹码，那么我可以考虑这个问题。

正在这时，那位医生进来了。

他与我在打电话时所想象的毫无二致：个子不高、官气十足（从他本人一直到他那支敲打个不停的圆珠笔都是）、专制，而且缺乏耐心。俨然是一个指挥火车准时行驶的人。我把手放进兜里，然后抓住了我的那根钉子武器。他的眼睛一直跟随着我的手。

"把那个东西给我。"他说道。

"不。"我说。

他立即呼叫保安员。随后进来了另一位陪护人员。这一位不是那么好，对让我拥有那根钉子没有任何兴趣。他从我的手中撬走那根钉子后，一切全完了。几秒钟后，那个医生还有那些急症室里的傻瓜们猛地扑向我，抓住我，把我从椅子上高高抬起，然后重重地扔到附近的一张床上，他们用力之猛让我眼冒金星。之后他们用粗皮带把我的双手双脚绑在那张铁床上。

我发出了一个我从未听到过的声音——一半呻吟、一半尖叫、非人非鬼的极其恐怖的声音。接着我又一次发出这种声音，这一声音源自我的腹部深处，生生地刮着我的喉咙。"不……"我大喊道，"快停下来，不要让我吃这个东西！"我朝上一看，看到有一张面孔在透过这个铁门上的窗户注视着这一切。她为什么在看着我？她是谁？我就是一件展品，一件标本，一只被大头针钉住的无法逃脱的小虫子。"求求你们啦，"我乞求道，"求求你们啦。你们的所作所为就像是中世纪的人。求求你们啦，别这样！"在这一片混乱之中，我只有一个念头：假如琼斯夫人在这里就不会出现这种情况。她绝对不会允许这种情况发生。和琼斯夫人在一起的时候，我们所使用的工具只有言语，没有皮带。当有人伤害我、恐吓我，或者让我感觉无助孤独的时候，她绝对不会袖手旁观。

"我让你倒着数数，从一百开始，每七位数字为一组。"这位医生拖着长音说道。我看着他的样子就好像他是个疯子。数数？为他数？想让我为他做事情？我来到医院的时候就极为害怕、心烦意乱，而且有些偏执。到现在为止他所做的一切都没有让我有任何的改善。看那里，窗户外面的那张脸，那个人又出现了。她来看这位疯女人时付过入场费了吗？

一位护士端着一个盘子走了进来，盘子上有一支很小的纸杯。"请你把这个喝下去。"她说道。

"不，"我说道，"你把它喝下去吧。"

"如果你不把它喝下去，那我只好采用注射的办法了。"她说道，她看上去无情又冷漠。由于我的手脚都被捆着，我别无选择。又是咳嗽又感觉窒息，我试图紧咬牙关不让这些液体进入我的嘴里，但我做不到。这是我所吃的第一剂抗精神病药物。

由于我害怕会陷入无意识状态，我奋力挣扎着想摆脱这些皮带，我需要让自己相信我还是清醒的。*我在萎缩，我在萎缩。*被捆绑着让我感觉非常疼。但这疼痛至少意味着我还没有蒸发。

那位医生具有极强的理解力和洞察力；他发出了学校老师们通常发出的那种啧啧咯咯的声音，不满意地转了转他的眼睛。我真纳闷他为什么进入了精神病学这一行业。"你的表现好像是你想要留在医院里，"他说道，"既然这样，那我们就给你找一张病床吧。"

所以，那么——难道就只是我表现得好不好这一问题吗？他说话的样子好像是以为我最害怕的只是不让喝牛奶吃饼干就得去上床睡觉。"不，谢谢你，"我回答道，"请你给我把那些皮带解开好吗？它们让我很疼。而且它们让我有失尊严。"

"不可以，"他说道，"我要让你自己接受入住精神病医院。"

"你疯了吗？"我反驳道，"你才是应该在这里住院的人。我很好。我现在要回家去。我还有工作要做。把这些东西从我身上解开。"

那位医生说他准备写一份"医生急诊证明"，后来医院凭借这一证明让我在医院住了15天。我后来得知他在这份证明中写道，我"对自己、对他人都有危险"；他还写道，我"有严重的障碍"。他的理由呢？我不能完成我在法学院的作业？在医院住过15天之后，我有权申请一次拘禁听证，如果我愿意申请的话。

当然了，我是后来才知道这些细节的。我当时只知道他们要让我住院，无论如何都得住院。

然而，他们发现耶鲁－纽黑文医院的精神病科没有床位，所以他们把我转院到了耶鲁精神病学研究所。"你在那里会更安全。"那位医生说道。

"我在家里也会很安全。你不在我身边我也会很安全。"我说道。

当那些急诊急救人员进来准备把我抬到救护车上的时候，我被他们其中一位的英俊面容惊呆了。"你是一位电影明星吗？"我问道，"我肯定你是一位电影明星。你的名字就在我嘴边，只是我一时想不起来了。"

他们给我解开那些捆绑在床上的皮带，这给我带来的松快感觉大约持续了10秒钟，随即他们又将我捆绑在救护车专用的轮床上。

"为什么？"我问那位年轻英俊的急诊急救人员，"你们为什么非要这么做呢？"

他看上去有些不好意思，然后避开了我的目光，"这是规定，对不起。"

"规定。新规定。我还要学习这么多的新规定。

"在我们要到那里去之前你能用一块毯子盖住我的头吗？"我恳求地对他说道，"我不想让人看到我这个样子。"

他轻轻地往我的头上盖上了一块白色的床单，然后他们就推着这张轮床离开了急诊室并向救护车走去。*也许死亡的感觉就是这个样子。*

第十一章

我们刚刚到达耶鲁精神病学研究所，那些急诊急救人员便用担架把我抬上了楼，这时护士们和陪护人员早已在那里等待。这里的楼道灰暗狭窄，有典型的公共事业机构的内部装饰。这里的人们都是疯子，所以又有谁会在乎这里是否难看呢？

我被带到了一间"隔离室"——里面除了有一张孤独的床之外空空荡荡。我观察着周围的环境，只能勉强支应他们的安排，因为时间早已到了后半夜，而且那种药物的作用也让我感觉头昏眼花。我只想睡觉，这张床看上去再好不过了。

那天晚上值班的精神科医生是一位浅棕色头发的年轻女士，格里菲斯医生。这位医生的态度与此前那位医生的态度可谓相差十万八千里，温柔的笑容，令人宽慰的举止。在我听到她说话之前，她给我的感觉就是这样。"我们希望你把自己捆绑起来，埃琳。"格里菲斯医生朝着床走过来。

不，我不要。"求你了，没有这个必要。"我哀求道——一群陌生人，在一个陌生的地方，在这个陌生的深夜。

一个块头很大的男人，后来我发现这个人是神学院的一名学生，差不多是俯身在我上方并嘟嘟囔囔地说，"要么你把自己捆绑起来，要么我们把你捆绑起来。你自己选择。"

我可能一直都有精神疾病，但我对哪里有危险的直觉还是非常好的。"你是这里的老大吗？"我低声地说道。

"好吧，好吧，"格里菲斯医生说道，一边示意那些要动手的人向后退去，"那么你就躺下吧，我们可以交谈。不用捆绑起来。"

我顿时感到一阵安慰，我向后仰去躺到床上，心里只想着把头放在那个枕头上——就在此刻，房间里所有人突然行动起来，就像急诊室里的那些人对我做的一样。在几秒钟之内，我的双臂、双腿就被他们抓住、摁住并被皮带捆绑在了床上。

我用尽全身的力气嘶喊，拼命地反抗那些摁住我的手，但我不是他们的对手，不一会儿那些皮带全都勒紧了。随后，更糟糕的情况出现了，因为仅仅捆绑住我的双手和双腿显然还不够。他们在我身上罩了一张网——一张真正的网——上至我的脖子，下至我的脚踝，盖住了我的双腿、躯干和胸部。随后他们从四个角把它拉紧。我一丝都无法动弹，感觉浑身都快要没气了。

"我不能呼吸，我不能呼吸！"我大声地叫道。

"你能呼吸，"他们异口同声地说。他们站在我旁边，俯视着我。我继续喘着粗气哀求他们，最终他们把这张网放松了一些我才能够吸气。（我后来了解到，在美国，每年大约有100人在被捆绑起来时或在被捆绑状态中死亡。）

在我安全了之后——用那位医生的话说就是"使其安全"——他们就都离开了，连格里菲斯医生也离开了。那位神学院的学生留了下来，坐在我这个房间那扇敞开的门的外面。

在华恩夫特医院从未出现过像这样让我害怕的事情。没有一次幻觉、没有一次我不能控制的恶魔般的力量或冲动给我带来的威胁能够像这样把我劫持。没有一个我所认识的人、爱我的人知道我现在在这里，身体被一张网捆绑在床上。在这样的夜晚，我孤独一人在这里，来自我自身的和身外的邪恶同时侵袭着我。那时我真的难以想象"医院"这个词在古代的意义竟然是"避难所，收容所，舒适，关怀"。完全不是。

我虽然极为害怕，但我也极为气愤。我疯狂地想找到一条表示抗议的途径——在你被全方位地捆绑起来并被摁在一张金枪鱼渔网之下时，这不是一件很容易的事。我被彻底束缚住了，但我的嘴没有被堵住！所以我深深地吸了一口气，然后开始引吭高歌，我唱起了我喜爱的贝多芬。很显然，我此时唱的不是《欢乐颂》，而是贝多芬的《第五交响曲》。哪哪哪，**哪！**哪哪哪，**哪！**你看，看看他怎么就能用那四个简单的音符创造出如此之强大的力量！这声音在楼道里发出美妙的回声，所以我又唱了一遍。

我用尽我剩下的所有力气连喊带唱地折腾了好几个小时。我击退了那些正在攻击我的生命，我用尽全身力气猛拉硬拽捆绑我的皮带，我唱得声嘶力竭。每隔一段时间，一位护士便端着一小杯抗精神病液体走来。我被动地把它吞下，随后我便开始在这种液体所带来的云雾之上挣扎着游荡。哪哪哪，哪！

最后我精疲力竭，昏睡过去，睡得断断续续，浑身出汗、酸疼。在格里菲斯医生和她的主管格林医生来到我这里的时候，我大约睡了有1小时的时间。对一位像他这样很明显能够左右后面将要发生什么事的人来说，在我看来却非常年轻。"你现在感觉怎么样？"他问道。

我想要大声地说，"嘿，在一屋子人把你捆绑在一张床上，并强行向你的喉咙里灌药时，你怎么能感觉好呢？"但我没有这样说。

"我感觉好多了，"我说道，努力地寻找着表示顺从和悔恨的那种恰当的语调，"真是对不起，给大家带来了这么多的麻烦。您看现在能给我松绑吗？因为它们让我太疼了。"

"不能。我们认为你应该再这样待上一段时间。"这是他含含糊糊的回答。

到那个时候，我已经被绑了6个小时了。我的肌肉疼痛，我的皮肤由于我的挣扎已被擦破。我多么希望能够伸一伸胳膊，伸一伸腿脚，动一动什么地方都可以。我甚至都不能摆动我的脚。这座大楼里的光线非常黯淡，几乎就像是从别的什么地方漏进来的一点光线。"我这是怎么了？"我问道。

"你昨天晚上精神非常错乱。"格林医生回答道。

"但那是哪一种类型的精神错乱？为什么发生了这样的情况？"

他摇摇头。我越来越熟悉他那种研究所机构般的摇头了。"现在下结论还为时尚早。"他回答道。

"但是，我能否现在回去做我的工作，然后我们来慢慢查清楚？"我问道。"比如说就像是非住院病人？我以前就这么做过。我需要回到学校去，我待在这里会耽误宝贵的时间。"

"现在就回去太仓促了，"格林说道，"你的病情还很严重。再说，我们需要更多时间来观察这些药物的疗效。"

"我认为这些药物起作用了，"我说道，就像是一个好学生一样，"因为我的思维真的比以前清晰多了。"事实上也确实是如此。

他表示同意——看上去我的病情的确正在好转。坏消息是，他认为现在是应该通知我父母的时候了。

"什么？为什么？不，无论如何都不能！我不能给他们打电话，你明白吗？不能告诉他们这件事！他们不需要知道这件事！"

我认为格林可以理解我，我认为他同意尊重我的愿望。但医院已经给他们打了电话；因为康涅狄格州对这一问题有法律规定。

这两位医生问了我一些问题——我的感觉，我的过去——但仍然重复说他们不能给我松绑。我必须表现出能够保持平静的能力。随后他们丢下我走了。

在接下来的 3 小时中，我眼睛盯着天花板，感觉着被皮带捆绑处的腕部和脚踝部的脉搏的跳动，努力让自己不像一个女巫一样大声尖叫。我还设法控制住了我身体里的那些恶魔。只要还有任何软弱的表现，就很难说我还需要在这里被挟持多长时间。

当格里菲斯医生终于再次回到我这里的时候，她给我带来了好消息。"我们要给你的双腿松开绑，埃琳，然后看看你感觉如何。"她说道。根据他们的观点，一切都不错。我尽力保持平静，到那天晚上 7 点钟，我终于被完全松绑了。我被转移到了特别护理病房。这里有一位医护人员，还有医院认为需要持续监视的几个病人。我时刻都感觉有目光在盯着我。我伸一伸胳膊，动一动双腿，可以随意活动的自由一旦失而复得真是一件非同寻常的礼物。我以前怎么就从来没有意识到这一点呢？

由于当时我不知道医院已经给我的父母打过电话，我问他们我是否可以自己打给他们。我需要告诉他们我这里的情况——或者至少我认为他们能够接受的一个说法。他们同意我到一楼最近的那个公用电话亭往佛罗里达打对方付费电话。我时时刻刻地注意着我说话的用词与语调，小心翼翼地对我爸爸和妈妈说，我最近遇到了我以前在英国时出现的那种麻烦，现在要在医院里住上一些日子，给我进行治疗的医生们的能力非常强，都是很好的人，一切都进行得很顺利，而且我也很有信心，我的情况很快就会恢复正常。

"不是，真的不是，只是一个小挫折。可能是因为压力太大；法学院对我们的要求非常严格，你知道。也许我只是需要休息一下，顺便趁这个机会让自己理出个头绪。"

我爸爸的反应很平静，很有逻辑。他问了我几个实际的问题，而且似乎对我的回答很满意。但我妈妈的声音就不是那么镇静了，我能从中听出她的情绪很不稳定。

她的弟弟，也就是我的舅舅诺姆，有一段时间曾经遇到过严重的心理问题。他在三十多岁的时候获得了他的医学学位，但没有能够获得相关管委会的通过，所以一直未能从医。医院确诊他患有抑郁症。虽然我从未和妈妈就他的病情进行过深入的交流（我们两人的性格在那个时候都不会让我们去谈论这个问题），但我知道她非常为他担心。现在，当她听说我又一次患病了，我能听出她说话的声音很脆弱，很害怕——此时此刻，我反而变得更加乐观，下定决心要给她安慰，不再给她添乱。"真的，我现在感觉好多了，"我说道，"我大概还有一两天就可以出院了。"

尽管如此，我父母还是说他们要来看看我。听到这里，我便开始极度焦虑起来。"不，不，你们不用过来，没这个必要，我这里一切都很好。"但他们坚持要来。我也坚持不让他们来。

然而，奇怪的是，我突然感觉我内心有一种渴望。我需要他们，我想让他们来，我想要见到他们。我需要有一个人，有一个人在我身边。但是如果他们真的来了，那就意味着正式宣布了我的医疗和心理健康危机的存在——而我到那时为止却一直没有去面对这一事实。

从我最初患病的那些日子起，我就对父母隐瞒了我患病的细节问题（比如我的行为、各种诊断、医生们的观点以及我的治疗过程）。我这样做的理由无论是当时还是现在都很复杂。第一，我感到很羞愧；就我的智力和受到的基本训练而言，我应该能够让自己具有更强大的力量。第二，我不想让他们担忧；他们还有另外两个孩子，还要打理他们的生意，还有他们自己的生活。毕竟我已是成年人了，我不仅已经能够独自料理自己的事情，而且还拿到了两个相当不容易拿到的学位。

第三（这个理由是我所有的理由中最为敏感的一个），我不想让他们干涉我的生活。我的生活中已经有那么多的人让我无法应对了，他们对我的大脑状态以及各种可能的治疗方法和有可能出现的结果进行考量，即使是这样也还没有做出一个明确的诊断。假如我自己能解决这个问题，为什么还要再增加让人难以忍受的人呢？我为什么要对自己这样做呢？另外，他们又能为我做些什么来帮助我呢？

所以，一直到那个时候，我自己选择让我父母一直处于"一知半解"的状态。这一状态既让他们免遭冲击，也保护了我的隐私和自主权。现在这一切彻底结束了。

那一天的晚些时候，在我正准备离开重症护理室的时候，我问其中一位护理人员是否可以从我的包里拿一盒烟，那时距离我抽最后一支烟已经超过 24 小时了，我不仅渴望尼古丁，而且还怀念那种点烟的感觉和样子。那位护士说当然可以。

也许是因为对尼古丁的渴望，也许是因为和父母通电话后的余波，不管是什么原因，我突然再次陷入了恐惧。在我打开我的小包去拿烟的时候，我发现里面有一块戒指形状的金属物，其大小大约是救生圈形糖果那么大，这件东西和那条电话线腰带一样，是我在楼顶上胡乱走动时捡到的。它一点都不锋利，根本不像是什么武器。如果说像什么的话，它倒更像是一件护身符挂件。我迅速地将这一金属圈状物塞入我的裤兜。抽完一支烟之后，我又往我的裤兜里塞入一支烟，还有我的打火机。当然，就我在医院的身份而言，所有这些东西都是违禁的。

过了一会儿之后，我被告知到准备铺床睡觉的时间了，他们让我脱下我的便装换上医院的睡衣。在我脱衣服的时候，那件金属物和打火机从我的兜里掉了出来，这引起了一位护士的注意。我顿感惊慌，连忙俯下身抓住它们，然后转身跑到我前一天睡觉的地方。

"把那件金属物和打火机给我，埃琳。"护士说道。

哦，我的上帝。"不，"我说道，"我要拿着它们，保护我。"

"你不需要它们，"她说道，"我们会保护你。把它们交出来。"

"不，"我坚持说，"除非我想把它们给你，否则你别想从我这里拿走，但我不想给你们。如果你们试图把它们抢走，那我必将采取行动。"

我不知道我的这些话是怎么说出来的。我不知道我为什么会对这个金属戒指和打火机有这种感觉，或者我为什么要这样威胁这位护士。我没有想要伤害她，或者伤害任何人；事实上，我感觉自己很渺小、很无助，不可能（也没有能力）去伤害任何人。尽管如此，这些话就出自我的嘴，脱口而出，而且很吓人，我是鼓起了最大的勇气才吐出这些话的。

这位护士转身离开了房间。几分钟之后，她带来几个医护人员，实际上足有四五个人之多。

"埃琳，我们要让你用那些皮带把自己捆绑起来，"这位护士坚定地说，"如果你自己不愿意动手，那我们就来动手。"

我简直不能相信。"对不起，对不起，"我哀求他们道，"求你们不要再把我捆绑起来了。我会好好表现的。不管怎样，我刚才是在开玩笑。求求你们了！"

但我知道，这一战役我是输掉了。所以我被动地躺在床上让这些人把我捆绑起来。这次被绑比第一次更糟糕，因为现在我知道接下来的几个小时将会发生什么。

尽管他们一次次地给我服用奋乃静，但我仍然遭受着那些频繁出现的幻觉的侵袭。天空中的那些家伙要杀死我；地上的我身边的这些家伙也在攻击我。没有人保护我。没有人帮助我。进入夜晚以后，我的精神错乱开始加重。我开始唱歌、高喊、惊恐地大叫。他们对我进行攻击。我奋力地挣扎着想摆脱这些束缚，直至我后背疼痛、皮肤擦伤。在这段时间里，我房间的门一直敞开着，任何经过这里人都可以看到里面发生了什么，实际上，很多人确实看了。

最终，精疲力竭和药物的作用让我陷入了睡眠——陷入了一个充满了噩梦的深坑，拖着一个孤独、疼痛的躯体。

到第三天早晨天亮时，我已被这些皮带束缚了差不多 30 小时。"请你们放开我，"我吼叫道，但得到的回答是断然拒绝。假如他们对什么时间可以给我松绑有一个时间表的话，他们也不打算让我知道这一时间表。白天过去了，到了那天晚上 8 点钟，我仍然被捆绑着手脚。

最终，前一天晚上我曾经威胁过的那位护士走了进来，这次还是带着几个表情严厉的随从，或许这次是带着一个陪审团。我鼓起所剩的全部勇气，小心翼翼地向他们道了个歉——因为我知道为自己不好的行为进行道歉，特别是给那个我威胁过（或者侮辱过或者冒犯过）的人道歉，就相当于分期付款的首付款。的确，他们给我松了绑。我挣扎着想坐起来，整个房间好像正在我眼前旋转。

"但你不能离开这个房间，"他们对我说，"我们在等待耶鲁－纽黑文医院的精神疾病评估部空出床位。一旦空出了床位，我们就把你送回到那里。"

我不是在做梦吧？为了某种到现在为止还深藏不明的原因，我必须对自己这样吗？难道我真是一个疯子？难道我的生活就是在这些精神病医院进进出出，被捆绑在不同的床上，然后再去抵御那些来自我自身和身外的攻击，而这两场战役最终也必定要输掉？

15 小时之后，我再次回到了耶鲁－纽黑文医院，这次我住进了精神疾病评估部，为纪念第 10 号科室，它又叫作纪十室。我到达了我旅程的又一站，而在这一站发生的事情无论从哪个层面来看都超出了我的理解能力。

第十二章

　　耶鲁精神病学研究所表面上是一家为改善那些在它的庇护之下的弱势群体而设立的精神健康医院，但对我来说，在那里的治疗可谓是一段惨不忍睹的经历。那两天的大部分时间我都被捆绑着锁在病房里。他们强迫我吞下一种药物（当然也不是没有任何益处），这一药物的副作用很快就显现了出来：我的脸感觉像一块木头，看上去像一个面具；我的步态变得非常缓慢，缓慢得像一位卒中患者那样得拖着腿走路，我原来大步流星疾走的样子不见了踪影；我甚至连最简单的对话都无法进行。"你今天感觉怎么样？"对我来说这句话听起来就好像是梵文一样。

　　我非常渴望纪十室会对我好一些。这家医院本身是纽黑文最大的教学医院，很新也很现代化，而这个部门（在十楼）也不大，通常情况下病人不过十来个。我被安排在正对着护士站的一间病房（病房内的任何人都可以很容易地被观察到）。我在那里等待着我的医生，等了好几个小时。

　　终于，有人带着我穿过楼道来到了克里根医生的办公室。"我们的计划是进行一项全面的评估，然后做出一个具体的诊断，"他说道，"我知道这段时间你一定过得很艰难，感到很困惑，埃琳，我们要找到令你困惑的问题的答案。然后，我们将尽快把你转到能够帮助你的地方去。"他看上去很热情，很让人受鼓舞，但他的口气是命令式的。我愿意信任他——我愿意信任某个人——但是我学会了等待时机，要等到他们亮出他们的底牌。所以，我只是尽最大努力地去听（在药物作用的迷雾中，这样做不是一件很容易的事）。但是他似乎是在说我的将来只意味着更多的住院治疗。

　　"不，你不明白。"我说道。在我的脑海里，我的声音听上去就像是一张旋转速度非常慢的老密纹唱片发出的声音。"我要回到法学院去。我在浪费宝贵的时间。我同意做一项评估，然后制订一个治疗方案，但我不能留在医院。"我可以既接受治疗，又去读书，这难道不行吗？毕竟我和琼斯夫人就是这样做的。我们所说的去读书不是指去读两年制专科学校，也不是去学什么成人教育课程——我都从**牛津大学**毕业了，并且是毕业于**研究生**学院，而且我的成绩也非常好。

克里根医生对我的回应是一句非常烦人的"我听到了"，我后来很快了解到这句话是他最喜欢用的口头禅——尽管事实是他要么就根本没有听到我在说什么，要么就是他听到了我说的话，但他对我的话根本毫不在乎。"我听到了，"他严肃地点点头说道，"我也理解你的担心。但是重新返回学校，我想这是不大可能的事，埃琳，至少在可预见的将来是这样。你的病情很严重。"

"我现在感觉好多了。"

"这件事我们再谈吧。"他说话的口气和脸上的表情明白地告诉我这个话题到此为止了。

我感觉，克里根医生仿佛用两根指头就把我仅有的一丝希望彻底掐灭了。我是一名学生，不是一个病人——他为什么就不明白呢？随着我们谈话的继续，他的话只是让我感觉更加狂躁，更加混乱，所以我开始努力地说服他。"我想什么时候回学校就什么时候回去。"我坚持说，"你知不知道我以前是上帝？但现在我不再是上帝了。我现在是什么，我说不清。你杀过人吗？我用我的意念杀死了成百上千的人。这些人不是我杀的。有人通过我的大脑来杀人。我给予生命，我也剥夺生命。"我站起来开始来回走动。"我和你差不多同样强大。你伤害不了我。看见那个挂着你衣服的衣架了吗？我可以把它做成一件武器来保护我。你不介意我去拿它吧？"

"坐下。"他说道。

"我不想坐下，"我说道，"我想要那个衣架。"

"我想你不能拿那个衣架，"他说道，"请你现在坐下。"

"不，我现在想要回到我的房间里去。"

"我想这倒是个不错的主意，"他说道，"另一个不错的主意是把你固定在一个地方待一会儿。我们相信这会让病人感觉安全一些，能够更好地控制自己。"

　　我真不敢相信自己的耳朵。"把我固定在某个地方并不让我感觉好一些。"我在乞求他们，同时我也很生气。至少应该有人问问我怎样做才会让我感觉好一些。

　　"没有必要紧张，"他说道，"纪十室对束缚病人的规定与耶鲁精神病学研究所的规定有一点不同。如果一切都进展得顺利的话，也就只需要半个小时你就可以自由了。"

　　谁来界定什么是"一切都进展得顺利"？我心想。克里根的口气和表情不容有任何商量的余地——这又让我别无选择，只能逃跑。我就向外跑去，结果正好撞在了一名医务人员的怀里。我拼命地挣扎，但还是被捆绑在了床上，他们还在我胸前紧紧地绑上了一块床单。

　　纪十室认为把病人束缚起来是一种治疗形式。事实上，在我的病历记录中，克里根是这样写的："多使用束缚"。他们连续三个星期对我进行束缚。

　　由于他们认为我太捣乱，不允许我参加任何治疗小组的活动，所以我和其他的病人们几乎没有任何来往，而且大多数时候他们都让我远离其他病人。我通常都是坐在我房间里的那张小桌子下面呻吟着晃来晃去，在那些可怕的幻觉中胡言乱语。

　　很久以后，当我有机会看到自己的病历时，我发现那些医务人员实际上都很害怕我；事实上，我当时实在是太可怕了，以至于医院把我定为"医务人员特别护理病人"，这就意味着会一直有一名医务人员在我身边，监视我的一举一动。我在上厕所的时候有医务人员站在门外，而且厕所门不能锁上。我冲澡时可以用一块帘子挡住，但我的"照顾者"可以随时进来，把帘子拉开看看我是否正常。她真这样做过，而且让我感到非常害怕。

　　当我被允许在外面稍微走动一会儿的时候，我认识了一位叫詹姆斯的年轻大学生。很明显，药物的作用已让他变得极为糟糕，使他陷入了疯狂状态。他说他们把他束缚了三天。当我告诉他这不是我第一次住院时，他的反应几乎就像是，在我们短暂的友谊中，我莫名其妙地背叛了他。

　　"难道住一次院还不够吗？"他生气地说。

"住一次院就足够受的了，至少对我来说是这样。你要知道，并不是我自己选择要来这里的。我憎恨医院。我希望你的运气比我好，以后再也不会回来。至少有一件具体的事你是可以做到的：永远不再服用药物。"

"我简直不能相信你会让这种事发生在你身上。"他说道。

我耸耸肩膀。"那些杀戮实在是让我受不了。那些用我的意念进行的杀戮。那些罪行所引起的大脑的爆裂。你最近杀过人吗？"

可以看出詹姆斯在躲闪这个问题。"请你不要这样说话，这让我很不舒服。"

"好的。"我说道，而且从那次之后，我都尽力不再那样对他说话。

我只被允许使用塑料餐具来吃饭。有一次在吃饭的时候，我开玩笑地举起我的塑料餐叉对一位医务人员说，如果我想的话，我可以拿它捅她。于是我立刻就被捆绑了起来。

当我焦躁不安地在楼道里走来走去的时候，我就会被捆绑起来。

每当有人进出病房的时候，我都会小心观察，一扇打开的门总会让我有机会跑出去。我每次向外跑，医务人员都会把我抓回来。然后每次都会把我束缚起来。

当我说出我的有暴力倾向的幻觉时（这些幻觉包括要伤害医务人员以及其他人的想法。尽管我尽了最大努力，仍无法停止产生幻觉），我就被束缚起来。

事实上，我对我所感受到的任何事情的任何表达——恐惧、痛苦、不安、混乱、不切实际的想法——都会导致我被束缚起来。甚至连幽默都不被允许。我在非常艰难的情况下想诈唬一下或者说句俏皮话都常常被误解，最终都将导致我被捆绑起来。

我的朋友詹姆斯不能理解我为什么总是自讨苦吃。"你只需要按照他们说的去做就可以了。"他说道，"这有什么难理解的呢？你难道想要被他们捆绑起来吗？"

"不想。"我说道，"我想要的是逃出这里。这就是我总随时朝着门那里跑的原因。上一次我向下跑了一层楼梯。我不跑出去誓不罢休。大规模的失业和内向投射。"

他叹了一口气，"求你不要那样说话。"

出现这一问题的部分原因是我表现得像是一个接受精神分析治疗的病人。在琼斯夫人对我进行精神分析治疗的时候，她鼓励我心里想什么就一定要把它都说出来，无论它听上去多么疯狂——精神分析疗法就是这样。这是问题的关键，否则的话，她怎么能知道我心里在想什么呢？但是纪十室的医务人员不想知道这些。如果他们不能忍受我脑海中的那些想法，那他们为什么还要从事这一职业呢？一旦我说出我那些杂乱无章的想法，他们就要求我"暂停"。这种方式何谈"治疗"？他们这是想帮助我康复吗，还是他们只想让我能够进行适当的社交活动就可以了呢？总之，他们想传递给我的唯一信息似乎就是"好好表现"。

这是精神疾病患者面临的典型的困境。他们一方面苦苦地挣扎于想伤害自己或者他人的想法之中，同时他们又极为迫切地需要得到他们所威胁要伤害的那些人的帮助。这里的难题是：说出你心里的想法，那等待你的后果不堪设想；拼命地把那些想法藏在心里，那你将无法得到你所需要的帮助。

医务人员认为给我的药量不足，但克里根医生又不想超出奋乃静的最大建议用量，他让我开始服用安定。我讨厌安定——它让我感觉反应呆滞，而且也让我所有的思维过程变得缓慢迟钝。我几乎能够看到我那强大的思想正在岸边向我挥手告别。

有一天，我断然拒绝了服用安定。医务人员控制住我，然后对我进行了注射。我后来从我的病例中读到注射安定根本不会起到什么效果。安定根本就不是这种用法。即使是不知道这事儿，我也怀疑这个部门到底是在满足谁的需要。

克里根医生和纪十室的医务人员与我的父母取得了联系，之后我父母过来看望了我。（有一天下午，我无意中听到几位护士在谈论我父母为什么没有出现过："萨克斯的父母在哪里？"这让我感觉很是尴尬。尽管他们已经告诉我他们计划来看望我，但他们过了一个星期之后才来到这里。）让我惊讶的是他们带来了我的两个弟弟。他们的到来让我感觉很安慰，但同时我也感觉非常害怕。他们都从未见到过我这个样子。我觉得自己很没用，是个失败者。但是我不能告诉他们我的这种感觉，当然他们也不会来问我。在我们待在一起的时候，尽管他们努力地不动声色，但是他们似乎还是对我在法学院的生活落到如此地步表现得很吃惊，因为从我最初进入耶鲁大学到现在还不足两个月的时间。

我们被允许在一处专为我们家人预留的就餐区共进感恩节晚餐。像我们以往在夏天和假期里在一起的时候一样，我父母和我尽力妥当地相处，让我们的谈话尽量保持轻松，并限制在容易交流甚至幽默的主题上，但我的情况的严重性一直潜伏在我们双方的心中，它就像一个极有可能将我彻底摧毁的火炉。我们开玩笑说墙上的那些固定装置上都装了窃听器，而且我们的谈话有可能正在被偷听。我们的笑声在楼道里回响着。我的两个弟弟则相对安静一些，但我能从他们的眼神中看出他们感到有些困惑和害怕。

家庭治疗师将来有可能会写道，我父母没有太在意我的病情，而且似乎不愿意接受我的病情很严重这一事实。实际情况是，直至此时，他们所了解的仅仅限于我告诉他们的那些情况，而且当我们在一起的时候，包括这一次，我一直是千方百计地隐藏我的病情的严重性：我开玩笑，我大笑；他们也开玩笑和大笑，这让我非常开心。这是我们相处的方式，这是我们的习惯——每个家庭都有他们自己的习惯。这些轻率和不敬的表现使我们全家能在不让大家彻底崩溃的情况下聚一聚。

还有几个朋友也来看望了我。一天下午我的法学院的两位同学在听说了我的事情后过来看望了我。虽然我看得出他们不知道对我说什么才好，但他们的到来让我感觉既宽慰又感动。还有我在牛津时的好朋友山姆也来看望了我。他现在居住在纽约。当我给他看放在我床上的那些用来捆绑我的皮带时，他脸上的肌肉抽搐了一下并摇摇头。他理解我，这给了我勇气。在这里太容易让人感到孤独和寂寞了。所有那些关心我而且来到这里看望我的人让我有理由相信我是值得挽救的。

当然了，在我被束缚起来的时候，来看望我的人是被拒之门外的（但医院不会告诉他们我的这一情况，这是显而易见的）。有些人被医院打发走后认为是我不想见他们，但事实绝非如此。尽管这样，有人来看望我有时候也会让我感到很疲惫，甚至会让我心神不安。在有人探望的时候，我不得不集中注意力并打起精神来才能让那些恶魔远离我，而当朋友们和家人们离开我后，我的精神就会彻底崩溃。

我在纪十室住了一个星期之后，年轻的詹姆斯就离开了这里。随后我认识了两位新病人，苏珊和马克。我们几乎每天都可以在一起待那么一会儿（在我不被束缚或者没有试图逃跑的时候）。苏珊的年龄大约和我差不多，是一位贪食症患者。这是最近才被医学界发现的一个病症，但还远远没有被人理解——而且在大多数情况下，其治疗方法不外各种形式的"意识高于物质"疗法。

"我的医生说我只要不再大吃大喝，不再服用通便药物就行了。"苏珊说道，"解决我的问题很简单，她告诉我——只要停止这样做就够了。"

我想起当初我父母和汉密尔顿医生对我的厌食症问题说过同样的话。"你知道，我的看法是'你只要不再这样做就可以了'这种话通常是由那些根本就不懂的人说出来的。"

"这儿的人很讨厌！"我说道，"所以最好是到别的病区去看。我希望你会在那里得到你需要的东西，我真的希望是这样。"

马克还不足18岁，很明显他有某种器质性损害，虽然我不知道是什么造成的。他没有短期记忆（每次我们见面都得重新做一次自我介绍），处于长期混乱状态，说话有困难，而且也很难听懂别人对他说的话。他是如此讨人喜欢（又如此脆弱），而且太年轻，让人很难不对他产生一种母爱。他还只是个孩子，我心里想。每次跟他在一起都会让我感觉很愤怒，很想保护他。难道就没有他可以待的其他地方了吗——让人感觉更亲切一些，而且有可以更好地对他进行照顾的专业人士的那种地方？

有一天，马克告诉我医生已经为他安排进行通宵脑电图检查了，这一检查将为医生提供一个更加详尽的有关他脑波形态的图像。他对此几乎一无所知，他连续多天一直在抗拒做这一检查。（他的父母在哪里呢？我心想。）他绝对不可能理解医生对他做的解释。他所知道的只是他们要在他的头上安置许多电极，对他头颅里的大脑做一些可怕的事情，而且一直要做到第二天早晨才能结束。

"不用担心，"我尽可能地安慰他说，"放在你的头上的东西不是针——它们根本就不会伤着你，你不会有任何感觉的。它们就像是一些非常小的照相机，对你的大脑照相，医生们将看这些照片，这样做过之后将会帮助你感觉更舒服一些。"

"但是他们为什么要对我做这些呢？"他用颤抖的声音问道，"假如他们犯了错误，做错了，那可怎么办呢？"

"不会出现这种情况，"我说道，"他们知道他们在做什么；这样做能够帮助他们找到什么地方出了问题。"我感觉有一点虚伪——我非常肯定他们根本就不知道他们在做什么。"嘿，我们去玩扑克牌好吗？你喜欢玩什么游戏我们就玩什么游戏。"

与此同时，我入住耶鲁精神病学研究所时的那份"医生诊断证明"即将失效。这份证明允许医院强行将我留在这里十五天：这个时间一到，必将出现下面三种情况中的一种。第一种情况是医院将同意我出院，这正是我所期望的，但这种情况不可能出现。第二种情况是我可以签署一份叫作"自愿协议"的协议书同意继续留在医院，这就相当于我说，"好的，我同意留在这里接受治疗"。但这种情况也不会出现。第三种选择是医院来申请启动一个叫作"民事关禁听证会"的正式的法律程序。当病人坚持要离开医院，而医院则坚持该病人必须留在医院时，那么就需要在法官面前举行一次"民事关禁听证会"，该法官将做出最终决定。

摆在我面前的选择似乎非常明确：我会要求举行一次"民事关禁听证会"，请求被允许出院，然后，在法官认识到目前的情况多么荒谬之后，将理所当然地让我重返学校。

我爸爸妈妈说服了我不要采取这种方式，因为他们比我更清楚医院将会占上风。"不要这样，你要签署那份'自愿协议书'，埃琳。"我爸爸对我建议说，"你现在还不能自作主张，你肯定不希望在你的个人记录中有法官命令你留在医院的记录。"

我当时并不知道依据民法被迫留在精神病医院的后果将很严重，而且该记录将伴我终生。例如，许多的申请表（比如说参加律师资格考试申请）

都会询问申请者是否曾经依据民法被监禁过。那个时候我不了解这一规定，但迟早有一天我会对我无须在"是"这一栏打钩而感到高兴。所以，按照我爸爸的建议，我签署了那份"自愿协议书"。

后来，我得到了一个令我震惊的消息——纪十室，在未经我允许的情况下私自给法学院的教导主任打了电话，告诉学校我那一年将不能再返回学校了，而且也许永远都回不到法学院了。实际上，纪十室让我退学了。

当医务人员告诉我这件事的时候，我顿时有一种巨大的被出卖的感觉，这让我几乎喘不过气来。保密协议去哪里了？在他们眼里我还有自主权吗？好吧，我的确是有所退缩，但我还不至于不省人事。是谁竟然做出了这种事情？他竟然越俎代庖泄露只属于我自己的信息，毫无疑问，现在这件事已经被记录在我的学术档案中，而且还很可能用的是大黑粗体字。

我极度紧张，别无他法只能恳求父母给教导主任打个电话，向他说明我的情况，请求他允许我重返课堂。他们打了电话。我的父母可能不会相信我完全做好了返回学校的准备——毕竟他们并不是不现实的人，但他们这样做了，就说明他们对我是绝对有信心的，这在当时对我来说可谓是接到了一个强有力的信号。当然了，虽然有他们的支持，但由于不能忽视医院方面的信息，教导主任也别无选择，只能拒绝他们的恳求。但任何事情都不是一成不变的：第二年我还可以再去尝试。

正像克里根在我刚刚来这里时所许诺的那样，不久，我第一次收到了一份明确的诊断："伴有急性发作的慢性偏执型精神分裂症"。医生将我的预后列为"危重。"

就是这样——诊断结果出来了。我的一部分一直在等待这些词语，或者与这些词语类似的说法，等待了很长的时间，但这并没有削弱它们给我带来的沉重打击，或者它们对我的意义。

自从我进入大学（甚至很可能在此之前）以来，虽然我连续不断地遇到了许多困难，但我从未真正认为我是"得病"了——在范德比尔特我没有这样认为，或者甚至在我明显地出现幻觉的时候我也没有这样想。我十分确信每个人都会像我一样有一些非常混乱的思想、偶尔脱离现实的想法，也会有某种看不见的力量迫使他们做出具有破坏性的行为。但是区别在于，其他人只是比我更擅长掩饰他们的这种疯狂，并向世人展现他们健康而又能干的一面。我认为我所受损的是我失去了控制我的思想和幻觉的能力，或者说是避免把它们透露出来的能力。在阅读我能够找到的所有有关精神疾病的书籍的过程中，我不是在寻找与诊断本身相关的问题，而是在寻找对我的行为的一种解释。我想假如我能够找到其中的原因，那我就一定能够战胜它。我认为我的问题不是我变疯了，而是我太弱了。

在我第一次到耶鲁大学之前的那个夏天（那时我刚从牛津回到家里，而且有很多的时间），我在迈阿密图书馆发现了那本《精神疾病诊断与统计手册》。我把这本书从头到尾阅读了一遍。知识向来都是我的救星，但是通过认真阅读《精神疾病诊断与统计手册》这一书，我开始明白现实中有一些真相实在是太深奥，太令人恐惧了，很难让人理解。我很聪明，能够读懂书里的文字——那些定义、那些分支——我能够理解每个词语的意思。在某种程度上，我甚至可以说对这一学科的某些方面有了一定的理解。但是，理解和相信不是一回事；在任何一个有意识的层面，我拒绝承认这与我有任何关系。但是现在，我得到了这一书面形式的"诊断报告"。它意味着什么呢？

精神分裂症是一种让人彻底丧失与现实联系的脑部疾病。精神分裂症往往伴随着妄想和错觉，即坚定但错误的信念（例如认为自己杀死了成千上万的人）；还伴随着幻觉，即错误的感知觉（例如认为自己刚刚看到了一个拿着刀子的人）。语言能力和理智会变得混乱无序。预后是，我会在很大程度上丧失照顾自己的能力。我可能不会拥有自己的事业，或者无法找到一份带来薪水的工作。我可能无法与他人交往，或者与他人保持友好关系，可能不会有人爱我，或者无法建立属于自己的家庭——一句话，我将永远没有生活。

在当时，医学界对治疗精神分裂症基本上没有什么令人振奋的消息；没有治愈这种疾病的方法，有效果的治疗方案也是寥寥无几。除了几种在短期具有糟糕的副作用的、长期使用对身体有可怕的损害的抗精神病药物之外，患有精神分裂症的病人几乎是无药可医的。而且药物对某些人有效，而对另外一些人则无效。专业医生必须对其进行持续不断地观察并及时对药物做出调整。对我来说，曾经最重要的那种治疗方法——强化性谈话疗法——已不再受欢迎。

　　我一向很乐观地认为如果我心中的谜团得以解决，那么所有的问题便可迎刃而解；但现在我被告知我的大脑内出现的问题是永久性的，而且各种迹象都表明，那是无法治愈的。我的脑海中反复不停地出现"衰弱的""令人困惑的""慢性的""灾难性的""毁灭性的"以及"丧失"这些词语。这些词语还将不断出现在我的余生之中。**在我的余生之中。**与其说这是一份医疗诊断报告，倒不如说更像是一份死刑判决书。

　　接下来的就是精神分裂症这一整部神话的出现。多年来书籍和电影中所展现的像我这样的人既无希望又邪恶，或者说既无助又无可救药。这令精神分裂症患者在大众心目中显得过于神秘。当我大脑中的妄想和错觉对我来说变得比现实本身更真实时，我就会变得具有暴力倾向。我的精神错乱状况就会加剧，而且会持续更长的时间；我的智力便会严重削弱。也许我会在一家收容所结束我的生命，也许我会在一家收容所**生活**一辈子。也许将来会无家可归，成为一个被家人抛弃的露宿街头的拾荒者。我也许会成为城里人行道上的一位对路人怒目而视的人，所有推着婴儿车的体面的妈妈见到我都会避而远之。**离开那个疯女人。**我不会爱任何人，也不会有人爱我。我有生以来第一次真正地深深地懂得了什么叫作"心碎"。

　　在更早的一些时候，患有精神分裂症的人被认为要么是受到了神的诅咒，要么是受到了神的眷顾。在某些文化中，"幻想家"是受到敬重并享有很多特权的；在另外的一些文化中，他们就像是麻风病人一样被躲避并被逐出社会群体。不过在最近，一本 20 世纪 30 年代的护理学教材列举了一系列发人深思的（虽然未必完全是这样）引发精神分裂症的详细清单：战争、婚姻、自慰以及宗教复兴。

　　精神分裂症的发生在历史上往往被归咎于家庭的原因。根据一百年以来的学说，我的疾病是对我父母的控诉。几年以前，一位很受人尊敬的精神分析师创造了"致精神分裂症的母亲"这一术语。这样的母亲（毫无意外地）被描述为冷漠、自傲、怀有敌意，而且排斥他人，这些特征与我的母亲完全不符，或者与我对我母亲的感受完全不符。而另外一个理论认为，当父母将孩子置于一种所谓的"双重束缚"的境地时会引发精神分裂症。"双重束缚"是指让孩子接受完全相反的信息，如"过来，走开"，或者"你真是一个可爱的小女孩，但你真是太坏了。"

当前有关精神疾病的起源的各种理论对家庭感染这一观点持有怀疑态度，甚至完全排斥，这些理论的研究者将注意力放在了患者的脑部化学物质之上。对人类基因组工作原理的研究则将重点转移到了疾病的遗传易感性上面。和许多家庭一样，在我的大家庭里面也有人有严重的精神疾病。

男人出现精神分裂症的时间往往与女人有所不同。对男人来说，精神分裂症往往出现在十几岁或者 20 岁出头的时候；对大多数女人来说，症状出现得晚一些，通常是 25 岁左右。但是，在这一疾病真正显露之前，有一个叫作前驱症状的阶段。在这一阶段，所有留意观察的人都会注意到这个人的一切都出了问题，病症开始慢慢地显现出来了。我自己的前驱症状阶段可能发生在我参加"重返行动"期间。当然了，那次在从学校返回家中的路上听见房屋向我发出可怕的信息的经历显然是一次预演。但是，从疾病开始显现到得出诊断（得到治疗）之间的时间可以从几个星期到几年不等，就像我的情况一样。最近的研究表明，及早得到诊断（这样就可以在症状尚未明显的时候得到治疗）有助于获得更加积极的结果。研究人员现在已经开始探讨在患者的行为变得具有破坏性和性格变孤僻之前——或许甚至在他们第一次出现精神错乱之前——就对这些年轻人进行干预的好处。

问题是无论单独来看还是总体来看，许多前驱症状都是许多健康的青少年在青春期正常发育的过程中的正常经历：睡眠不规律，注意力不能集中，紧张或焦虑的模糊感觉，性格变化，或者还有回避参与同伴们的社交生活。父母往往在他们的孩子被确诊之后发现，他们的孩子已经出现过很明确的前驱症状阶段了，在这一阶段之中，他们曾怀疑他们的孩子是否患有抑郁症。在今天，医生会让十几岁的青少年和成年人都服用抗抑郁药物来消除他们的这一部分的疾病。回想过去，对我来说，"重返行动"通过给我大量的关怀和鼓励起到了类似的作用；否则的话，我可能当时就会变成一个郁郁寡欢、害羞的青少年，并退缩到我自己的世界中去。

　　把问题说得更复杂一些，精神分裂症在临床实践中往往与双相情感障碍症（过去被称为躁郁症）相混淆，或者经常与分离性身份识别障碍（也叫作多重人格障碍）相混淆。针对这些疾病的治疗方法千差万别。而无法确诊或者做出错误诊断的可能性极大。

　　我的病没有被及早发现；没有及早地得到治疗。我在黑暗中跌跌撞撞地摸索了许多年，一边手中紧握我的亚里士多德，一边尽我所能地继续着我的生活，直到后来我有幸获得琼斯夫人的智慧和引导，并且看到了未来的希望。但是，克里根医生的诊断报告宣布了那些日子已经正式结束了。

　　所有纪十室的人都认为我下一次住院将是几年之后的事，而不是几个星期或者几个月之内。我不相信他们的话，但我对此闭口不谈——坦率地说出我的想法好像对我没有什么益处。我父母和我都考虑了波士顿和纽约的医疗条件，但最终我主张要重返耶鲁精神病学研究所。这样我就可以待在纽黑文，而且离学校很近，实际上，从研究所到法学院只不过是向下走很短的一段山路。也许我甚至能够去旁听一两门课，以为下一年返回学校做一些准备。也许我还可以去培育之前与几个刚刚开始交往的朋友的那点友谊。

　　在纪十室的那三个星期是艰难的。我疲惫不堪，经常用药，对接下来会发生什么事情感到恐惧。因此当我爬进即将带我离开这里的救护车的时候，我感觉非常宽慰。在纪十室发生在我身上的事情没有一件是令人鼓舞或者对我有帮助的；事实上，在这里所发生的大部分事情都是不人道，不起作用的。虽然，在耶鲁精神病学研究所的治疗经历也非常不愉快，但是，不知为什么，那里依然让我对我所向往的那种生活抱有一些希望。尽管希望渺茫，但它已是我的全部。

第十三章

　　回到耶鲁精神病学研究所之后，我遇到的第一个病人是埃里克。他是常春藤联盟大学的毕业生，年龄比我略大一些。他也曾经在纪十室待过。"我一年多以前在那里住过，但他们让我出院了，"他对我说，"我真希望他们当初把我留在那里，然后他们可能会把我转到这里来，就像他们对你的安排一样。我骗过了他们，让他们认为我好了。然后我就回家了。然后我杀了我父亲。"

　　我认为我是听错了，"对不起，你做了什么？"

　　他点点头，"我掐死了他。"

　　我被吓得目瞪口呆，而且感到毛骨悚然。真的掐死你的父亲？用手来真的杀死一个人？这可是绝对不同于拥有可以杀死人的想法。那些独立的存在体都是借用我的手采取行动，但埃里克似乎就是他自己的那个主体。

　　我父母从迈阿密赶来参加了我的治疗工作组的第一次会议——工作组成员包括医生、精神分析师、社会工作者和护士。当他们问到有关我和我弟弟沃伦的关系的时候，我停止晃动和哼唱，并花了很长的时间来纠正那位询问我的医生的语法错误。"不对，应该是'在你和我之间'，不是'在我你之间'。"我现在可以想象出（但在当时我绝对意识不到）爸爸妈妈目睹着他们的女儿日趋恶化的崩溃表现无疑是一种巨大的折磨。

　　我被安排在了耶鲁精神病学研究所的重症监护项目中。我将待在一间很小的病房中。病房中有一位医务人员和一两位其他病人。我吃饭时要和其他人分开（他们禁止我在食堂和他人交往），晚上我在一间被锁住的隔离室睡觉。而且医院不允许我穿鞋。这样的话，假如我逃到楼外，医务人员就能确保我不会跑出太远。屋外，新英格兰的秋意越来越浓，天气正在一天天地变冷。

在入住耶鲁精神病学研究所的前三个星期里，我依然与在纪十室期间一样精神错乱。他们加大了我的用药剂量，让我按照奋乃静的最大建议剂量服用。不服用安定——这似乎表明医务人员只让我服用治疗我的精神错乱的药物，而不再混着其他药物。

尽管如此，我的那些幻觉也从未停止过。墙壁在倒塌，烟灰缸在舞动；我一度钻进一间壁橱，并邀请重症监护项目的其他病人也进来与我一起庆祝"乔迁"，我就这样在笑声和胡言乱语中度过了那个下午。我完全沉浸在幻觉之中，我警告所有人（主要针对那些医务人员）我可以用我思想的力量给他们带来巨大的恐惧和灾难性的毁灭。

让我难以置信的是，无论我说什么或是威胁什么，我都没有被捆绑起来。如果我表现出某种暴力的冲动，医务人员便鼓励我撕扯一本杂志；如果我仍然不停止暴力冲动，他们便把我送入隔离室，离开其他人。我的行为与我在急诊室时的行为没有任何区别，或者说与我几个星期之前刚刚来到耶鲁精神病学研究所的行为没有任何区别，或者说与我在纪十室的那三个星期的行为没有任何区别。但是不同的医院和部门对这一行为的反应则是有区别的。很显然，我是否要被捆绑起来这一问题更大程度上取决于我当时是在什么地方，而不是我的行为表现如何。

自由让我获得了一些益处，但没有了个人隐私又抵消了我得到的这些益处。他们几乎把我与所有其他病人隔离了起来，但又不允许我单独一个人待着。这也许是重症监护项目的规定——有专门的医务人员与我形影不离，那人一直在我身边观察我，听着我说话，无论是在我吃饭的时候，在我睡觉的时候，在我和朋友打电话的时候，还是在我和我的家人见面的时候，她都是如影随形。一位医务人员在门缝中塞入一条卫生巾以便让门始终略微开着一点，然后就坐在外面等着。还有一位医务人员甚至在我冲澡的时候也看着我。

他们不仅把我的鞋拿走了，而且还不允许我在晚上穿袜子，无论病房里有多么冷。我想象不出我会怎样用袜子伤害自己，但很显然，医务人员一定是见到过别的病人用袜子伤害过自己，所以不允许穿袜子，即使这意味着我在夜里冻得浑身发抖。

我服用着大剂量的抗精神病药物，参加几个治疗小组的活动，每周还有三次的单独治疗——我的治疗处于非常饱和的状态。但是没有什么灵丹妙药，有的只是精神病病房中天天都一样的枯燥乏味的日常生活，而这次住院则更让人沮丧。老旧、破烂不堪、狭窄的楼道，墙壁上发黄的油漆，还有那从来都照不进一丝阳光（阳光也弱得可怜）的格状窗户。无论是白天还是黑夜，我的照顾者都一直跟着我，从不允许我到外面去呼吸一点清新凉爽的空气，或者改变一下环境。我在病房里没有结交一个朋友。其他的病人也根本不与我交往，没有人打破我的孤独，就连埃里克，那个杀死他父亲的校友，也回避我——他算老几，我心想，还回避别人？自从我进入牛津大学以来，我还没有感到如此孤独过。日复一日，每天都一样，而且会持续很长的时间。我会在漫长等待中变得无精打采；我的头发会在这里变白。我知道，我曾经拥有的每一个梦想都将淹没在这丑陋的黄色墙壁之中。

后来，不知是什么突然让我一下子开窍了。我知道了，我知道了。在我与那扇通往外面的门之间的唯一障碍就是我自己。我只需要停止这样做就可以了。停止说出那些幻觉，哪怕它们就在那里。停止喋喋不休地胡言乱语，哪怕到我嘴边的只有这些词语。不要说，不要说，最好保持沉默。停止反抗，好好表现。住在精神病医院本身就是乱弹琴，我心想，我是一名法学院的学生，不是一个精神病病人。我要重新回到我的生活中去，真该死！就算需要我把舌头咬出血来，我也要重新回到我的生活中去。

当然了，实际发生的情况是，在服用了几个星期的药物之后，我的精神错乱开始消失。也许我还不能阻止那些想法进入我的大脑，但我可以对它们进行组织整理，可以不把它们说出去。很好，我有改善了。

过了大约一两个星期的时间，医务人员才注意到我的改善——在我看来这时间太长了——到他们最终确认之后又过了一个星期，我才得以离开特别护理病房并得到更多的优待。我可以穿着袜子睡觉了，我可以安静地使用厕所了，我可以不被人监视着洗澡了。

是的，是的，我完全同意他们说的，我需要治疗。"但不是在这里，也不是这种方式。我要回到英国去，"我说道，"琼斯夫人知道怎样做会让我好起来。我可以在那里和她一起合作进行治疗。"

我的请求遭遇到的是面无表情和摇头否定。耶鲁精神病学研究所的医生们不喜欢我的这一想法，他们不同意放弃对我的治疗的控制，并将我转交到一个英国女人手中；在他们看来，这个女人有可能都不知道自己是在做什么。

像我的态度转变得那样突然（而且还很有效）一样，接下来发生在我身上的事情也同样让我感到突然，但是方向相反了。事实上，这些事情也属于案例研究的一部分——在一定程度上——观察大剂量服用药物所带来的情绪的上下起伏以及由此而产生的复杂的生化反应。大剂量的抗精神病药物让我的精神紊乱有所缓解，但我变得极度抑郁，而且感觉到我那有限的精神能量和注意力也已从我的身上溜走。突然间，我连病区电视上播放的最简单的情景喜剧都看不了了，有时候还不能辨认我几天前还在读的一本书中的文字了。他们对我做了一次智商测试，我在口语部分的得分是"微弱正常"，在量化部分的得分是"智障边缘"。不是我不努力——我就是不能正常发挥机能。我根本无从得知精神错乱之后产生抑郁是正常现象；我只知道我又开始后退了。我给父母打了电话，请求他们把我从医院带走。"又全都乱套了！"我哭喊道。

他们答应提供帮助，再次开始寻找另外一家住院时间可以短一些的医院。我父母甚至联系了凯伦，我大学一年级放假后的那个夏天曾经看过的那位治疗师，她现在住在费城，她建议我到费城的一家医院看看。我想起了多年以前她曾经对我说过的那句话："你确实需要帮助。我只想让你知道，在你认为你已准备好接受帮助的时候，你可以，而且你应该回来找我。"

耶鲁精神病学研究所的医务人员做了他们所能做的一切来说服我不要离开医院，不要去费城，也不要去英国。他们说他们会把我转到开放式病房，给我提供更多的优待，我甚至可以拿回我的鞋子。我婉言谢绝了。

在我来到耶鲁精神病学研究所的 5 个星期之后，我的父母过来把我从医院保释了出来。他们把车停在车道上，把我的所有东西装入后备厢，然后我们一起驶离了纽黑文。我感觉很安全，很宽慰，甚至有一点乐观。如果我闭上眼睛，我几乎可以想象我又成了一个小女孩，安全地坐在车里正在和我的爸爸妈妈一起去旅行。但这次的旅行不是去迪士尼乐园，而是从一家医院到另一家医院，而且我还离开了我的法学院。尽管如此，这一天仍然是让人愉快的一天。

虽然宾夕法尼亚医院研究所是美国最老的精神病医院，但它的外观看上去比耶鲁精神病学研究所更漂亮一些。它位于一个处于严重衰落阶段的社区的中心，但其建筑光彩夺目，拥有很高的拱形楼顶，大理石地面每天都被擦得锃亮。假如治疗中心有一个食物链的话，那应该说我好像上升到了该链的顶端。虽然我仍然在努力地摆脱抑郁状态，但我已不像以前那样精神错乱了（这多亏服用了大量的奋乃静）。我开始认为我在宾夕法尼亚医院研究所住院的时间也不会超过一两个星期，但结果我在这里待了3个月之久。

将要为我看病的医生是米勒医生，一位个子不高、身材圆乎乎的心理分析师。他有着热情的中西部人的那种率真并喜欢用"棒极了"这类词。他很讨人喜欢——这是一件很不错的事情，因为我们每周要见六次。此外，我每周还要约见以前那位来自迈阿密的治疗师凯伦，每周见一次，每次几个小时。和凯伦的见面不在医院，这让我非常高兴。事实上，医院给了我最高级别的优待，我可以在一楼独自一人随意活动。

像其他精神病医院一样，宾夕法尼亚医院研究所也为病人提供小组活动的机会。在我到达医院的第二天，我参加了美术治疗法的评估活动。由于不是什么画家，所以我想怎样画就怎样画了——画了一个粗线条人物和一棵树。"画得太好了，这是很有原始味道的作品！"治疗师惊叹地说道。自那之后，我几乎没有参加过什么小组活动。

相反，我把时间花在阅读那些法律书籍上，为下一年重新返回学校做准备。在我离开纽黑文之前，我已经得到了相关课程的要求和指定的阅读材料，所以我每天都埋头苦读这些资料以便到时候能够有足够的准备。因为我想回学校去。无论是否能对我做出诊断，我都要返回学校去。

对很多人来说，拥有两位治疗师可能会让人感到很困惑，因为即使是他们都怀有最好的愿望并采用最开放的交流，他们都有可能会互相踩脚。但我喜欢这样的安排，而且我也喜欢他们这两个人。我很快就发现这将是对我非常有好处的一种安排。米勒医生是决定我何时可以出院的医生，所以，在应该透露我的哪些心理活动这一方面，我尽力做到小心谨慎：我要从医院出去，而他就是法官和陪审团。然而凯伦没有这样的权利。因此，我可以更无所顾忌地告诉她我在想什么——我那些怪异、令人恐惧的梦，以及我的那些不间断的暴力想法。

然而，我第一次到凯伦的办公室可谓是一出充满错误的喜剧，但实在是不太好玩。出租车司机找不到凯伦的住处，对此我也无能为力。我们在费城兜来兜去，在几家加油站停下来问路。当我们最终到达的时候已经比约定的时间晚了一个多小时，而且我也彻底疲惫不堪了。我颤抖着敲响了凯伦的门。

"谢天谢地，你终于到了！"她说道，"我刚刚挂断了你父母的电话，我还说你一定是逃跑了，现在在我们开始之前，我必须马上给他们打个电话回去，他们都急死了！"

在刚刚开始的时候，米勒医生和我大多是交谈我都有过哪些经历以及我怎样应对日常生活，但我们的谈话很快就转移到心理分析上了。我甚至躺到了沙发上并且开始做梦了。此外，我还和他谈了很多有关琼斯夫人的事情，并告诉他我是多么想念她。

"那你为什么不给她写信呢？"有一天下午他对我建议说，"或者通过电话跟她说话？你不认为那样也挺好吗？"

我简直不敢相信。因为我本以为他有可能会像耶鲁精神病学研究所那样设置某种障碍，阻止我和琼斯夫人联系。"绝对不会那样，"他说道，"我认为和她进行联系是件好事。"

在他的支持下，我字斟句酌地给琼斯夫人写了一封信，询问她是否同意我们安排一次越洋电话。让我感到非常欣慰的是，她给我回信同意了我的请求。

当我在电话中听到她的声音时，我的心情万分激动——但随后我又感觉非常悲伤。自从我们最后一次相见到现在已经发生了如此之多的事情，但大多数是令人伤心的。我感觉好像辜负了她的期望。我告诉她我是多么想念她；她说她也想念我。"琼斯夫人，你觉得我可以过去看望你吗？也许这个夏天？"

她的回答中没有丝毫的犹豫。"当然可以，埃琳，"她说道，"我认为这完全可以，那简直是太好了。"

这又让我高兴了起来——现在我又有盼头了，我了解并且信任的人又将帮助我制订我的计划了。我开始理解我每次想念她时给我心中带来的深深的痛；那一天我离开她时，我是如此悲痛，如此的精神错乱，以至于我们都没有像样地说一声再见。我当时没有做好分手的准备，也无法找到恰当的词语。或许这一次，我将能够以一种我能够接受的方式和她道别，这样的话将能够让我不再总想着过去，能够让我重新向前看。

虽然有很大的副作用，但我必须承认奋乃静还是给了我很大的帮助。尽管如此，我仍然和往常一样急于摆脱药物。凯伦也极其反对药物治疗，我的父母也反对使用药物，所以米勒同意我们可以尝试着摆脱药物，但要慢慢来。

尽管他是在很小心地减少我的用药量，但我很快就感觉到了效果。我那没有表情、面具般的面孔放松了下来，恢复到了原来的样子，我也再没在楼道里拖着腿来回乱走。我感觉头脑不像以前那么模糊不清，对我周围正在发生的事情有了更多的察觉。"你似乎比以前更生我的气了。"米勒说道。在我们的治疗过程中，我曾经有两三次在还没有正式结束之前就离开了，这让他有些担心。

"我能应付得了，"我不耐烦地说，"我们就这样继续下去吧。"

两个月之后，除了吃一点帮助睡眠的东西，我完全摆脱了药物。到三个月的时候，我成了这个病区的老病号。事实上，医护人员有时候在病区会议上向我咨询新来的病人的情况——哪一位病人表现不错，哪一位病人需要留意，谁更有资格得到特殊待遇。我不太喜欢我扮演的这一角色：我是他们的同事吗？我还是一位病人吗，如果是，他们为什么要信任我呢？而我又能信任他们当中的哪一个呢？我倒宁愿完全脱离这一角色。但我又很清楚我的一举一动仍然受到他们的严密监视；如果他们征求我的看法时我不配合的话，我知道我就会为此付出某种代价。有一次，当我在走廊里走动的时候，我跳起来去摸天花板，看看我是否能够摸到它——随后我立即停了下来，并对假如有人看见了不知道将发生什么事情这一点感到惴惴不安。我曾经受到过书面警告。我对被监视的恐惧绝不是偏执狂。他们的确在监视着我，这一风险是真实存在的。

到四月初的时候，我基本上可以离开宾夕法尼亚医院研究所了。我又一次请父母帮着我离开这家医院。"你不认为你应该等到米勒医生认为你可以出院的时候再出院吗？"我爸爸问道。"不用，"我说，"此外，他告诉我他要外出度假两个星期。我现在就想离开医院。"

米勒建议我，在他离开医院的这一段时间我可以考虑回到自己家里——我想有点类似特殊休假——然后再回到开放式病房待一两个月。开放式病房有一位我很信任的护士，我就此咨询了她的看法。"假如我的病都好了，而且可以出院了，那我为什么还要回来呢？"

她对我的问题思考了一会儿。"依我的经验，就怎样对病人才是最合适的这一问题，医生比病人要知道的更多一些，"最后她回答说，"所以，我认为，假如我是你的话，我就会回来。"

但是我父母认同我的看法——假如米勒真的认为我的病好到了可以让我独立在家待两个星期的话，那么我就好到可以永远离开医院的地步了。医院的工作人员对这一问题没有多大的兴趣。最终形成的计划是：米勒离开医院的那一天我也离开医院。我的出院报告单写道"违背了医嘱"。

最后那天我提着手提箱走在医院的楼道里的时候，一位每天都来病房的健壮英俊的监管人员看到了我。虽然在我整个住院期间我们从未说过一次话，但这次他热情地冲我微笑，并对着我的手提箱点头说道，"好极了，可以出院了。"

我以同样的微笑回应他说，"谢谢你。"然后就走出了医院，融入了晚春明媚的阳光之中。

然而，在开往费城机场的出租车里，我那种终于逃离了医院的感觉远远超出了我所能承受的范围。我现在孤独一人，没有人保护我，当各种情绪一个接一个地堆叠在一起时，我立刻就被它们吞没了。这些情绪顺利地躲过了每一道门的看守，我的各种幻觉蜂拥而入——全部都是一些偏执的妄想，还有一条来自某个人、某种东西的无法抗拒的强烈信息：我是某个庞大而又错综复杂的、与天空中的生命有关的阴谋的中心，这个阴谋可能会涉及我即将乘坐的这架飞机。但我的脑海中从未出现过想返回医院的念头。我咬紧牙关，用尽全身力气把我的注意力全部集中在我认为是真实的东西上，顽强地登上了飞往迈阿密的航班。**一定要挺住，一定要挺住。**和以往一样，这次飞行一帆风顺。

那一年的五月，我回到了家里，就像其他年轻人一样在学年末离开学校回家一样。前一年9月至那年的5月——自从我一边玩耍着一根电话线做成的腰带并胡言乱语地说着我是即将让世界灭亡的参与者，一边走遍耶鲁大学的校园以来，已经过去了一整个学年。现在我又一次回到了家里，完全离开了抗精神病药物，而且多少有些正常的行为功能，虽然只是在某些日子可以勉强对付过去。有些日子好些，有些日子差些，但差的时候更多。有一天我和我弟弟还有弟妹去了海滩，那里的阳光和炎热几乎让我退缩。没过几分钟我就深信来到海滩的每一个人都是来伏击我的——他们认为我邪恶，而且杀死了很多人。我肯定，假如我突然移动的话，他们就会向我扑来并杀死我。我像一块木板一样坐在我的浴巾上，离海水很近，默默地祈祷他们不要发现我。我真希望我当时随身带有一支手枪，这样的话，万一我受到攻击，我就可以保护自己。

多年的疾病已经对我产生了很大的影响。我必须要坚持把真实的东西放在一边，把我的那些幻觉放在另一边，这种无休止的努力让我感到疲惫不堪，而且，被确诊为精神分裂症已让我奇迹般的治愈或恢复的希望彻底破灭，我常常有一种挫败感。我辜负了我的家人，让他们蒙受了羞辱。我真的怀疑我是否还能有什么出息。"也许现在已经太晚了，"我说道，"也许我应该对我的生活实事求是一些。"

"你要停止这样想。"我爸爸坚决地说。在他说出他的下一句话之前，我就知道我要听到的是我熟悉的"振作起来，坚强起来"这一席话，他的这一套老生常谈我过去经常领教。"这不是癌症晚期，埃琳——即使是被确诊为癌症晚期，很多人也都顽强地挺过来了。与此相比，你的病只是小意思。只要你采取正确的态度，你就能够战胜它。不要总是这样自怨自艾！"

如果我是我父亲，我不知道我会怎样做——我不知道在同样的情况下我是否会对自己的孩子说出同样的一番话。我有病，这是事实，而且这种病正在毁掉我的生活——他怎么能总是（或者说只是）用鼓起勇气、坚强起来这些话来面对我的病情呢？难道他就不明白吗？

但当时我不得不做出让步，表示同意，我也有可能会对我的孩子说差不多类似的话——因为这反映的是我从小到大所接受的教育：智力与自律相结合能够战胜任何挑战。大多数时候，这一信念对我有很大的帮助。问题是，这需要假定当前的智力是完全起作用，有能力的——但专家们告诉我，我的大脑有严重的问题。我的大脑和我的才智是一回事吗？我能否在紧紧抓住其中一个不放手的同时又承认另一个有很大的缺陷呢？我很讨厌爸爸为我制订一个我有可能无法达到的目标，但他的观点对我来说就意味着一切——他相信我能够战胜它。

我从我所认识到的现实中寻求安慰：我已经远离了医院，远离了药物。我又开始读起了亚里士多德，而且还可以读懂。而且我即将返回法学院。我要重返法学院的决心不在我的幻觉之列，而是那个真正的我的一部分。我坚信我能够重返法学院，而且能够完成我的学业。我相信这才是那个真正的我，这绝对不是什么幻觉。

若想重新返校，按照大学的政策要求，我需要面见该大学的健康精神病学系主任。像我以往所做的一样，我在这一考验到来之前努力学习：我研究了这位系主任以及他所写的每一篇文章。一个很奇妙的巧合是，他所发表的论文中有一篇涉及校方官员对曾经患有精神疾病但又申请重返学校的人应该询问的问题。我真不敢相信自己居然这么走运——或者说这就是命运？我不关心这到底是什么，我只是反复地练习着回答这篇论文中所提出的问题，当然了，这些问题就是他们会询问的那些。

让我感到宽慰的是，我听说我的医疗记录没有从医院转到学校；就我所知，耶鲁大学一方没有索要我的医疗记录，我当然也没有主动提供。我有没有任何症状？他问道。我认为我能承受学校的压力吗？假如我开始感觉不好，我可能会怎么办？我当时非常紧张（我前一天晚上没有睡好，我必须紧紧地合拢双手并放在我的膝盖上以便不让他看出我在发抖），我没有必要去撒任何谎。我只需要在不伤害自己的情况下尽可能地让我的回答接近我的真实情况。总之，我告诉他，"只要我每周有四天可以约见我的精神分析师，我肯定自己能够妥善处理任何事情。"学校又准许我重新入学了。

我下一个需要跨越的困难是即将来临的到英国去看望琼斯夫人的旅程。尽管旅行对我来说是一件很艰难的事情，尽管保持良好的状态会给我带来很多的挑战，但我坚信我的这次旅行将是充满希望的。也许我们的再次相会正是我所需要的我的正常生活的助推器。

再次回到牛津的感觉有点怪怪的。那里是一片绿色，枝繁叶茂，而且非常静谧，它看上去以及它给人的感觉与迈阿密有很大的不同。詹妮特把我曾经住过的地方出租给了一位租户，所以我住在了她家附近，一家供应早餐的旅馆。能够与她在一起，而且能够和聪明漂亮的小莉薇聊天真是一件令人愉快的事情。

在接下来的一两个月的时间里，我每周见琼斯夫人三次。我再次回到了她那简陋的房子里的那间熟悉的办公室，舒展四肢躺在沙发上，完全不用担心我脑子里会出现什么念头或者会说出什么事情，这让我感到无比的宽慰。我向她讲述了医院对我施加束缚以及服用药物的事情，以及每经过一个阶段的治疗我都感觉丧失了更多的自我的恐惧。我向她讲述了我的那些幻觉以及那些超出了我的控制能力的无比邪恶的力量。我是一个恶毒的人，我是一个坏人，我是世界的毁灭者。

她没有害怕，在她看着我的时候，她的眼神中没有恐惧。她不批评我，她只是倾听，然后就她所听到的对我做出回应，告诉我她认为那是什么含义。而且她也不是十分认同精神分裂症这一诊断（虽然她也承认存在这些症状和行为，无法完全否认它们）。"不要把重点放在这上面，"她说道，"不要用那些甚至连很多训练有素、极有天赋的专业人士都不是完全理解的观念来界定自己。"她认为通往理解的最佳途径是精神分析。生物学不会对此起到什么作用，所以药物也不会对此起到什么作用。

在我又要再次离开牛津返回纽黑文的时候，我对自己充满了信心。这一次离开琼斯夫人没有给我带来巨大的悲痛。她永远都在那里，我们将保持联系，我还能回来看她。现在只是到了我该回到我按部就班的生活中的时候了。

那个时候，我是不可能知道这将是我最后一次见到一个身体健康的琼斯夫人的。第二年，她遇到了一场恐怖的摩托车车祸，需要做气管切除手术。在随后的几个月中，她一直处于昏迷状态。在她重新恢复意识时，她的身心都已受到了严重的伤害；事实上，她被诊断患上了创伤性帕金森症。在她的丈夫勃兰特医生写信告知我所发生的这一切之后，我以最快的速度回到了牛津。我所看到的情况令我惊恐不已。她脸色苍白如纸，极度虚弱，不停地哆嗦。她伸出她的手，说出了我的名字。"我爱你。"她说道。

一年之后，我再次去看望了她，看到她已变得脆弱、瘦小，这让我极为震惊。她将永远无法再恢复健康了，她将永远不能回到从前的那个她了。我感到非常紧张，我开始向她讲述我在法学院的第二年是如何如何的成功以及我对我的将来的计划。令我惊讶的是，她开始哭了起来。"哦，琼斯夫人，你怎么了？"我问道，"我说的什么话伤着你了吗？"

"对不起，"她小声地哭泣道，"但我不记得你是谁了。"

在我结束这次短暂的会面转身离开她的时候，我突然发现她是那么的美丽。

几个月之后，她去世了。失去她给我带来的悲伤深深地扎入我的灵魂。她的去世无论从哪个方面说都无异于亲人的离去。多年以来，在我所经历的所有事情中，琼斯夫人的存在，她就在她的房间里、就在那间办公室，给了我极大的鼓励。她对我的理解无人能及。

第十四章

开学前几天，我回到了纽黑文，准备开始接受一位新的医生的治疗。他是由耶鲁精神病学研究所的一位医生推荐的耶鲁大学资深教授，名叫约瑟夫·怀特。 怀特教授不仅在精神病学领域美名远扬，而且在人文学方面具有很高的造诣。他在重症病人的治疗上拥有丰富的经验，更是"谈话疗法"忠实的笃信者。简言之，我有各种理由相信我会得到很好的治疗。

精神分析疗法很明显不应是治疗我的病情的首选方案，耶鲁精神病学研究所大部分医务人员都警告我不要采用这种疗法。他们认为精神分析会造成退化，而我已经退化得太多了。心理疗法加上药物治疗应是不错的治疗方案。他们认为，我需要加强心理防御，不是躲于其后或将其拆散。

可对我而言，精神分析是唯一有意义的治疗方法。在英国时我病得那么厉害，是精神分析使我远离医院，同时，我还获得了牛津大学的学位。而在美国，我的病情同在英国时一样，我却不得不住院治疗，被捆在病床上，被强迫吞咽令人作呕的抗精神病药——我一年的时间就这样白白流逝。我父母也为此花去几千美元。我的医疗保险只够支付一个月的住院治疗费用，而这只不过是花销的皮毛。我可能是疯了，但我并不傻，我要使用曾经有效的治疗方法。

我第一次与怀特医生见面是在耶鲁医学院附属社区精神卫生健康中心（此中心是为那些不能支付私人医生费用的人群开设的，不过我是作为他的私人病人就医的）。作为某一部门的头目，怀特负责督导住院医生的工作。

怀特医生的办公室坐落在一处不起眼的灰色二层小楼里，初次见面，我一下子就喜欢上了房子的主人。怀特医生长得相当体面，有着父亲般的威严。从那时起，他给我的印象始终就是个典型的耶鲁教授。我们决定每周治疗 4 次。

与琼斯夫人采用的克莱因式分析法不同，怀特医生属于更典型的弗洛伊德流派。克莱因式精神分析快速而且深入，直切事情要害；而怀特医生更多的是注意我的防御机制。这些心理防御工具可以让我们不去想那些令人痛苦的事情和情感。琼斯夫人会迅速注意到我的思维和情绪；而怀特医生更主要审视我如何不让某些想法制造麻烦。琼斯夫人讨论我的妒忌；怀特医生则说我羡慕别人是不让自己嫉妒别人。他会等待，倾听，偶尔说一两个字后继续等待，倾听。可是在相对的沉默之中，什么也别想逃过他的眼睛。而且他会设置界限。

"埃琳，我要你停下来，不要走来走去。"某天下午怀特医生说道。

"为什么？"我问，一方面我真的很好奇，另一方面，我的抵触情绪上涨，"我走来走去也可以照样交流。"他摇摇头说："不行。我要你说的是你的感受而不是要你的行动。"他的声音并不严厉，也没有生气的表情。他不慌不忙，运筹帷幄，和我讲话就像对一个在教室里乱动的学生一样，如果学生不专注就会错过教学内容。怀特医生很早就意识到我是一个固执己见的人。我的主见，虽然让我不时地获益，但是也会带来麻烦，尤其是它们会让我去做一些具有破坏性的事情。

和怀特医生安排好我的治疗之后，下面就是处理学校的事宜，以及如何解释去年不辞而别的尴尬的故事。因为之前我想在华恩夫特做义工有不愉快的经历：不分时间和地点地讲真话，结果会让我在社交或职场上碰壁。所以我编造了一个故事：说我在离校的这一段时间里，思考了法学院是否真的适合我。我的说法得到了认可，可是每当有同学说钦佩我能够花时间考虑是否适合读法学院时，我就觉得自己像个骗子。在一个秘密上堆砌谎言不是件令人感觉良好的事，可保护患精神疾病的隐私也是有代价的，我情愿付出代价。

尔后，开始上课了，我带着一种脆弱的欢喜迈进新学年第一节课的教室，坐在座位上松了一口气：我又回来了。

我特别喜欢我所在的"学习小组"的教授，这种讨论课是新生必修课。每组大约 15 人，教授的名字叫鲍勃·科弗。他 40 岁时出版了一本精深的法律巨著:《正义被指控:反奴隶制及审判过程》,因而获得哈佛法学院授予的艾姆斯(AMES)大奖。教授不仅充满智慧与激情,他还精通哲学、文学、犹太史,是民权积极分子——是谋求成立联合工会的耶鲁文职和技工人员的主要支持者,他还积极参与在南非结束种族隔离以前耶鲁大学应撤出在南非的投资的运动。他做事投入,激情饱满,待人诚恳——所有这些品质都是我想拥有的。那年的后半年,我有幸作为科弗的研究助手帮他整理题为《法律与叙述》的文章。此文章是为《哈佛法律评论》撰写的。文章发表后我很激动地看到他在文章的第一脚注里感谢我所付出的努力。(不幸的是,我在法学院读到第三年时,科弗教授死于大面积心肌梗死,年仅42岁。科弗教授的英年早逝震惊了耶鲁以及整个法律界。)

多年的磨炼,使我学会了尽可能地掩盖我的症状。我变得善于让自己的言谈举止显得正常,即使我的感觉未必如此。如果我想要在现实生活中成就一番事业,那么这种表演,这种“看起来”的正常是至关重要的。可是尽管我处处小心,我的精神分裂症的症状还是时时显露出来。一天我的一位同学受到教授的高度赞扬。不久我就见了怀特医生。“有人想杀我。”我说,“他是朋友,他是敌人,他把士兵们送到前线,我脑袋将被炸开,我害怕。”

“我认为你讲述的是你对那位同学的嫉妒心理。”怀特说,“你开始有点这种感觉,但又害怕对同学怀有如此强烈的负面情绪会伤害到谁——所以在你的脑子里,你让那位同学来攻击你。有时你感到被攻击比愤怒或忧伤更好些。”

怀特还帮我明白,当我走投无路或灰心丧气时,我会退缩到对自己施加暴力的幻想中去。我觉得这种解释的确有道理。“我认为那是些恐怖骇人的念头。因为你感到自身受到威胁。”他说,“暴力是你抑制恐惧的防御机制。不过,你在这里是安全的。”

就这样,我回到现实世界中,把暴力的念头和幻觉塞进衣柜里,用全力抵住衣柜大门。我下决心不再浪费更多的时间,不再迷失自己……可就在这时,科弗教授布置了我们小组的第一个备忘录作业。我惊讶地发现我身体的快速反应:发热、发冷、双拳紧握、注意力难以集中。我上次就在备忘录作业上栽了跟头。这次我花了两个星期撰写辩论部分，钻研文献，同时还得兼顾其他课程。没关系，冷静，集中精力。

教授返还的备忘录作业上有三个字，"还不错"。我当时无论如何也不知道这是科弗教授给的很高的评语。一些同学被要求重做此作业，而我需要做的只不过是再加几个注脚而已。可当时对我而言，那三个字意味着我做得不够好。夜幕降落时，我的思维和举止与初夏以来相比显得更加混乱。图书馆是唯一安全的地方，我想，我要去做事。

刚坐好，我抬头看见一位同学走过来。"今儿是哪年？"这是我打的招呼。"你知道你的学龄儿童在哪儿？和我们一起在图书馆的还有谁？你杀过人吗？"我从未意识到别人是不用思维杀人的。我的同学（有着惊人的熟练而迅速的反应）问是否可以给医生或心理医生打电话。我把怀特医生的名字和电话给了她，同时还悄悄地告诉她我手上的律法中没有"没有"这个词。之后，我开始用希腊语背诵亚里士多德。

"埃琳，待在这儿，就待在这儿，我马上就回来。"回来后她告诉我怀特医生在电话那头，她把我带到电话机旁。

"怎么回事？"怀特问到。

"有奶酪还有小调。"我告诉他，"我是奶酪小调。这与努力和高尚的选择相关。眩晕与杀戮。"突然地，我吓到了自己。

怀特医生语气平静，"听起来你感觉不大好，"他说，"你的朋友很为你担心。"

"噢，他们对我好，我喜欢吃辣椒，我吃了三次。他们都在伤害我，他们在害我，我害怕。"

"我知道，"怀特说，"那不是你，埃琳。你是犯病了。一切都会好起来的。我要你现在就去急诊室，那儿的医生会帮助你的。"

像一束激光，他的建议击中了我的大脑：急诊室？不，我被赐予第二次机会，"我不要重复去年发生的事情，不可能。"我告诉他。怀特医生说："他们不会伤害你的，他们或许会给你吃点药，这些药会对你有好处。"

"或者他们会把我捆在床上而且把我关起来，"我争辩道，"我不去急诊室。"

"我知道去年的事让你受惊了。"怀特说,"但去年的事不会再发生,我认为你需要他们的帮助。"

"让我考虑一下。"我喃喃地说。我感到支离破碎,在崩溃边缘挣扎,可我决心已定:除非有警察和相当强大的武力,否则我才不会再次到急诊室呢。

我在惶恐中离开了图书馆,回到我的房间。我试着睡一会儿,但无济于事,就是房间里的空气都带着威胁围绕着我。危险、邪恶。第二天一早,我精疲力竭,来到学生健康服务中心。然后发现自己面对的是一位不熟悉的医生,而医生也不了解我。"我讲话有些怪异。"我告诉他,再加上一些简单的病史。他给我开了些奋乃静,我把药塞进衣兜儿。耶鲁精神病学研究所给我吃了太多的奋乃静,以至于我都不能行走和读书了——我有何理由现在吃它呢?第二天我见到怀特时再说吧。

挨到了与怀特见面的时候,我已深深陷入精神分裂和失语状态。我在椅子里摇来摇去,转动着眼睛,盯着地板。

"今天情况怎么样?埃琳?"怀特问。

"两个还有时间的除法。"沉默。

"你可以告诉我这是什么意思吗?"

不可以。更多的沉默,摇晃和手势。

"一切都会好起来的。"他说,"你去了学生健康服务中心,这很好。你没有去急诊室时,我有些担心你会不接受治疗。"

他说,有一种药叫替沃噻吨,是抗精神分裂的,副作用比奋乃静小。我们开始用很小的剂量,10或20毫克。"不,"我说,"这主意不好。"

"它会有助于你集中注意力,"他说,"这药副作用小,药效快,求你了,它会对你有帮助的。"

最后,在绝望中我同意了。就一个备忘录的作业就把我打垮了,我如何能应付其他的备忘录作业呢?

替沃噻吨是我用过的所有药物中药效最快的。用药后几小时,我的头脑就平静了。我可以读书,可以思考了。

不同的人对药物的反应不同,找到适合你的灵丹妙药是要碰运气的。

这似乎显而易见，可这是治疗精神疾病的唯一不变的事实。这次是替沃噻吨起作用了。我服用了 10 天，完成了不少功课。可它虽然对我有帮助，我还是觉得有些迷迷糊糊。况且，我可能已不需要它了。我犯病时可以吃，但不会长期服用；我不想过多地用药。在两天内，我完全停了药。我骗了他们。这当然也引出了一个问题：谁骗了谁。

我将来要用 15 年的时间来学一门功课：每次我停药后会发生什么。学习古希腊语或许都比这门功课更容易，且不会带来如此严重的自我伤害。

深度隔离是精神分裂症最糟糕的一面——那是不停地觉察到自身的异样，像是外星人，不是真正的人。别人有骨肉，里面有器官和健康的组织纤维。你只是一台机器，里面有的是金属。药物和谈话治疗会减轻这种难受的感觉，而友谊也可具有相当的功效。

史蒂夫·本克是研究生一年级学生，娃娃脸，浓密的头发，具有长跑者的体魄。11 月上旬的某一天，我们在学校食堂开始了第一次交谈。那是在新英格兰的某天夜晚，树叶开始变色。你在清新的空气里能体味到秋天的气息。那个星期五，我们一行七八个人坐下来吃晚餐。

史蒂夫和我一起上合同法课，有几次他问我作业的问题。除此之外，我们还没有真正讲过话。那天晚上的谈话随意且愉快，从一个话题谈到另一个：课程、法学日志、暑期工作。我注意到史蒂夫看起来挺专注——他点头，微笑——但过了一会儿，就剩下礼节了。别人起身离开时，我意识到我还没准备好离开。

自此，我们就开始了那种一辈子都有说不完的话题的友谊。从交谈中可马上得到安慰和认可，就等于在你最需要的时候有人伸出了强有力的手让你抓住。那第一次的谈话扯得很远很广：怎样上的耶鲁、家庭状况、对家人的看法。后来我们又聊到哲学、宗教，什么对我们是重要的，为什么是重要的。史蒂夫在普林斯顿大学时主修古典文学，毕业时获全年级第一名并用拉丁语致辞。毕业后的那个夏天，他在一个小镇飞机场做勤杂工。后来他去了罗马，与一群天主教僧人住在一起，并在梵蒂冈和当时罗马教皇的拉丁语老师一起攻读拉丁语专业。史蒂夫原本想进修道院学习中世纪哲学，后来决定不去了——因为修士不能结婚（而他很想组建家庭），而且中世纪哲学提不起他的兴趣，至少不能作为他终身的奋斗目标。没当成修士，史蒂夫进入耶鲁法学院。我也是如此，我俩都不明白这是为什么。

后来，我才想到正当我被捆绑在精神病区的床上嘶喊着血腥谋杀，为我的生命担惊受怕之时，史蒂夫却在修道院唱着圣诗，俯视着罗马古城。而我们现在在此，来到同一个地方，来自截然不同的方向。我们分别时已过午夜，我走回寝室，混沌依旧，可我清晰地意识到我是多么幸运地得到了祝福。

我不知道为什么决定告诉史蒂夫有关我的真实情况，我也不知道为什么觉得可以信赖他。但我是这样做的。从第一次谈话起我就坚信这个人会成为我的好朋友，成为我生命中一股推我向上的力量。我一想到这种可能，就意识到我多想拥有这份友情。可是，我得透露实情，让他看到我的全部，否则这想法就不能实现。每天我所做的就是伪装自己，我知道在他面前我决不能伪装。

就这样，在一个飘雨的星期天的下午，在纽黑文的一家小比萨店里，我讲述了我的病史。除医生和心理治疗师外，这是我第一次对其他人透露我的病情。

史蒂夫生来好奇，又有绅士风度。他问了很多问题，方式温和，不咄咄逼人。他告诉我他不大了解精神疾病，也从未有理由查询此类疾病。但他倾听着，对我的遭遇感同身受。就这样一点一点地，每个细节都流露出来。就连像我一样的犹太女人，都猜想他或许也会是一个不错的牧师。

我和史蒂夫开始认识时，异性关系已远离我的生活。我从未想过要找异性朋友，尤其是和他成为异性朋友。

随着友情的加深，我认识到这正是我想要的。我不知该怎么形容，他像个弟弟——也就是说，你找到了一个弟弟（或姐姐妹妹），和你一起读同样的书籍，拥有共同的政治和哲学信仰。我们被同样的书籍压得站不稳脚跟，并且不加思考地拿精神疾病开玩笑，尤其是我的病症。

那是一个秋风萧瑟的深夜，在法学院里，当时我状态非常差。那是在我向史蒂夫讲述了我的经历后不久。"你完全想象不出在急诊室里是什么样子——糟透了，他们只会把你绑在床上，让你等上整整一夜，直到有人有空来看看你。他们天亮时才会走进你的房间，因为他们打算和你聊聊了。他们又怎么会想到你要说什么，除了'他妈的，让我出去'！"

史蒂夫看着我，面带顽皮的笑容。"也许会引用哈姆雷特？"之后，他用尽可能纯正的莎士比亚式口音说道："尊敬的医生大人，晨曦已掠过那高高的向东延伸的山丘。请松开我的锁链，好心的先生，因为一天的活计在等着我。"

他微笑着，我大笑着。他理解我。他心胸宽广，头脑敏捷。我确信：他会成为我一生的朋友。

第十五章

在第二个学期，我们可以自由选择我们所喜欢的任何课程。我选择了心理健康法临床教学课程和另外一门与刑法有关的课程。史蒂夫也同样选了这两门课。

作为心理健康法临床教学课程的一部分，学生们要为精神病院的真实病人代理法律案件。斯蒂芬·威茨纳教授是这一课程的负责人。他个子很高，有着一头黑色的自然卷发。他常常喜怒不定，反复无常（有时候，某一天他给你提出了建议，第二天他就会提出相反的建议）；但是，在那些需要帮助的、看上去很像最脆弱时候的我的病人面前，他帮助我找到了自信。

乔·戈德斯坦既是一名法学教授，又是一名精神分析师。他教我们刑法课程。他看上去像是一个十足的"疯狂教授"：他总穿着宽松肥大的像袋子一样的衣服，就好像他会穿着这些衣服睡觉似的，此外还有他那乱蓬蓬的爱因斯坦式的头发和独特而又古怪的说话方式。他每堂课只布置很少的阅读作业——而且他的教案让这门课看上去就像是小菜一碟——但是他绝对不是在敷衍。他让我们阅读他布置的每一页、每一段的每一个句子；否则的话，乔会非常愤怒。

耶鲁的法律服务机构一向要求学生们团队协作办案，所以史蒂夫和我便组成团队一起研讨我们的心理健康法方面的案例，而且从一开始我们就为精神病患者和儿童提供法律帮助。我们最初接的案子之一是关于一个男人的两个还很小的儿子的案子，这个男人当时因多起强奸罪已被关入监狱。孩子的妈妈不想让这两个孩子接近这个明显精神变态的爸爸，这一要求具有一定的说服力。一方面，有一系列重要的证据认为与一个被监禁的父亲或者母亲保持联系对孩子是有好处的；可另一方面，也有同样有力的论点认为应该让孩子服从作为监护人一方的父母——在这一案例中，这位监护人母亲是一位很好的妈妈。这两个孩子很健康，很快乐，生活在一个稳定的家庭中，得到一位判断力值得信赖的妈妈的良好照顾。在康涅狄格州，孩子可以有他们自己的律师来代理监护权和探视权问题。作为这两个孩子的律师，我们探讨了怎样做才会对他们最有利，同时我们就这一案例还请教了耶鲁儿童研究中心的专家们。

逐渐地，史蒂夫和我还有我们的几个朋友们会时常在纽黑文的约克塞比萨店聚餐——那里有红色塑料长椅，墙上挂着耶鲁纪念品和团队的合影，楼上是一台自动唱机，楼下是一台吃豆人游戏机。我们围着肉丸子、各种调味汁儿或者是半圆形烤乳酪馅饼，或者是无数块意大利香肠奶酪馅的比萨饼，策划着我们的案例研究工作并讨论着我们所上的课。这大概是自从我进入大学以来感觉比较正常的一段时光。

到春季学期快要结束的时候，学习变得越来越紧张，各科考试也都渐渐地临近。耶鲁大学的学习成绩等级包括优异、及格、勉强及格以及不及格。在课堂考试中（开卷），我的成绩除了第一次考试之外一向都是优异。乔·戈德斯坦的刑法课是课外考试。我们可以从几个话题中选择一个来写一篇论文。我选择的话题是"是否应该有一项专门针对杀害自己孩子的精神疾病妈妈患者的特殊法律"。我用了数小时和史蒂夫商讨（这样做是允许的），又用了数小时把我的文章整理好。考试成绩下来后，史蒂夫的成绩是优异，而我的只是及格。和我周围的大多数同学一样，我非常在意我论文的成绩。然而，与他们有所不同的是，我的学习收获和所取得的成绩就是我的全部。我不参加体育锻炼，我不学习乐器演奏，我没有任何其他爱好，而且我所能够参与进去的全部的社交活动也可以说是寥寥无几。所以，我取得的学习成绩就是我在这个世界上表现如何的唯一的客观体现。制订并实现学习目标所起的作用就如同某种黏合剂，我需要这种黏合剂来让我自己凝聚在一起。不及格（或者说，至少像这次一样，没有达到我的预期）便剥去了我的这一黏合剂，继而把那个脆弱的自我撕裂成了碎片。

我在系秘书办公室查到我的考试成绩后，直接回到了宿舍，关上门，然后趴到床上。我像胎儿一样蜷缩成一团，接下来的那一天就是在那里呻吟并胡言乱语。我十分确信，那些没有脸庞、没有名字的生命正在控制着（在我当时精神错乱的胡言乱语中，我开始时使用的那个词是"封锁"）我的思维。我处于无数匕首的威胁之中。这些匕首都指向我的身体，似乎如果我胆敢睡觉，它们就会把我切成肉片。我既害怕离开我的房间，又害怕继续在这里待下去，我勉强拖着身体走出房间，到怀特那里治疗。怀特看了我一眼，立刻就明白我出现了严重的问题。

"我只得了一个及格，"我说道，"他们只是让我勉强及格了。从那个乔……乔那里。阻击封锁满天飞，其他的孩子们吃了那些粥。没有消息就是好消息，坏消息一来就彻底慌乱了。真是慌不择路。"邪恶的东西充满了房间，"他们要杀死我！让它们滚开！"

怀特试图让我说清楚发生了什么事情，但对我来说，这是做不到的，我反而变得更愤怒了。"谋杀是必要的，也是邪恶的，或者说是必要的恶魔！这些命令将来自另外的地方！"我在房间里疯狂地走来走去，紧握着我的拳头。

"我们必须要认真对待你的情况，"怀特说道，"你觉得你需要去医院吗？"

"不。"我回击道，好像唯恐还有其他的回答。我的那些魔鬼的确可怕，但医院这个妖怪更可怕。*琼斯夫人，噢，琼斯夫人，我需要你需要你需要你需要你。*

我隐隐约约地感觉到怀特正在他的决定和我的固执之间挣扎。就当时的情况而言，他可以坚持把我送进医院，他甚至可以立刻把我锁起来。但他没有这样做。"好吧，不去医院，"他以镇定而深沉的口吻说道，"但是我要让你继续服用替沃噻吨，比往常多一倍的剂量。而且我希望我们一天见两次，直到你的这些症状消失。"

在接下来的两个星期里，我每天都要来回穿梭于他的办公室和宿舍两次，低着头，耸着肩，眼睛看着脚。不在怀特那里的时候，我便坐在宿舍的地板上，或者像一个球一样蜷缩在我的床上，独自一人自言自语，陪伴我的只有我的那些恶魔和偶尔的敲门声。当然，我不会理睬那些敲门声。我几乎没有洗澡，几乎不吃任何东西。逐渐地，加大剂量的替沃噻吨发挥了作用，那些恶魔退却了，迷雾消散了。我从地板上起来，把自己清理了一番，然后再一次返回了这个世界，又重新开始生活了。

　　我的许多同学在纽约市度过了第一学年结束后的那个夏天。他们在有名的律师事务所做暑期实习律师，律师事务所付给他们很多钱。他们一边大吃大喝，一边谋划着他们的未来。这样的一个夏天绝对不是我所能接受的——在大律师事务所工作的压力，以及城里的疯狂夏天的那种混乱对我来说实在是太难以应付了。此外，我需要离怀特近一些。

　　通过心理健康法临床教学的一个客户，史蒂夫了解到一家收留无家可归精神疾病患者的过渡治疗所，并决定用那个夏天到那里去做志愿者顾问，并住在那个治疗所中。所以，我们两人都留在了纽黑文，还可以继续从事着我们在耶鲁法律服务机构的工作——为精神病患者和穷孩子们做代理律师。我们一个小时可以有几美元的收入。那个夏天，我们有一个客户是一位不到 20 岁的患有厌食症的年轻女士。此时，她已在康涅狄格州的一家私立精神病医院接受了差不多两年的住院治疗。她想离开医院——她的父母想让她继续住院接受治疗。他们的担心是可以理解的。不仅是医生们，就连普通大众也认识到了厌食症是怎样一种病。这种病绝不是什么自找麻烦，也不是什么意志薄弱的问题，这是一种真实的，甚至是致命的疾病。但是，尽管如此，这也并不一定意味着这位年轻女士就放弃了对自己的治疗的选择权。她高中时的一位好朋友，这个人现在是耶鲁大学的本科生，给我们打电话告诉了我们她的情况。我们见到这位年轻女士时，我立刻就产生了一种同病相怜的感觉，不仅是因为在我体重减轻时也经历过与我父母的抗争，而且还因为那种命运完全掌握在他人的手中而自己却无能为力所带来的巨大的挫败感，这些我都经历过。

　　精神疾病患者背后总会有某个人（或者拥有同一种声音的一些人）告诉他应该做什么。根据我自己的经历，我发现，别人问我想要做什么所起到的效果会更好一些，比如说，"假如你能够按照你的方式来安排事情，那将会是什么样子，以及你认为我们应该怎样做才能帮助你完成这些事情？"事实上，这位年轻女子承认她需要接受治疗——她只是想在决定在哪里接受治疗、接受什么样的治疗这些问题上有一定的自主权利而已。帮助她实现这一点是我的职责。我对她很是同情，随着案件的展开，我也开始明白，作为她的法律代理，我并不是在为我自己进行申辩——我是在使用我的技能为他人申辩。最终，史蒂夫和我成功地为她找到了另外一家医院。我们希望，她的疾病能够在这家医院得到很好的治疗，她的自主权能够得到更多的尊敬。

. . .

在那个夏天剩下的时间里，我继续按照较大剂量服用替沃噻吨，此外还增加了一种抗抑郁药物。我不得不承认这些药物还是发挥了疗效的——我可以做作业，我在外面的世界中的表现相当不错——但我依然盼望着有朝一日我能够停止服用药物。

进入 9 月，第二学年的挑战以及课程如期而至；与此同时，我还降低了替沃噻吨的服用量——又回到了 10 毫克的剂量。和怀特的见面又回到了一周 4 次。尽管有这些药物和与怀特的谈话治疗，我还是出现了一些短暂的幻觉，大多数时候是在晚上出现——有一次是一只巨大的蜘蛛正在我房间的墙上爬，但大部分的幻觉是有人站在我周围凝视着我。他们没有在这里。他们不是真的在这里。即使他们在这里，他们也不是在真的看着你。

我们在耶鲁法律服务机构为那些孩子们和精神疾病患者做律师代理的工作让史蒂夫和我很容易地进入了耶鲁的医学院和耶鲁儿童研究中心学习。我们两人在耶鲁儿童研究中心都经历了一个"紧张而忙碌的学期"，我们学习了那些精神病学研究员和心理学博士后学生们正在学的全部课程。对于那些对精神分析研究感兴趣的法学专业的学生来说，没有比这更好的条件了。然而，偶尔会突然冒出来一个人让我想起自己过去曾经是一个住过院的精神病人的事实——比如说在大厅里和克里根医生擦肩而过。是他让我留在了纪十室接受住院治疗，是他命令将我束缚起来。我们两人的眼睛每次相遇时，我都会想，这是谁的馊主意，让这个人来儿童研究中心学习。我肯定他对我也有同样的想法。

"我想我现在要停止服用这些药物了。"我对怀特医生说。一切都进展得很好，我感觉也不错，不服用药物我也可以对付了。"我不需要它了。"

"嗯，"他停顿了一会儿，我突然意识到我在试图读懂他的心思，"你看这样如何：你慢慢减量，我们先看看情况会怎样。比如说，我们每周减少2毫克。"

太慢了！按照这样的进度，我需要5~6个星期才能彻底摆脱这些药物。但是，我知道，无论我做什么事情都必须要获得他的认可和支持才可以。"好吧，"我说道，"我们就这样开始吧。"

我这样做不仅仅是因为我一直不愿去依赖药物，而且还因为这些药物所产生的副作用。在20世纪90年代新品种的抗精神病药物研发出来之前，所有治疗精神疾病的药物都有引发迟发性运动障碍的风险。迟发性运动障碍是一种引起不自主运动的神经障碍，首先出现在你的脸上和嘴的周围，有时候会遍及全身。患有迟发性运动障碍的人会出现抽搐和痉挛——总之，他们看上去像是精神病人，而且一个人一旦患上迟发性运动障碍，一般情况下将无法治愈。我对精神病医院太熟悉了，我十分清楚我绝对不能让自己患上这种病。

第一个星期，我没有感觉有什么不同。"现在的情况很不错，你说不是吗？"我问怀特。

"我们再观察一下。"他回答说。

第二个星期，我有一点发抖，像是在走钢丝的感觉。*这是普通的紧张所致。每个人都会有这种情况。不要再去想它了。停止这样想。*

到第三个星期，很明显我变得混乱无常了，而且还挣扎着隐藏这些症状，甚至试图对怀特隐藏这些症状。*我马上就要熔化了。我马上就要受到攻击，会被撕成碎片。停止。这不是真的。这会马上过去的。*"我感觉有一点紧张，"我告诉怀特，"但这可能只是我的想象。*忍受。这个词既和耐心有关系，又和病人有关系。难道你不这样认为吗？人味？*"

他皱了皱眉头，"听上去你似乎是有一点不好受，"他说道，"我们是不是应该加大替沃噻吨的药量？"

我摇摇头，"不。现在还太早。我现在没事。没大事。我只是就需要再努把力。"

"我不认为这是努不努力的问题，埃琳。我认为这是你是否需要服用药物的问题。但是如果你想要再坚持一些时间……"好像在他这句话的末尾有一个问号。他是在问我吗？

"是的，"我用尽我全身的力气坚定地说道，"再坚持一些时间。"

我不知道他为什么如此合作。也许他认为我最终能够摆脱药物，也许他是要尊重我的意愿。也许他也不愿意看到我患上迟发性运动障碍，并出现浑身颤抖的情况。不管他是出于什么原因，在我试图摆脱药物的束缚去飞翔的道路上，这一定不会是怀特最后一次同意做我的副驾驶。

到第四个星期，我到达了彻头彻尾的精神错乱的境地。*天上的那些人想毒死我。那么，我就要毒死世界上的所有人。*

"我觉得，你头脑里的那些想法让你极为害怕，你现在需要多吃一些药了。"怀特说道。

"不！"我实际上是在喊叫了，"这和药物没有任何关系。这是一场大规模的试图让医疗和生理脱离甚至可以说让心理脱轨的行动，这是铁路放松管制所造成的结果。"

"是很难让人承认你需要服用药物，"怀特说道，"但事实是你的确需要服用药物。"

失败。失败。"没有这个必要。我没病。我邪恶。拉－迪－达。我一向都这么好，谢谢你，一向都这么好。"

但是，我们两人都明白，我这次又撞到了该死的南墙上。在他给我加大了替沃噻吨的服用药量之后，我马上就感觉好多了。但是，*这一切与我或者与我有病没有任何关系。重要的是要让我有能力投入学习。我没有什么病，我只是需要一些帮助，然后让我能够投入学习。*

在和史蒂夫一起受理我们在耶鲁法律服务机构的案件的过程中，我不止一次地对精神健康关怀系统的荒唐感到惊讶。几乎每一次都会出现令我们提出质疑的情况，"等一等，到底是谁疯了呢？"在一个案件中，病人的病历上写着他被束缚是因为他不想下床——按照康涅狄格州的法律，这远远算不上是"对他自己或对他人有紧急的危险"的一种情况。

在另一个案件中，我们为一个在医院已接受了几个月的治疗的年轻人做代理律师。他由于宗教的原因拒绝服用药物。我们的这位客户病得很严重（虽然他本人并不同意这一说法），这一事实是毋庸置疑的；例如，他严重地伤害了自己，因为他认为《圣经》要求有罪的人要这么去做。当时，康涅狄格州允许对非自愿病人进行强制服药，但我们给医院写了多封措辞强烈并调查充分的信，争辩说我们的客户不应该被强制服药：因为宗教信仰自由是人的权利。医院同意了我们的要求。

最终，我的客户被转移到了一个新的病区。在这个新病区，他几乎不与任何人说话，尤其是大多数医务人员，因为他不信任那些医生或者其他人。但是他几乎天天给我们打电话，或者我们给他打电话，讨论他的案件。事实上，有那么几天，我们几乎不能让他挂断电话，因为他太想把那些法律细节问题搞清楚了。

经过几周的电话往来，医院安排了一次听证会以便为我们的客户委任一名监护人。作为准备的一部分，史蒂夫和我一起到了医院去见他，并向他解释都将有哪些程序。他的一位护士接待了我们。

"他精神错乱，"她用一种绝对肯定的口吻说，"如果你们不相信我，你们看看对他的记录。"

我们随即看了医护人员对他所作的记录。一份类型化的评估，每条记录都是如下这些内容："病人很怪异。他完全是个哑巴。但是，我们知道他会说话，因为有许多次有人听到过他在电话里和他假想出来的律师们谈论有关他的法律权利的问题。"

史蒂夫开始小声地唱起了诱惑乐队的《只是我的想象》这首歌曲。

没有人注意到除了打电话之外，我们的客户有时候还接过电话。没有人询问过他是否真的有一个或者几个律师。他是疯子——因此，他的律师们就是他假想出来的。当这些"假想"出来的律师们开始向医生和护士们做自我介绍时，试想这些医务人员将会多么惊愕。

我最喜欢的案件之一是杰弗逊的案子。这个案件让我后来有机会和这个人断断续续合作了 6 年的时间。杰弗逊是一位尚未满 19 岁的男孩。在我们第一次见到他时，他已经在一家州立精神病医院的病房住了许多年的时间。在此之前，他在一家州立青少年医院住过比这更长的时间。除了被诊断为患有精神疾病之外，杰弗逊还有中等程度的智力迟钝。这里就出现了问题：迟钝不等同于精神疾病，而且似乎找不到什么证据可以证明他现在仍然患有精神疾病。这样的话，如果他没有精神疾病，那么这家州立精神病院就绝对不是他应该待的地方。

在我们第一次看望了他之后，我们又看望了他三四次，他才能够认出我们并记住我们是谁。很快，他看上去似乎很喜欢我们去看望他，而且似乎决定信任我们。无论他有什么缺陷，我们相信他拥有"与尊严有关的兴趣"，这就要求我们设法发现他想要的是什么。

"你喜欢这里吗？"我们问道。

他脸上毫无表情，"不，不喜欢这里。这里是个坏地方。"

"为什么呢？"

"约翰，他有一次打了我一拳，但我打败了他。"

"你想要在这里待下去吗？"

"不想，"他回答说，"在这里没什么事情做。"

"你在这里有什么朋友吗？"

"没有。不喜欢这里的任何人。另外那些人，他们不像我。"

"你见到过老师吗？做课外作业吗？"

"什么课外作业？"他问道，"我们这里没有课外作业。"

显而易见，杰弗逊需要和懂得如何帮助他的人在一起；他需要的是一个"团体之家"。但是，他过去多年住在精神病医院的经历，还有他的大块头儿（身高超过1.8米高，体重135千克）都让我们有些担忧——现在有没有一个合适的地方可以真正地接纳他呢？

我们开始为杰弗逊找能待的地方。我们的寻找过程延续了几个星期——这一家地方太小了，那一家又太大了；其他一些家，要么没有空位子（还有许多的人在排队等待），要么就是住着一些看上去似乎没有人管的人。在我们的整个寻找过程中，我们始终坚持不断地返回那家精神病医院去和我们的客户交流，以让他知道我们并没有忘记他。"请问我能离开这里了吗？"他每次都这样问我们。在那个巨大身躯里面住着的只是一个知道自己待在一个他不该待的地方的孤独的孩子。

终于，我们听说在纽黑文西部的一个很不错的团体家庭有一个空缺，住在这里的大多数人都是孤独症患者和智力迟滞患者。这家团体之家大小适中，工作人员也很能干，而且都有良好的记录。这里能否成为杰弗逊的新家呢？

杰弗逊在那里生活过几夜和几个周末（在这期间，他表现得非常好，而且很明显，他也很快乐），之后，他终于从那家精神病医院解脱了出来，那家多年来让他没有任何归属感的仓库式医院——假如他还曾经从真正意义上归属于那里的话。我在想：他多年以前的最初诊断是怎么做的？是谁做的诊断？还有多少杰弗逊们仍然被锁在这类地方——彻底地被人们遗忘，或者被误诊，正在用他们一生的光阴等待着某个人来真正地注意到他们，并帮助他们认识自己到底是谁？

第十六章

在法学院的最后一学年快结束的时候，我清楚地知道我永远不可能像佩里·梅森①一样站在法庭上滔滔不绝地演讲了，而且我也不可能在陪审团的面前做出充满激情的最终陈述了，不论是代表一个好人还是起诉一个坏人。我也不能作为财富500强企业的法律顾问去为他们提供法律服务，或者让我的名字出现在某个颇有声望的法律事务所漂亮信笺的抬头中。但我必须找到一份工作。完成学业，通过律师资格考试，之后找到工作。某个工作，某个地方。

这实在……太令人气馁了。除了在电影院的小卖部卖过可乐和爆米花，作为受训员工在耶鲁儿童研究中心做过一点儿工作，以及在耶鲁法律服务机构的暑期工作之外，到现在为止我只是一个学生。而且我还必须要与那些恐怖的恶魔做斗争才能坚持把这些工作完成。

在课堂上发言让我感到极不舒服，因此我极少发言。在一次期末考试后，教授打电话给我，告诉我尽管他并不记得我，但我交出了班上最优秀的答卷。不管我过去的成绩有多好，每次得到这样的评价对我来说都是个惊喜。我必须一遍遍地在脑海中反复播放这些评价的录音才能忘掉另外一些内容：这是个不幸的错误，他们一定是把我和其他学生搞混了。其实我的表现远没有那么好，每个人都会发现真相的，这只是时间问题。

在课堂上发言对我来说并不是唯一不可能的事情，我也同样害怕研究报告，这种恐惧一直持续到我成为一名真正的研究者。时至今日，让我仍然记忆犹新的是一篇关于弗洛伊德的论文。这门课的任课老师是乔治·马

---

① 美国电视剧《梅森探索集》中的主人公梅森，是一位刚正不阿的律师。——译者注

哈。因为太惧怕写论文，我差一点没有选那门课。后来，史蒂夫告诉我，尽管需要写论文，但那仍是一门很棒的课。在史蒂夫的劝说下，我选了这门课。这确实是我所上过的最好的几门课之一。论文的主题是关于丹尼尔·保罗·史瑞伯的，他曾经是德国萨克森州最高法院的首席法官。史瑞伯曾患过精神分裂症，他在著作《一个神经症患者的回忆录》中曾谈到过这段经历。弗洛伊德曾经写过关于史瑞伯的案例分析，而我则对他的妄想系统做出了略有不同的解释。他最主要的妄想是为了孕育出新种族的男人和女人，他正在被变成一个女人，等待着与神的光芒结合。（当我在圣母法学院的一次求职面试中描述到此事时，其中一位修女给了我这样一个滑稽的回应："这有什么问题吗？"）

当关于史瑞伯的论文返回给我的时候，里面还夹了马哈博士写的一张便条，告诉我这篇论文已经达到了可以发表的水平（后来这个教授还提到我的期末考试试卷是他过去25年教书生涯中所见过的最好的）。这对我来说意义重大，尤其是当我发现马哈教授是我至今所见过的最好的讲师之一时。马哈的课没有课堂讨论，但他讲得实在太好了以至于大家都忘记了课堂讨论——而且也没有人逃过他的课。

马哈教授的反馈给我带来了巨大的影响——这在开始时是积极的，但几乎立刻就转变成为消极的了——我再次停止服用药物了。我的论文是可以发表的，我的精神完全没有问题，这意味着我不用再因为精神疾病而吃药了。这一切都结束了。上次我尝试着停药是用了怀特的"断奶"疗法，但随着时间的推移和剂量的降低，我变得更加焦虑了。那种方法是错误的。这一次，我要彻底停止服药，我要下决心停下来！

开始的一两天，我感觉非常好，甚至欣喜若狂。到第五天时，我就彻底撑不住了，并表现出了精神病的所有症状，深信那些恶魔将要毁掉我。我喋喋不休地说着，蜷缩着。我根本无法工作，而这时最后一个学期就快要结束了。最后，怀特坚持：必须继续服用替沃噻吨，而且还要再次加大剂量。用药的效果立竿见影，但我并没有感到轻松，反而非常气愤。我厌倦了这一切！这完全违背了病人的选择，不是吗？如果我在决定停药时是有行为能力的，那么这就是个适当的决定。一个由有行为能力的人做出的决定，难道不应被尊重吗？

支持病人的决定有时也会酿成悲剧，我的好朋友丹就经历过这样的一件事。他在心理健康法临床教学课的第一个来访者是一个叫托尼的青少年，他几乎在精神病院度过了大部分的时光。当丹接到这个案子时，托尼正待在州立青少年精神病院。尽管令人觉得十分奇怪，但在那个时候，他唯一的临床诊断只是注意力缺失障碍。托尼想出院，丹同意让托尼回到父母身边，尽管他的父母不是很情愿，但是在托尼的再三恳求下，他们最终同意接托尼回家。

几个月之后——那时托尼应该已经出院了——丹接到托尼的电话：他因被指控犯有谋杀罪而被关进了监狱。他烧毁了家里的拖车，而他的爸爸、妈妈还有7岁的妹妹当时都在车内，他们都死了。丹感到极度震惊，学习心理健康法的同学们也感到极为震惊。对一群有理想的法学院学生来说，某些教训比其他教训来得更惨痛，而这个教训，对各方来说都是个悲剧，"帮助别人"未必就总是一件好事（或者"帮助"这个词在不同案例中可能有不同的解释，但必须要十分谨慎地审查）。当然，这里需要说明的是当时无人能够知晓丹的干预是否对托尼的最终结果起到了关键作用。

尽管如此，能够帮助精神病患者对我来说感觉还是很不错的。在他们各种各样的住院治疗经历中存在着许多问题，他们接受治疗的方式也很可能存在着错误和被忽视的方面。某些伤害是可以避免的，某些人的生活是可以变得更好的。我很早就意识到去精神病房会引起我情绪上的波动——或许这引发了我自己的依赖需求，也激起了我的怒火，我对他们在我住院期间对待我的方式深感愤怒。但是我深信我比其他人（无论是医科专家还是普通人）更能理解那些躺在病床上的、无助的精神病人的感受，或是被四角约束带束缚着的、被吓坏了的病人是什么感觉。

尽管我坚定不移地否定了我的病，但我仍然十分清楚我的缺陷。如果我不能在课堂上发言，那我更不可能有能力成为一个充满激情的辩护律师在法庭上英勇奋战，努力让一个医院的管理人员或是一个不妥协的法律系统来注意我。如果我真的想要改变精神病患者的生活，我必须通过别的方式来实现这一目标。

《耶鲁法学杂志》创刊于 1891 年，发表过（也在持续发表）"所有法律研究领域的原创学术成果"。这本杂志里的文章通常是由全美的知名法学教授和法律界杰出人才贡献的，但是这本杂志也发表一些短的文章，叫作"简讯"，是由大学的教职员工和学生写成。为了在杂志上发表一篇简讯，我提交了一篇我想要讨论的题目的主题说明——精神病院里束缚带的使用。当得知我的说明被接受时，我问史蒂夫他是否可以帮我修改并准备简讯，他很爽快地答应了我。我希望我的论述能尽可能地有力并且令人信服。实际上，在某种程度上，我对于我的文字寄予了过高的期望——我希望它们能够改变那个曾经被绑在耶鲁精神病学研究所和耶鲁-纽黑文医院病床上的女孩的命运。我希望我的文字能够改变那些曾经错误对待过我的医生们的思想。这对我来说或许已经太迟了，但对其他人来说可能还不算太晚。

我的研究表明，在英国，束缚带已被弃用长达两个世纪之久。我非常肯定我在英国的时候（我并不是个听话的病人，而且非常不合作），从来没有发现束缚带使用的任何迹象。但是束缚带在美国被随意地使用。难道这就是我们唯一能做的吗？那些规章去哪儿了？那些限制和规定都去哪儿了？当那些权威人士命令进行强制束缚，而病人被吓坏了的时候，那些合理的（或者不合理的）护理去哪儿了？在简讯中，我提出了一个模型条例（在各州可以作为立法模型的条例）。此外，我赞成在医生对其病人不采取束缚的情况下可以允许出现更大程度的过失——简而言之，我希望改变对医生的鼓励措施。不仅对我的医生，也对所有人的医生。

当我在准备简讯时，我和一位当时作为心理健康专业人士的耶鲁职员聊过，"难道你不觉得被束缚是一件很丢脸的事么，更别提有多疼，多令人害怕了。"

那个教授以一种貌似了解的眼神看着我，"你并不明白"，他很平和地说，"那些人和你我不一样。束缚并不会像影响我们一样影响他们的。"假如他真的了解的话，那就好了，我在心里对自己说。

我的"简讯"——《精神病院里机械束缚的使用》——于 1986 年发表在《耶鲁法学杂志》上。我为自己感到万分骄傲。几个月后，在我毕业之后，我接到了一个来自拜兹隆心理健康法律中心的律师的电话——这个中心在当时和现在都被认为是代表精神病患者利益的数一数二的法律事务所。坐落在华盛顿特区的拜兹隆中心在法庭上和议会中为那些不能为自己辩护的群体而辩护。"我带着极大的兴趣读了你的简讯。"她说道，之后她向我解释说她用了我简讯里面的信息进行了一场重大的集体诉讼，挑战中西部地区某个医院关于束缚带的使用。我的简讯帮到了某些人。我的工作起到了某些作用。它帮到了另一个律师，也帮到了一些和我情况一样的病人。和我的情况完全一样。

毕业季曾是个（现在也是，我觉得对大多数人来说都一样）引人反思的季节。对于我来说，那意味着反思我自己如何走到了这一步，我如何走出医院进入学校，以及我如何确保未知的将来的安全性。

首先，我持续地接受着谈话治疗，这位治疗师能够理解我，并且尊重我。通过对我行为的费心解释，怀特帮我打开了一扇通向自己内心的大门，他向我说明我的精神错乱是在保护我远离那些痛苦的想法和感觉。我的精神错乱其实在我的心理生活当中扮演了一个保护性的角色——无意识思想是意识思想的护卫者。由于某种原因，知道这一点之后，一切看起来似乎就没有那么痛苦了，也变得更加可控了。或许我还不能完全控制我的精神错乱，但我也绝不在它的完全掌握之中。

此外，怀特（和琼斯夫人一样，但与我至今遇到过的其他医生不同）并没有被我吓退。他从来没有把我送进医院（打着保护我的幌子而其实是为了保护他们自己），而是在我最恐惧的时候仍然坚持到底，并且发誓要保护我。他比任何人都清楚，其实大多数时候，我是被自己的想法吓坏了。

当遇到关于服药的问题时，怀特会鼓励我，但从不强迫我。尽管对服药怀有强烈的矛盾情绪，但我大部分时间还是选择服用它们——因为怀特，一个专业医生，他认真听我讲话，相信我，他对我的信任理应得到报答。

史蒂夫是我找到的一个真正的朋友，几乎是我的灵魂伴侣了。他目睹并接受了我的疾病，但并未把这些看作是我的本质。和他这样一个好人，聪明、充满感情、有趣、包容的人之间的交往，让我深深地体会到了人与人之间的那种关爱。这也让我充满了希望，我觉得我还会遇到像史蒂夫这样的人，他们也会和史蒂夫一样，透过疾病看到并且重视那个真正的我。

我有幸参与了一个学术项目，它既为我提供了有规律的日程（这是我需要的），也提供了可自由支配的时间（这部分我还需要去学习如何应对）。在某种程度上，每个人都需要一个好的日间照护中心，而我的日间照护中心就是耶鲁法学院。

所以我挺过来了，并且成功地学会了一些生存之道。我找到了一个让我施展才能的学校，一个让我觉得活着是值得的精神科医生，一个让我体会到伟大人性的朋友。尽管在我找到一个让我觉得自己是个女人的男人之前还需要很长时间，但鉴于我的经历，我在毕业日这天所得到的已经很不错了。毕业是个胜利，而且事实上，学院让我和另外一个同学作为班级代表，在毕业典礼上代表全年级同学去台上领取毕业证书。当我上台的时候，我的家人都在场，我禁不住想我们是经历了多少艰难坎坷才走到了今天的这一步。

那一天是个非常美好的日子。

...

但是，仍有很多事情需要面对——有关资格考试的不大不小的事，找工作，必须要搬出宿舍，而且还要找到新的住处。毕业之后要面对一连串的变化，而我从来不善于应对变化。

我决定暂时先在康涅狄格州待一段时间——我还没准备好离开怀特，他也同意我留下。史蒂夫也在附近。他想申请进入研究生院学习临床心理学，但需要先积累一些临床工作经验。他接受了一家面向重度精神疾病患者的过渡性治疗所的一份寄宿工作，在他还是法学院学生的时候，他曾经接触过这里的患者。

我的律师资格考试定在 7 月份，找工作的事要等到我通过考试之后再进行。在考试前的几天，我有些失眠，并略有一些紧张——任何人在这种情况下都可能会这样，不仅仅是我。但我在模拟考试中成绩很好。此外，在耶鲁的那 3 年，几乎每个人都这样向我保证过，"不用担心，律师资格考试的复习课程会教给你所需要的一切。"我除了相信他们之外别无选择。我确实收到过一个不同的建议：**不要去想**。所以我就不去想这件事，最终我成功地取得了将近满分的成绩。

史蒂夫和我在法律服务机构还有几个案子需要结。在律师资格考试不久后的一天（那时准备考试的有规律的日子和对考试本身的期待已经过去），我跨进了耶鲁法律服务机构办公室并向萨莉问好，她是那里的秘书，我们认识而且是朋友。

"最近怎么样？"我问道，"你想不想和我一起摧毁法学院？我不知道谁在听这个，但这是和那些问题有关的重要情节。点，观点，我是不是应该从这个窗户跳出去？"

"你在说什么呀？"萨莉半笑着问道。

"我在开玩笑啦，"我说道，"开玩笑和绵羊有关。我很温顺。你杀过人吗？我已经用我的想法杀死好多人了。"

笑容从萨莉的脸上退去，"埃琳，你有点吓到我了。"

"别害怕，"我说，"我只是一只猫。鱼很可口。我现在要去工作了。"

"噢，别，等等，"她说，"我觉得你应该在这儿待一会儿……"

我坐了下来，然后开始唱歌，之后又停住了。"你介意我用那个衣架做顶帽子吗？"我问萨莉，"做完之后，我想我可能会从窗户跳出去。"

萨莉和另外一位秘书玛丽亚（谢天谢地，她也是我的朋友）很快给法律服务中心的主任斯蒂芬·威茨纳打了电话。威茨纳立刻赶了过来，简要地了解了一下情况，之后便把我带到了他的办公室。"发生什么事儿了，埃琳？"他问道，"你看上去有点心烦意乱，还好吗？"

"我一直都很好，谢谢你，一直都很好。"我尖声说道，"我在为电影创作歌曲。在法律摘要里提到有人正在进行违法制造和销售。我们将会被起诉，但是我的名字不叫'起诉'，非常感谢你。你怎么长了那么高？别摔倒了。"我歇斯底里地笑着说道，这让我很难不从椅子上掉下来。

大约两年前，我告诉过威茨纳我的病史，而且他知道我之前接受过的所有治疗。"我想打电话给怀特医生。"他说道。

"我觉得没那个必要，"我说，"但如果你想打那就打吧。"

在他给怀特打通电话后，威茨纳告诉他这里发生了什么，然后把电话递给了我。"把替沃噻吨的服用量调高到20毫克，埃琳，"怀特平静地说，"请你现在就这么做。"

把电话递给威茨纳之后，我找到我的包，取出药瓶，非常听话地倒出准确剂量的药片。"现在一切都好啦！"我开心地对威茨纳说——我们都笑了起来，他的笑带着安慰，我仍然会有妄想，但我还是能够意识到我造成的这一切是多么令人尴尬。尽管如此，又过了较长的时间我才真正得以恢复。

从我上次住院起到现在的3年时间里，这是我第二次在除了怀特和史蒂夫之外的人面前公开地出现精神错乱，而且它仍旧遵循了这样的模式：我为自己定下目标，成功地达到了这些目标，然后精神就开始崩溃瓦解。我生活中所熟悉的、让我感到舒适的一切又一次地离我远去。前路未知，让我感到害怕。支架已经被拿走了，而我并不能确定我能够靠我自己来维持整个系统。

在我精神错乱发作时，就好像某种幕布（文明的或者是社会的）被掀了起来，而我的一部分秘密就暴露了出来。然后，在发作过去之后，我则会感到万分羞愧：我被看透了。现在他们都知道了。但是这次发作和之前的在本质上有些不同。我已经和萨莉、玛丽亚还有威茨纳共事了3年。我信任他们，他们也信任我——不管是作为一个朋友，还是一个被认为有能力尽职尽责地应对病人和案件的专业人员。所以，回想起来，在我走进那间办公室之后的崩溃瓦解让我觉得在某种程度上是可以接受的。当你感到害怕时，处在崩溃的边缘，你本能地会去你觉得比较安全的地方，当你要暴露一些很私密的东西时，比如像精神错乱，你希望看到这一切的人是你能够信任的。

说来也奇怪，在之后的日子里，让我感到安心的是，我意识到我的生存本能似乎变得越来越强了——当它要发作的时候，我能够延缓它直到我找到一个安全的地方，而不是在街上、在食品店里或是在银行等待办理业务的队伍中。尽管我的同事并没有对所发生的这一切做好所需的准备，但我们之间的关系让他们了解了如何去处理这样的情况，以及如何对待我。他们平静地面对，做出正确的判断和决定，和我一起度过那个时刻。

我第一次"真正的"求职面试是在纽黑文法律服务处，或许这在康涅狄格州是此类工作中最好的。我感到紧张，但我的服药剂量和往常一样。我的履历很好，我觉得自己很有希望得到这个职位。后来，办公室的律师打电话告诉斯蒂芬·威茨纳说，尽管我专业背景很强，而且看上去人也很不错，但他们不能给我这份工作。基本上，我并没有通过这次面试——据他们说，我"实际上是处于昏迷状态。"

我的第二个面试在康涅狄格法律服务处，位于布里奇波特，第一次面试我的律师建议，当我见到执行总监时应当"表现得更加活泼一些"。"活泼"这个词从来没有在我的字典里出现过，而且我也从来没有在任何工作描述中看到有这么一项要求。或许我再喝一杯咖啡就可以了。不管怎样，我成功地给他们留下了极佳的印象，得到了这个职位。

办公地点在一所老旧破败的房子里，几年前这里曾经是布里奇波特很不错的地方，但现在是贫民窟的中心地带。我立刻开始为客户服务，一半时间着手于家庭法律纠纷，一半时间忙着房产纠纷的案子。在一所典型的法律服务机构工作（如位于布里奇波特的这一家），你几乎没有时间反思、学习、思考或是制订战略。资源和员工是最少配置，而我们的客户，当他们联系到律师的时候其实已经处于走投无路的状态了，律师能帮他们做的也是少之又少。在我上班的第一天，我就被派往潘尼可神父村，而且是单独前往。潘尼可神父村是当时全美第六大公共房屋项目。众所周知，它是这些项目中最差的一个。在16万平方米的地方修建了46座砖墙建筑，住了大概5000口人。那些低收入的家庭日趋陷于四面楚歌的状态：枪、毒品、家庭暴力，放眼望去尽是蓄意破坏和一片混乱的迹象。

潘尼可（Panic）是最初在大萧条时期支持布里奇波特房屋局项目的神父的名字，但是或许这个词的字面含义——"恐慌"——更符合这里的情况。我提出，只有在其他人的陪同下我才会去那个地方，陪我去的人很快就被安排好了。在上班的第一天我还接到了另外一个案子，这个案子在一周后就要庭审。没有任何的准备，没有人见过客户。这个案子就这么定了。

我很快就意识到我在耶鲁法律服务机构被宠坏了。在那里，我们可以任意选择想要接的案子，通常我们会选择最有意思的案子或者是能够推动法律的某些方面发展的案子。我们与各个领域的专家合作（当表明自己是耶鲁的学生时，他们很乐意接我们的电话），我们有足够的时间做调查、制订战略，而且我们有足够的人手。我们有时间工作，有时间去思考。事实上，能够思考是非常宝贵的。

在康涅狄格法律服务处，我要花费大量的时间与那些为庸俗恶劣的房东或者虐妻者辩护的油滑的律师们斗智斗勇。我没有时间打电话或回复电话，没有时间做调查或思考和法律相关的内容，但正是思考这一点才让我深深地热爱着法律事业。尽管我喜欢甚至欣赏许多我曾经为之辩护过的人们（当我能找到时间真正和他们交谈时），但我觉得这一工作本身就让人身心疲惫，而且很快工作量就增大到让我无法承受的地步了。我不是佩里·梅森，而且肯定也不是圣女贞德。在一天快要结束时，我觉得自己一点喘息的空间都没有了。我担心没有很好地帮到我的客户。我开始急切地寻找其他的地方，其他任何地方，可以雇用我的地方。对于想着要离开这里，我有些许的内疚，但还没有内疚到让我想要继续在这里待下去的地步。

到 1993 年，潘尼可神父村的最后一批居民迁移到了别处。一年之后，那里的建筑被拆除。高层密集住宅区，这样一个过于乐观的解决低收入家庭住房问题的方案终于有了一个合适的结局——当代城市设计者认为这种方案简直就是噩梦（也常被认为是不人道的）。在那个位置上，现在陆陆续续有一些独户住房和复式建筑，带有新建的院子和新种的小树苗。换言之，布里奇波特正在一步步走向复苏。我有时也会想我以前的那些客户是否也搬回来了呢。

我还继续进行着一个与心理健康相关的无偿法律服务案件，那便是杰弗逊的案子。当我和史蒂夫把他送进一个团体之家之后，我们立即开始想办法让他接受教育。但问题是，他那时已经 21 岁了，相关的法律只对 21 岁以下的孩子提供特殊教育。所以我们尝试了一种新的方法：因为杰弗逊在精神病院的 5 年间没有接受任何教育，所以他应该享有 5 年的"补偿教育"。这一方案现在已经被特殊教育法采用，但在我们提出这个观点时，它还是个新的概念。经过复杂而迂回的程序，我们终于获胜了。杰弗逊在州内最好的特殊教育机构又获得了 5 年的教育。

在布里奇波特工作期间，我与怀特约定进行精神分析成了一件困难的事情。我们尝试协调彼此的工作时间，但通常很难达到每周 4 次的标准。有一天，出现了关于我病情诊断的问题。

我们发现，康涅狄格法律服务处为我提供的医疗保险可以负担一部分精神分析的费用，但怀特必须要填一份确诊我病情的表格。我本希望他能够填写一个无伤大雅的病名——比如神经性焦虑障碍之类的，这样的话就不会有关于我患有严重心理疾病的官方记录了。将来我还会去其他的地方工作，我希望我能够不受任何阻挠地得到我想要的工作。但怀特非常明确地告诉我他要诚实地填写这个表格，会根据真实情况填写。我很快就意识到，在这一问题上我们是没有商量的余地了。

在我们刚开始一起分析时，怀特曾和我讨论过关于我病情的诊断。那时他认为我的主要问题是抑郁，并不是精神分裂症。这对于我来说是个天大的安慰。"但让我们先把这些标签放在一边，"他说，"它们只会让我们分心，我们还有更重要的事情要做。"

当然，我仍然对他最终的诊断极其感兴趣——抑郁，哪怕是精神错乱性抑郁，也仅仅是一种情绪障碍，这是我可以接受的范围。精神分裂症（或是某种变式）是一种"思维障碍"——而这种障碍的核心就是精神错乱——这完全是另一码事。

过了一两天，怀特把表格还给了我。我看到了他手上的表格，在他伸出手递给我时，我感觉我的心都快要从嗓子眼儿跳出来了。我从他手中接过表格，看到了上面的字："分裂情感性障碍，抑郁型。"一种精神病性疾病，一种从精神分裂症中分出去的疾病。这些文字来自一个我认识的、不能怀疑其临床判断的人，这些字让我感到像死了一样。就好像是为了和这个诊断保持完全一致似的，我很快就开始崩溃了。

那天晚上，在和史蒂夫一起散步时，我告诉他我看了怀特的诊断，被这个诊断吓了一跳。"轻微的智力发育迟缓，但拥有超出预期的学业成就，可用从耶鲁法学院成功毕业来证明。"我静静地说道，从眼角偷偷地瞥了他一眼，等着他的反应。

史蒂夫的脸变红了，开始支支吾吾起来，因为他知道怀特的意见对我来说是多么重要。"埃琳，我知道怀特是个聪明人，但他这次是否弄错了？我不觉得你智力发育迟缓。"他抬起头，看见我在笑。

"哈哈，你上当啦。"我说着笑了起来。我可以从他脸上的表情看出来，他在犹豫是应该和我一起笑，还是应该转身走开。

尽管我拿这件事情开了玩笑，但在这样的情况下，这确实没什么可笑之处。任何以"分裂"开头的诊断都是对我的诅咒，我就是这样认为的。*为什么怀特认为我是那样的？我真的病得那么严重吗？那我所做的一切，所有的进步，都只是个笑话吗？我是否最终只能进精神病医院呢？*

就像是为了嘲笑我，老天爷又把我扔到了黑洞里，妄想再次光临了。

在怀特的催促下，我加大了替沃噻吨的剂量，几天内我的情况都比较稳定。但他的诊断仍然让我有些心神不安。我十分确定我有所进步，我确信我已经超越了医院的第一次诊断。但是现在，怀特的结论的分量是显而易见的，甚至是有些不吉利的，就像是我自己的西西弗斯之石——我把它推到山顶，它滚了下来，我再次把它推到山顶，它又滚了下来。它绝对可以把我彻底摧毁。

我依然花大把时间和史蒂夫在一起，他热爱他的工作并和我分享，我觉得和他在一起的时候让我感到安心。史蒂夫发现他在过渡治疗所的工作是非常值得的，他把那里的生活和修道院的生活相提并论。我经常去那里吃晚饭，或者就只是坐在厨房的桌子边和住在那里的人们聊天。有一天，我进门后发现那里最新的房客竟然是我在耶鲁精神病学研究所的病房认识的一个病人。有那么几分钟，我们彼此都觉得有些尴尬，但没过多久我们就意识到出于同样的原因，边喝咖啡边交谈才是我们两人都想要的。

在过渡治疗所度过的日子让我想起了生病的好处。急诊室和医院的工作人员密切关注重病患者，在过渡治疗所，总会有人和病人们说话。但是，"好起来"就意味着放弃这样的关注，或找到可以更好地得到关注的方式。这种感觉大家都会有：离开家的感觉很棒，但是很少有人能不回头一直往前走，至少在刚开始的时候都会留恋地张望几次。

　　那个夏天我得知在当地的一所法学院（现在是昆宁佩克大学法学院）有一个教法律研究和写作的为期两年的职位。这个职位不能让我成为终身教授，但可以帮我逃出法律服务处。对我来说，做执业律师从来不是一件简单的事，而且在潘尼可神父村我觉得自己完全招架不来。此外，有了这份工作，我就可以继续留在纽黑文，可以继续和怀特进行精神分析。所以我便申请了这份工作。

　　在我面试时（与之前在法律服务处被我搞砸的面试相比，这次有了巨大的进步），和蔼可亲的系主任尽可能小心翼翼地提醒我这份教书的工作对我来说有点大材小用。我不在乎。我需要工作而且我想工作。再说，他不知道我的情况，而且我也不打算告诉他。

　　当我接到录用通知时，我在当天就接受了这份工作。

　　"我要告诉你一件事，"这是史蒂夫的声音，很轻柔。我让自己振作了一些，似乎知道他想要说什么。"我要离开纽黑文了，搬到华盛顿去。"

　　他和一个女人开始有了交往——一个我很喜欢的女人，她温柔善良，能让他开心。她完成了在耶鲁的学业，被位于夏洛茨维尔的弗吉尼亚大学的一个博士项目录取。史蒂夫想要离她近一些，我理解并表示支持。事实上，我早就明白我们之间的距离会从几分钟路程变成几百公里，这只是个时间问题。

　　尽管如此，我仍然感到非常伤心。他是我的同事、知己、最好的朋友。以某种复杂的方式，作为我的最佳见证者，他见证了我的病情、我的黑暗面、我为留在这个世界上而付出的努力，为成为一个在此领域中有所贡献的成员所付出的一切。他给我的论文提意见，他帮我把碎片般的思想整合在一起，他见证了我的进步（并且提醒我取得的进步），他甚至能说完我没全说出口的某些句子，我也一样会完成他的句子。他知道关于我的一切。我们无话不谈，不管是个人的、工作的还是学习上的问题，我都会咨询他的意见。而现在他要离我而去了。不难想象，我对此的第一反应是"不！"

　　"是的，"他说道，"我是时候离开了。"

　　"没你在身边我觉得我会坚持不下去。"我说道，我的声音在发抖。

"你可以的，"他说，"埃琳，在你的一生中，你为了得到你想要的而努力奋斗，并且都实现了。你是出类拔萃的胜出者——你遇到了信任你的朋友、治疗师和教授。现在你要开始你的职业生涯了。这些不是我为你做的——是你自己做到的！"

"但那是在你的帮助下。"我说道。

"我会永远帮助你的，"他说，"分离并不代表友谊的结束，我们之间的友谊永远不会结束。再说，你不久之后也会去别的地方，你也会有重要的工作要做，到那个时候我住在哪里对你来说都是一样的。"

他走的那天我们一起吃了早午餐。我几乎没怎么吃我的煎蛋卷，一口一口慢慢地嚼着。咖啡难喝极了，就像是上周煮的一样。之后，史蒂夫钻进了他的车——花 500 美元买的福特平托，开走了，沿着 95 号州际公路向南驶去。我站在那里看了几分钟，回想起多年前肯尼和玛吉开车离开范德比尔特，离开我的情景。那天我的心都碎了，现在我仍然感到痛彻心扉，但我挺过来了——尽管我知道自己是多么的悲伤。之后我钻进自己的车，驶回（一路上都在哭）法学院参加一个会议。我把车停好，把自己的思绪拉回到现实中。史蒂夫是对的——我有工作要做，是时候去工作了。

第十七章

尽管这份教书的工作不会给我带来丝毫的声望（正如院长之前暗示过的一样），但接受这份工作是我所做过的最好的职业选择之一。

这是我曾经待过的几个小学院之一，没有耶鲁那么大的压力和紧张的气氛。学生们学习很努力，也很有抱负，渴望学习新知识（但和耶鲁不同的是，这里由于考试不及格而被退学的人也不在少数）。我主要负责修改和评价学生们的备忘录和诉讼要点。这是一份耗费时间的工作，但很直接，而且很多时候都比较容易。尽管我感觉在众人面前发言很是拙笨，但我和学生之间这种交换意见的方式让我增强了自信。我开始认为自己是一名真正的老师了。

我在这所学校的一个同事叫桑迪·米克尔约翰，他是这里的一名教授，是著名的哲学家和第一修正案学者亚历山大·米克尔约翰的孙子。从法学院毕业到从事法律工作之前，他曾是一名职业网球手，他自己对最终能安于一份教书的工作也感到很吃惊。但到了这里，他就发现家中教书的传统（老亚历山大在 1901—1912 年曾任布朗大学的院长，1913—1923 年曾任阿默斯特学院的校长）早已经深深地根植在他心里了。桑迪热爱教育事业，尽管他以对学生严格而出名，但也被许多学生所爱戴——他不庇护学生，也不迎合学生。他是我学习的好榜样。

桑迪和我成了好朋友，经常在一起吃饭。在我作为大学老师的前几年，他是一位友善而且敏锐的"教练"。我当时还准备要发表一篇论文，他也给了我很多的帮助。鉴于我自身的情况，我很想知道什么样的特质或特征构成了那些为精神错乱的病人决定使用（或不使用）药物的人们的"能力"。法律是如何来定义它的？医疗机构是如何理解它的？我们又应该如何来理解它？因为桑迪学过缔约能力相关知识，他在另一个关于能力的话题上的反馈对我来说是至关重要的。

教书的那一年过得飞快，我做得还不错——越来越好，绝对比我之前预期的要好。我慢慢地适应了生活中的变化，尽可能地做到不出问题。这份工作也可以让我比较容易和怀特制订谈话计划，尽管我希望摆脱药物，但我还是得服用替沃噻吨和一种抗抑郁药物阿米替林（当然时不时地会调整剂量）。我对于教学工作很有信心，交了新朋友，我的关于能力资格的文章进行得很顺利。桑迪读了初稿并告诉我可以向哪些杂志投稿。我当时希望，如果我能在某个法律期刊上发表文章，或许当我觉得足够安全时（和怀特的会面再持续一年），我就在别的地方申请一个职位，离开纽黑文。

之后怀特告诉我他马上要退休了——确切地说，是三个月之后。

就像被人触碰到了某个开关一样，我几乎立刻陷入了糟糕的境地——情况比我在牛津和耶鲁最糟糕的时候还要糟糕。没过几天，我变得沉默寡言近乎哑巴。不管是我自己一个人还是在怀特的办公室，我又开始摇来晃去并喃喃自语。我被破坏性的能量和说不出的恐惧所包围。"求你别走"，我向怀特哀求，"你不能走，我的世界末日要到了。"

幸运的是，法学院正在进行模拟法庭比赛，所以我除了出席之外不用做任何其他的事情，这对我来说是件好事，因为我没办法讲话。有一天，我把我所有的首饰都拿到了怀特的办公室，还有一张大额支票——几乎是我所有的钱。"我想把这些首饰送给你妻子，"我告诉他，"我再也用不到了。我也用不到这些钱了。所以，你拿去吧。"

"埃琳，你知道我不能接受这些。你觉不觉得你应该去医院？"

不！不去医院。通常，我待在我的公寓，蜷缩在沙发上喃喃自语。朋友们给我带来香烟和食物，但我吃不下去。只要有人和我在一起，我就开始说一些暴力的事情。"我杀了很多人，"我说，"现在怀特也被魔鬼接管了，我不得不杀了他。但他并不是唯一的一个。"

史蒂夫正在各个大学间游走，面试各个不同的心理学博士项目。他给我打了很多次电话询问情况，但我没有接，他打电话给我们的朋友，他们告诉了他发生在我身上的事情。他立刻就回到了纽黑文。

我打开公寓的门。史蒂夫后来告诉我，在他见过我那么多次发作后，那天的景象仍然把他震惊了。在一周多的时间里，我几乎没怎么吃饭。我很憔悴，形容枯槁。我的脸看上去（感觉上去）像一个面具。我把所有的窗帘都拉了起来，整个公寓几乎处在完全的黑暗中，可那时还是下午。空气很浑浊，整个房间就像一片废墟。史蒂夫曾经接触过很多遭受严重精神疾病折磨的病人。后来他告诉我，那个下午，我的情况看上去就和那些人一样糟糕。

"嗨。"我说道，随后转身回到沙发上，在那里默默地坐了 5 分钟。"谢谢你能来，史蒂夫，"我终于开口了，"破碎的世界。单词。声音。告诉闹钟让它停下来。时间就是到时候了。"

"怀特要走了。"史蒂夫忧郁地说。

"我被推进了一个坟墓，现在这个状况就是坟墓，"我呻吟道，"重力把我拖了下去。他们都企图杀了我。让他们走开。我很害怕。"

史蒂夫花了几天时间和我待在一起。我要么是在听音乐，要么时不时地咕哝一些听不清的东西，或者威胁说要实施暴力行为。我不想离开公寓，除非去见怀特或是在学校露个面以保住我的工作，但史蒂夫很温和地坚持说我应该多出去走走，我应该洗澡，刷牙，换上干净的衣服，吃点东西。事实上，我们有天晚上还确实和朋友一起出去吃了晚饭。老天保佑，其他人在享用晚餐的时候我自己小声地咕哝，几乎没有人注意到。

之后，事情又有变化了。怀特又不走了，至少还没有走。耶鲁说服了他，让他再多留一年，因为要找到代替他的人还需要一段时间。乌云散去了，魔鬼消退了，我的头脑恢复了清晰。在我稳定下来之后，怀特对我的情况进行了解释。"你怀有这样的幻想，认为我留下来这个情况和你有关。"他在某次治疗中这样对我说道。我当然是这样认为的。他是为我留下来的，难道不是吗？

我是如何理解当我得知怀特要离开的消息时会显得异常崩溃的情形的呢？那么，想象一下，现在，不管你在哪儿——在你的房间，在图书馆，在公园的长椅上，在公共汽车上——成百上千的事物需要你的注意力。外部世界里，有情景、声音、气味；内部世界中，你有自己的思想、感觉、记忆、愿望、梦和恐惧。所有的这些，每一个，外部的和内部的，都突然同时开始敲打你的门。

但你有力量选择把注意力分给哪一个，或是哪几个事件的组合。或许是对手中这本书的感觉，或是你所在的这个房间的温度。你移动你的靠背垫，并调整它的位置。你重读这一页的最后一段，之后翻到下一页。你想着要站起身来去厨房，或许准备一些吃的东西。尽管这些行为仅仅是你大脑中所想的和你周围情景中的很小的一部分，但你能够选择它们，并把其他的事物作为背景。

现在想一下这样的画面：负责将某些信息传送给你，同时过滤掉其他信息的调节器突然被关闭了。瞬间，每一幅情景，每一个响动，每一种气味都以同样的速度冲到你的面前；每一缕思绪，每一种感觉，每一丝记忆，每一个念头都以同样的强度展现在你面前。你接受了来自不同媒介的大量信息——电话、邮件、电视、CD 播放机、正在敲门的朋友、脑海中的念头——你不能选择哪个先来哪个后到，就像是在观看橄榄球超级杯大赛的人群齐声向你叫喊一样。

或者可以这样设想：把自己置于某个房间中间。打开音响、电视、嘟嘟响的电子游戏，之后再叫来几个吃着冰激凌的小孩子。把所有电子设备的音量都调到最大，然后拿走小孩子们的冰激凌。想象一下，这样的场景每日每夜存在于你的生活中，你会怎么做呢？

首先，你会急切地希望一切清晰起来，寻求一种远离喧闹的办法——某些能够集中精力的事情，某些能够紧紧抓住的东西。药物治疗是一个解决方案，只要你的身体能够承受。你或许也可以争取让你的生活尽可能地有序和可预测——也就是说控制你生活中的不同成分——这样，你就可以提前知道对自己的期望是什么，将会发生什么事情，以及如何做好准备。最基本的目标就是消除意外。经过一番苦心经营，你会慢慢地重新建立起自己的内在调节器，让你结构清晰，而且具有预见能力。你在自发行为中所丢失的东西可以通过理智的行为再找回来。

我挺过了毕业，熬过了一份公共部门的不易工作，转换身份成为老师，还学习了新的技能，还有史蒂夫的离开。而且大部分时候，我都没有倒下。之后，为了让生活继续下去，我制订了一个计划。怀特是这个计划的核心，而且这个计划奏效了。我知道如何与他共处，也知道从他那里能得到什么，这给我的生活带来了可以"抓得住的东西"，这让我的生活有了结构。当然，我知道，变化是不可避免的。多年的经历让我清楚地认识到了这一点。但我仍然在学习如何驾驭它。怀特退休的消息突然袭来，如同一道意外的闪电，就像是一场灾难性的意外，让我措手不及。当他说出那些话的时候，我建立起的支撑我的生活的框架和可预测性都在我眼前倒塌了。那个我精心创造的新调节器也被摧毁了。每幅场景、每个响动、每种气味、每种滋味、每丝回忆、每种情绪、每缕思绪、每个念头都统统涌了出来，把我淹没。

我一直都认为，在耶鲁的头几个月，我之所以经历了那可怕的崩溃，部分原因是我没有成功地处理好和琼斯夫人的分手。而现在，伴随着怀特退休的消息，我心里某些东西告诉我历史又要重演了。但那个糟糕的场景并没有重演。史蒂夫作为外界的信使介入我的生活，而怀特退休计划的改变让我的内部世界又恢复了秩序。

但是，如果怀特仍然坚持他原来的计划，不再额外治疗我一年的话，我十分确信我一定会再一次住进医院。我非常清楚地知道怀特和我，结束我们之间治疗关系的时间迟早会来的。但如果让我保持理智的话，我们的"终结"必须出现在正确的时间和地点。现在这一切又都恢复了可能。

那是个可怕的变化，我从这种状态中恢复了过来，尽管这让我松了一口气，但这一经历仍然让我紧张不安。我开始意识到我持续的稳定状态不仅要靠我自己意志的集中，也取决于随机的运气。对于像我这样一个必须依靠稳固的精神框架和可预测性才能生存的人来说，这并不是什么好消息。

1988 年的夏天，我的教学工作结束了，我也热切地准备寻找更好的法学院的教学工作。我完成了那篇有关拒绝使用药物治疗的能力的文章的初稿，并且自信地认为这篇文章可以在即将来临的面试中发挥作用。我的计划又重回轨道了。

7月4日的那个周末，我准备回迈阿密，看看家人。但在临行的前一晚，我突然头痛欲裂。

在我所经历过的所有问题中，头痛并不在其中。而这次头痛似乎挥之不去，整整持续了两天。头疼、脖子疼、背疼，而且还经常感到恶心。

我尝试着冷静、耐心地对待我的身体。我的朋友得过偏头痛，或许这次也轮到我了。或许，这一次我的经历是正常的——只不过是普普通通的紧张和精神压力而已。或许是因为炎热的天气，或许是潮湿的空气。但不管怎么样，就像它来时一样，头痛突然又消失了。

两周之后，头痛又回来了。我震惊于竟会如此疼痛，也纠结于我的无能为力。我通过史蒂夫认识的一个朋友，约翰，他不仅是个有智慧的牧师，而且是一位很有天赋的精神病学家。约翰最终说服我去看医生。后来我知道原来约翰的母亲在年轻时经历了和我相似的病症后就去世了。

医生的诊断结果和我的想法一样，是偏头痛，很有可能是由压力所致。他给我开了含有可待因（阿片类镇痛药）的泰诺。看完病后，我开车去了耶鲁看望在法律服务处的朋友。我所记得的最后一件事情是剧烈的呕吐。甚至到现在，我都无法想起之后的5天发生了什么。

根据我现在能拼凑起来的记忆片段，在我病了之后，玛丽亚和萨莉开车送我回了家，并让我立刻上床休息。第二天，她们打电话看我是否还好，但我的电话几个小时里一直处于占线状态。到中午的时候，她们实在不放心，于是到我的公寓来看我。她们发现我仍然穿着前一天的衣服，床铺很整齐，根本没有碰过，而且我一直重复着一句话——"你们为什么在这儿，你们为什么在这儿？"她们回答了我，但是不一会儿我又问她们同样的问题。我无法把自己的思维连续起来。

她们很快把我塞到车里，送到了急诊室。在那里发生了完全可以预见的一幕：急诊室的工作人员知道我的精神病史后，就不再做任何其他诊断了。

精神疾病患者所背负的污名简直就是拥有许多面孔的洪水猛兽。史蒂夫曾经参与过的一个项目里有一名精神病患者因为背部受伤在医院待了好几个星期，但所有和他接触的医疗工作人员没有一个把他的疼痛当作一回事——只是因为他有精神问题。所以，急诊室的工作人员一知道我患有精神疾病而且反对服药治疗，就将诊断结果板上钉钉：我"只是"经历了一次精神病发作。可怜的玛丽亚气得上蹿下跳，试图告诉他们她以前见到过我发作，但情况和这次不一样。但是，她的证词并没有帮上忙——因为我是个精神病患者。急诊室的工作人员就这样把我打发走了。

玛丽亚认为我应该去她家，不管我到底发生了什么，她很清楚，让我独自待着是很不安全的。到她家的时候，我完全不记得我们去过急诊室，也不知道现在在哪里，或者说为什么在那里。为了安顿好我，她给我父母打了电话。我母亲决定立刻从迈阿密飞过来。我父亲刚做了眼部手术，正在恢复当中，一旦好一些会立刻过来。

我母亲直接从迈阿密来到了玛丽亚的家里。在那里和我们待了大概半个小时，就开车把我送回了我的小公寓。她去附近的小店买了些吃的。当她回来敲门时，我打开门，很惊奇地看着她还有她拎着的食物，问道："你怎么来了？"

"我只是出去买了点吃的，"她回答说，"你不记得我去玛丽亚家把你接回来了吗？"

"不记得。但你为什么会在这儿呢？难道家里有人得病了吗？"

"不是，埃琳，家里人都很好，但或许你不是很好。所以我来这儿看看你怎么样了，或许能帮上点忙。"

5分钟之后："妈妈，你怎么在这儿？"又过了5分钟："你怎么在这儿？"又一个5分钟："你怎么在这儿？"

我母亲带我去了我的医生那里。刚开始，他似乎并不觉得是什么大问题，直到他发现我完全不记得之前来过他这儿，讨论过我的头疼问题，还取过止疼药，他才意识到这事情没那么简单。他立即让我母亲带我去医院。

我们又去了急诊室。我坐在大厅的轮床上等了好几个小时。终于，他们给我做了检查，当我回答完那些标准问题后，他们似乎又想把我打发回家。但就在这时，主治医师问道，当我抬起腿用手指触摸脚尖时会不会感觉疼痛，我确实感觉疼痛。

他立刻让我做了脊髓穿刺，拿回来的脊髓抽液是淡黄色的，还有凝成块状的血液。我被诊断为蛛网膜下出血，也就是说我的大脑在流血。

这种出血的死亡率为 50% 左右，但我当时并不知道。我当时 32 岁，那时，我的大脑总是时好时坏。

脑外科医生走进诊查室的时候已是凌晨 3 点钟了。他想做一个血管造影检查，他可以通过这个检查查看我的脑血管。任何情况下，血管造影都是有风险的手术，但这次是必做不可了。如果从血管造影中发现有动脉瘤，我就必须立刻接受脑部手术。

我确切地记得那些场景——头顶上刺眼的灯光，医院惯有的气味和声音，我和母亲眼里都含着泪水。"如果我真有什么事儿，你和爸爸一定要好好地生活下去，那是我所希望的。"母亲的抽泣声越来越大。正如为自己担心一样，我更为父母担心。如果我死了……

血管造影的结果为不确定。一般来说，血管造影并不能确定出血的原因。这个时候，医生会假定可能是出现了某些结构性的病变——例如一个微小(所以检测不到)的动脉瘤或脉畸形——引发出血并破裂了。不管怎样，我都不需要接受手术。当我一听到这个消息，大松了一口气，几乎歇斯底里地哭了起来。

我住院后不久父亲就赶来了。我在那里又待了三个星期。尽管头疼持续了很长时间，但有那么一两天，我的记忆力还是不错的。在那里要做数不清的检查——断层扫描，磁共振成像，又一次血管造影，每天一次脊髓穿刺，直到我的脊柱囊崩溃，他们才不再做了。

在我住院期间，他们停了我的抗抑郁药物以及我所服用的其他镇静剂。医生认为这段时间我的身体负荷过大。所以，当我每天面对那些测试以及那些医务人员站在我身边说"嗯……从另一方面来说，这个可能是这样这样的……"时，我的情绪就很低落，感到害怕。当然，还有避免不了的精神错乱。

一天晚上，我确信自己是那个所谓的"木材杀人犯"，这个人正在康涅狄格州受审，因为他用链锯将自己的妻子肢解了，然后把她身体的各部位用木材削片机切成了碎片。推着输液架，我慢慢地踱到护士台，告诉那儿的护士：她们应该向警察告发我的下落。她们温和地把我送回了房间，安顿我上床。

第二天巡视时，其中一个住院医生问我前一天晚上发生的事，他说："我听说你昨天晚上有点心烦，是因为什么呢？"

"其实，我以为自己是那个'木材杀人犯'，"我告诉他，"我仍然不确定自己到底是不是。不管怎样，我就是个坏人——实际上，我很邪恶。"

这位医生爆发出了一阵笑声，声音大到楼下大厅里的护士都听得到。这让我觉得十分难堪。他认为我疯了。

夏天到了，怀特医生去度假了。幸好，他让他的同事，一位在医院工作的精神科会诊分析医生费恩斯坦过来看看我。费恩斯坦医生几乎每天都来我的房间，他对我十分温和，让我感到欣慰，这正是我所需要的。

"我害怕极了，"我告诉他，"我现在觉得生命就像这样，能被轻而易举地夺走，"我边说边在空中打了个响指。

他点点头，"是这样。这会令人十分伤感。但是，埃琳，大多数人到了50多岁的时候才能明白这一点，你只是早一点知道了而已。"

费恩斯坦的来访，还有我父母的出现对我的帮助极大，他们在我住院的三个星期里每天都来看我。我住在纽约的两个弟弟和他们的家人也来待了一段时间。我们大家偶尔会一起去餐厅喝下午茶或者吃晚饭。晚上的时候，所有人都离开之后，我会拉着移动式静脉输液架慢慢踱到休息区。在那儿，我会抽一根烟，听听休息区电视中音乐频道里播放的古典音乐。我父母在我的房门上用大头针留了个字条，写着"存在逃跑的危险"，这让我们觉得很有意思，但着实惹恼了医生们。我们表现得似乎并不把住院以及导致我入院的事件当一回事儿，但事实上我们是吓坏了，而玩笑只是我们保护自己远离恐惧的一种方式。

随着日子一天天过去，记忆损伤好像有所好转，但是不稳定，和头痛一样。因此，医院安排我做一些心理测试。测试结果就写在我的病历上，很容易看到。来自不同科室的几个医生对我的病情发表了不同的见解，我被这些不同的意见吸引住了。其中一个写道，测试表明我"或许深受经常性的妄想思维和自虐的困扰"。这对我来说已经不是什么新鲜事儿了。

另一个测试者让我做一份很长的记忆测试，他是一名拥有硕士学位的心理学家，在他名字后面写着"硕士"两字。他给出了一个很奇怪的解释：测试结果显示我可能有意地表现出记忆损伤，尤其是记忆丧失。他的指导老师标注道，这一测试或许表明我试图表现得像受到了损伤，但它也可能表明我确实受到了损伤。这个硕士还认为我的头痛或许是因为缺乏营养。但另一个人则认为头痛源于"受困扰的思维过程"。我的病要么是假装的，要么是因为我疯了，要么就是没有吃好。脑出血这一事实的重要性就这么莫名其妙地被忽视了。

该硕士还怀疑我在家里在"营养和卫生方面"照顾自己的能力。第三个人很好心地指出我需要社会服务部门提供"长期照顾"。我倒是很乐意接受长期照顾，因为我的长期计划是要与知名出版社合作出版很多书，写很多法律评论文章，在某所一流大学的法学院获得终身职位。想要达到这些目标，即使是拥有最好的条件、身体非常健康的人也会希望尽可能多地利用他所能得到的任何帮助。

3个星期过去了，我终于可以出院了，但对于导致我脑出血的原因没有清晰的结论。尽管我对入院前几天的记忆仍然是一片空白，但头痛消失了。我的父母回到了迈阿密，我又回到了我的生活中，仍然是那种有缺陷的、混乱的、神秘的以及有前途的生活。出院之后的一段时间，我感到有些虚弱。我知道之前发生的事情真是令人害怕，甚至是有生命威胁的。但事实是，我没死，我挺过来了。我在之后的每一天都会告诉自己这个事实。这有点儿像一颗流星落到了你家后院却没有击中你的房子。你可以选择想着那颗流星，担心或许会发生的事情，也可以想着自己逃过了一劫和没有发生的事情。我决定尽我所能想着我逃过了一劫。

第十八章

9月，我回到了这所较小的法学院开始我第二年的教书工作，同时一边准备着其他学校终身职位的申请。尽管我并没有遵从法学院的传统路线，为法官做书记员和在大型律师事务所进行暑期实习，来获得学术职位。但当我得知有35所法学院对我的申请感兴趣时，我还是挺心满意足的。

我想保持乐观，理论上来说，目前一切状况都很乐观，但是有一个小小的问题。鉴于我的住院经历，我仍然没有恢复我的日常用药习惯。几天之内，我从感到一点点沮丧变成非常沮丧，之后我开始有了自杀的念头。怀特建议我立刻恢复服用阿米替林（那个时候还没有氟西汀）。史蒂夫在电话里对我进行了一番训话，提到我在找工作过程中遇到的压力以及我应该如何静下心来逐渐稳定。"我了解你，我知道你在想什么，"他说道，"但现在不是你在服用药物问题上可以胡闹的时候。"尽管我十分想做到完全摆脱药物，但我不得不承认，他是对的。

尽管如此，我还是很容易在别的事情上出错。比如，在迈阿密大学为期一天的面试中，我由于心神不宁和紧张过度而没有吃好，并且在面试的过程中表现得非常差。又一次"实际上是处于昏迷状态"。甚至有更糟的情况，当飞机在纽约着陆后，我居然在下飞机的时候昏倒了，不得不坐着轮椅出来。我羞愧极了，我将此经历归类为"糟糕的自我照顾——埃琳，多留心一点"！

其他的面试都进行得非常好，最终我接到了许多很有吸引力的工作邀请。最吸引我的是来自南加利福尼亚大学洛杉矶分校的邀请。从学术角度来看，南加利福尼亚大学的法学院拥有极好的声誉，全国排名在前15~20。面试之行让我觉得非常舒适，并且一点儿都没有紧张。与我交流过的教师都非常的友好随和，尽管他们是那么的优秀（我做过调查，我知道他们在哪些刊物上发表了什么文章）。而且（这点很重要），这里的校园令人感觉愉快，阳光灿烂，非常温暖，对我的身体很有好处。所以当我一接到南加利福尼亚大学的工作邀请时，我立刻就做出了决定——接受。

但离实际动身的日子还有好几个月。这段时间里，我仍然在纽黑文教书，还在负责杰弗逊的案子，他正在一步步地接受国家教育体制所赋予的权利。

我尽量每个星期见他一面，我们会在他所在的团体之家见面，之后去当地的冷饮店吃冰激凌，好好地聊一番。由于个头高大，缺陷明显，判断力有限，他总会吓到其他人，但当和我在一起时，他总是非常温和，说话轻柔。他表现得很不错，而且很开心。

事实上，由于他在团体之家和学业上的进步，这两个地方的工作人员都认为他能够去功能更高的团体之家。鉴于那个团体之家目前还没有位置给他，我有足够的时间全心全意地帮他做一些事情。我和团体之家、学校的工作人员进行了漫长而艰难的交涉。我也和他母亲谈了谈，她最近也回到了他的生活当中。我也和杰弗逊进行了很严肃的谈话，他不仅信任我，还把我当作朋友和知己。他在将要去的那个团体之家住过几个晚上，周末的时候也去过几次，一切都很顺利，他喜欢那里。他告诉我，他想搬到那里去。

从理论上说，一切看上去都不错。尽管如此，我还是要与我自己的怀疑做斗争。众所周知，像杰弗逊这样智力发育迟缓并存在行为障碍的成年人，会努力地去讨好别人，尤其是那些在他们的生活中有一定影响力的人。基本上，他们极力地想说对每句话，让他们身边的人都开心。因为想着如何讨好我以及其他工作人员，他看上去显得心事重重。因此，我很担心：目前所看到的是真实情况吗？这样做是正确的吗？现在时机合适吗，那个地方是正确的选择吗？是的，是的，是的，每个人都这样回答。最终，我同意了。好吧，是该这么做了。我们让他搬到了新地方。

几个星期过去了，一切看上去都不错，所有的人都松了一口气。但之后，一些事情触发了"警报"。到底是什么触动了他，我们无从知晓，但不管怎样，那让他变得十分气愤。他开始大喊大叫，威胁他的室友和工作人员。他们叫来了警察。当面对一个高大、气愤、不善言辞且失去控制的黑人，警察们只好把他强行拿下并押到了当地的精神病院。在那里发生了最糟糕的情况：束缚、强迫服药和隔离监禁——这些都是自从我和史蒂夫帮助他脱离州精神病院后尽量让他避免的东西。在我自己的经历中，那些让我感到极度恐惧的事情在杰弗逊身上重演了。

令人悲哀的是，它引发了一系列的连锁反应并且越变越糟。有那么一阵子，我们都觉得情况是不可挽回的了。那一次他在医院待的时间较短，但这并不是他最后一次待在那里。他不能回到之前的那个团体之家，他的位子已经被别人顶替了。他也不能去新的团体之家，显然，经历了这次事件后那里的人们并不欢迎他。"暴力"这个词开始出现在他的病历上，他辗转于各个团体之家，直到出了事，被再次送回医院。到我搬去洛杉矶开始教书时，杰弗逊仍处在颠沛流离的状态。

最终，一切都安定下来了——几年之后，当我再去看望他时，他住的那个团体之家情况还不错。但他似乎变了，他再也回不到他在第一个团体之家时的状态了。是不是我们这些想要做好事的人让他走到了这一步？"是我让他变成这样的吗？"我问史蒂夫，"是我们的错吗？"

不，不，他回答道，我们尽力地去判断当时的情况，并做了在当时看起来是正确的决定。我害怕我们只是做出了从我们的角度看上去是正确的决定，从杰弗逊的角度来说却未必就是正确的决定。或许发生在杰弗逊身上的一切迟早会发生，我们无从知晓。但这对于新手律师来说仍然是一个惨痛的教训。

随着春天的到来，我离开康涅狄格州的日子也慢慢来临了。我计划在春假的时候去一趟洛杉矶，见见我未来的同事，熟悉一下校园和城市，而且还要找住处。此外，我认识一些在西岸的精神分析学家，这样我可以继续我的治疗而不用中断。我下定决心为我的新生活搭好牢固的框架。

就在我出发之前，我接到了父亲的电话。"你诺姆舅舅过世了，他自杀了。"他说道。诺姆舅舅是我母亲最小的弟弟，过世时仅仅 47 岁。这件事并不奇怪，因为他的大半辈子都是伴随着精神疾病度过的——严重抑郁，他在堪萨斯托皮卡的曼宁格诊所度过了一年。后来，在我的推荐下，他在宾夕法尼亚医院研究所度过了几个月，见了我的医生，米勒博士。当他离开的时候，是违反医嘱的。而现在，却成了今天的这个局面——自己服药过量，结束了生命。

我感到震惊和悲伤，但有点在我的意料之中。我父亲表现得很平静，但是母亲的状况大不一样。她悲伤过度，她的父亲前不久刚刚过世，但失去弟弟的打击，尤其是在努力了这么多年后，对她影响更大。我那英俊、亲切、年轻的舅舅，就那么走了。但我不能去佛罗里达表示哀悼。我已经计划好了第二天去洛杉矶，安排好了各种事情，而且只有这么一小段时间来处理这些事。我想要参加他的葬礼。没有在他的葬礼上陪着母亲以及向舅舅的努力抗争致以敬意，让我感到很愧疚（现在我依然这样觉得，会一直心存歉疚）。

自杀，总是在其发生后对其余人造成不小的影响，让人觉得似乎我们本可以做些什么，应该做些什么来留住我们所爱之人的生命。"假如我当初说了什么，要是当时我做了什么……我们漏掉了什么，我们为什么没能留住他呢？"在头几天难熬的日子里，没人能说什么或做什么来减轻那种悲痛，任何与"不可避免"相关的说法都被推得远远的。

情况对于我来说甚至更糟，因为我发现自己和诺姆舅舅有很多相似之处。难道有一天我也会这样吗？我是否也会到这一地步，一想到又要去见医生，又要做测试，又要服药，又要发作，又要去住院，一想到这些就会将我轻易地推向边缘？

挂了电话之后，我独自站在自己的小公寓里，身边放着收拾好的行李箱，想着我要开始的新生活，我捏紧了拳头，像要抗争什么。不！绝不！那是他，他的生活，他的原因；而我是我，我有我的生活。

我能继续生活下去的一个重要原因，也是这次旅途的一个关键原因，是我为自己找了一名不错的精神分析师。通过琼斯夫人和怀特医生的指导，我认识到如果没有谈话治疗的"自动防故障"保护，其他的一切都不会起太大的作用。我约见了 4 位分析师（由朋友、同事以及怀特推荐），最终我决定选择由怀特推荐的那一位。他叫卡普兰，他那专业性极强的简历给我留下了深刻印象，里面提到了他在洛杉矶地区的一家医院治疗过许多重症患者的经历。

对卡普兰的首次拜访让我感到欣慰——他的办公室装饰随意，充满了搭配不当的各种物品（到处是一摞摞歪七扭八的书、稿纸和笔记本，搭配不当的台灯，莫名其妙的家具）。对我来说，这一切都表现出他是一位忙碌的大学老师，着手于很多事——教书、写作以及治疗患者。因为我自己的办公室，不管是过去还是现在，也总是一团糟。我由衷地感到卡普兰的办公室也是一样的。这也让我想起了琼斯夫人的办公室。这样的风格有一种暗示，表明外在的装饰并不是那么重要，而通往内心的旅程才是最重要的。

在我们初次见面的几分钟内，我就明显感到卡普兰不仅了解我的疾病，而且愿意将精神分析和药物使用结合起来（并不是所有的精神分析师都会这样做）。但我怀疑他是否能承受得了我发作时的强度和暴力。或许他要面对的内容比他想象的要多。"不用担心。"怀特这样告诉我。"不要太害怕她。"怀特这样对卡普兰说。

其余的要做的事——与我未来的同事一起吃饭，寻找住处——进行得比我预期要好。事实上，我毫发无损地安全地做完了这些事情。听从史蒂夫的建议，我按时吃药、吃饭和休息，过得还不错。我找到的这所公寓，是一个四层现代灰墙建筑里的大一居，非常典型的洛杉矶西部风格，离校区只有三四十分钟的车程。鉴于我很早就决定再也不住在一层了——谁知道窗子的那一边有谁呢？——我很乐意住在上层。在我高中经历了会说话的房子之后（这段回忆至今仍会让我焦虑不安），我对整洁的别墅和村舍已经失去了兴趣。而且不想要种着树的院子、林荫小道和阳台，那些树让我看不到其他的东西，只有奇怪的阴影潜伏的角落。我只想安全地生活在四堵无法穿透的高墙的庇护之下。

至于我未来的同事们，每个人似乎都希望让我感到像在家一样，而且他们确实做到了。当我们在校园漫步时，我慢慢地开始熟悉这个地方——这里是法学院，那里是图书馆，这里是教师停车场，我立刻能感受到阳光洒在我肩膀上的那种温暖，以及空气中弥漫着的一种温柔。这里一定会很不错，我心想，这里一定会非常好。一切都是这样清晰明了，我如愿以偿。

当然，我那不可预测的大脑带来的非偶然性事件除外。尽管我有精神病史，已确诊并且有药物处方，经常出现幻觉，还要面对邪恶事物的造访，尽管还有卡普兰，我仍然不能心悦诚服地相信我患有精神疾病，也不认为我应该服药。如果承认了其中一个，也就相当于承认了我的大脑是有极度损伤的。我没法承认这一点，而且我也不会让其他人这样认为。

我早就决定在与职业有关的情况下（相对于与私人有关的），我是不会告诉其他人与我精神健康状态有关的事，除非不告诉他人就是在公然撒谎。例如，在法学院的申请表上，除了一所学校之外，其他学校都问到我是否曾因为情绪障碍而被强制离校一段时间。从实际情况来看，当我在牛津大学发作时，我并不用退学，因为我是通过完成论文来获得学位的，而非通过上课。所以综合来看回答是"否"，而且我"否"得心安理得。尽管如此，斯坦福大学的申请表上问到我是否由于情绪问题不得不离开学校一段时间或是减少我的工作量。对于这个问题，我不得不回答"是"，尽管在解释中我尽量针对抑郁而非精神错乱。因为那将会减弱我对拥有一份事业的希望——一旦这被记录在案，我所有的想法和文章就会被认为仅仅是一个疯狂女人的沉思而已。忽略她，她疯了。我不能允许这样的事情发生。

我的大脑是我成功和骄傲的利器，但它同样也是毁灭我的工具。是的，药片对我有帮助，但每当我把它们放到嘴里的时候，这都会让我想起那些人——那些我信任、尊敬的聪明人——认为我患有精神病，认为我是有缺陷的；每一剂替沃噻吨都是让步。我希望自己健康、完整，这对我来说比什么都重要，我想要作为真正的自己存在于这世界上，而我深信药物会毁了这一点。所以我一直尝试远离它们，减少剂量，看看在自己崩溃之前还能支撑多久。当然，每次我都会崩溃，尽管嘴上不承认，但我心里明白。尽管让我崩溃的原因预示着我将要被摧毁，但它也是每天早上，即便是在最令我恐惧的日子里，让我从床上爬起来直奔图书馆的原因。

史蒂夫叫我"无所不能的小引擎"，我为这个绰号而感到自豪。每次我被打垮的时候，我都能再次站起来。没有让我不能如此做的原因。我只是需要控制我的思想，而不是被它控制，而且如果我更加小心谨慎一些，我就能够拥有我想要的生活。

在我在纽黑文的日子终要结束的时候，我怀着悲喜交加的心情和朋友们道了别，尤其是怀特医生。我们是很好的搭档——我不仅没有倒下，反而还在继续前进。所以，在 1989 年 7 月 4 日的这个周末，我登上了去洛杉矶的飞机。这天离我大脑出血症状出现有整整一年的时间。这次我是要"永远"地离开了，而这次的飞行也比上次顺利多了。

当然了，现在的问题不是我是否会出现精神病发作，而是什么时候会出现的问题。

结束以前的生活，一切从头开始，这一项在重大生活压力源的名单中是排在前面的，它几乎与离婚、重大疾病确诊、丢掉工作、跳槽以及因亲人过世而伤心排在同样重要的位置。此外还有一个较为次要的单子，涉及内容包括每天的日常生活：杂货店在哪？银行在哪？牙膏、灯泡、新鲜的水果最好去哪里买？周五晚上最好去哪里租影碟？安装电话的人什么时候来？我转发的那个邮件去哪了？

现在把这些加入精神分裂病人的"调节器"中，而且要把它们全部重新建立一遍。一个人如何才能在一个全新的、完全不了解的环境中建立起一种可预测的、熟悉的生活，而且能够应对自如，没有任何意外出现呢？而且还要很快地建立起来，因为你的生活基本上就靠它运转了。

洛杉矶让我想起了我的家乡，漂亮的郊区、棕榈树、蓝天、临近大海。这些确实都很有帮助。事实上，我很快就认为洛杉矶是一个更好的"迈阿密"：更好的天气、食物、电影、剧院，没有飓风（尽管偶尔会有地震），而且通常情况下没有那么潮湿。但这也就是说，其他的一切都很糟糕。

史蒂夫离我有 2000 公里远，他已经在密歇根大学安娜堡分校开始他的研究生学习了。我们几乎天天通电话，但那与面对面坐在比萨饼店聊整整一个下午还是不一样的。我很想他，我很怀念他把手放在我的肩上或轻轻地拍着我的背，告诉我一切都会好起来的。上次是什么时候有人像他一样，就像他一样，这样轻抚我，如此安慰我？

尽管卡普兰医生很不错，但他不是怀特（正如怀特不是琼斯夫人）。他的一切都是不同的，尤其令人不安的是他办公室里椅子的排列方式与怀特的办公室不同——尽管这是小事，但这给我的感觉就如同，如果我是一位盲人，走进了熟悉的房间，走得磕磕绊绊，才发现原来所有的家具都换了位置一样。

系里的同事都很热情友好，但我对他们基本上一无所知。南加利福尼亚大学法律系的氛围在很多方面都相对轻松和平等——我羡慕地看着他们在大厅里互相打招呼，阅读彼此的论文，一起制订研讨会计划。我什么时候才能像他们这样呢？会有那一天吗？

我需要应对策略。我需要让一切变得井井有条。我需要列一个单子：我的目标，达到这些目标要采取的步骤。首先是关于终身教授职位的问题，南加利福尼亚大学要求至少发表三篇长论文。我有四年的时间可以完成它们。这部分比较容易，我会花很多时间在办公室工作。我了解这份工作，与其他任何事情相比，这种工作更让我心神安定。事实上，四年的时间足够了。在这段时间里，我可以很轻松地完成四篇甚至五篇论文。这些论文不需要多么杰出，只要足够好、内容充分、有挑战性，达到能够得到终身教授职位的标准就可以。而且只要我工作足够努力，还能提前完成任务。这样，我还能有些空闲时间，以防自己生病或需要休息一段时间，而这种情况几乎是一定会出现的。我必须要做到未雨绸缪。

南加利福尼亚大学要求新入职的教师每个学期教授一门课程。整个学年，需要教授一个小型的研讨会课程和一个大班课程。幸运的是，我的第一个研讨会课程是关于心理健康法的，只有八个学生。我的学生绝对想象不出我是多么熟悉这些材料。我将会考虑讨论关于民事关禁、拒绝服用药物的权利、保密性和自主能力的问题。这就是我的计划。在备课和上课之余，我会写论文。没有问题。

从第一堂课开始，我就发现我的学生们聪明、活泼而且好学，总而言之，是个很好的小组。我希望能够充分利用和他们在一起的时间，这不仅是对我而言，对他们我也希望是这样。我们的讨论范围很广，而我则尽力在新闻标题、历史、理论和适用于精神病患者的法律规则中找到平衡。我们读到的其中一个案例是关于一个患有精神疾病的医学院学生的。在她对学校管理人员极为不满的情况下，她因为抓挠并割伤自己而被除名了。后来，她被校方找回并重新接受其为医学院的学生。

"在这一案例中，校方是否能被允许采取开除措施？"我问道，"或者这是否就是不许可的歧视？"

某些学生指出在该学生被学校除名期间，她获得了公共健康硕士学位并且拥有一份称职的工作。此外，如果她成了一个医疗工作人员，她并不一定就会给病人的安全造成威胁——比如，她可以选择进行研究性质的工作。再说，就算是成为一名真正的医生也不是不可能的：几乎没有证据表明由于冲动而伤害自己的人就一定存在去伤害他人的风险——那完全是另外一种不同的心理动力。

一个学生（精神病护士专业）的发言给了我当头一棒。"精神病患者当然不能成为医生！"她说道，"尤其是那些会伤害他们自己的人。许多有自伤行为的人确实会伤害别人，尽管并不是每一个人都这么做。在如此冲动的情况下，什么能够阻止这个病人不去伤害她的病人呢？"

我凝神思索了一会儿，然后问道："你对律师，那些没有掌握他人生杀大权的人，也持有同样的看法吗？"

"那你会去见一个服用精神药物的律师吗？"她毫无疑问地说道，"反正我是肯定不会去的。"

"我会，"我说道，"事实上，我是会去的。"*如果知道给你上课的老师也在服用精神药物，你会做何感想？我心想。*

之后是关于自主能力问题的讨论。"当病人在医院的时候是否有权利拒绝服用药物？"我向全班同学提问。

"为了治疗病人的疾病让他进了医院，"一个学生回应道，"而又不能对他实施治疗措施，这有点愚蠢，而且这还会花费很多钱。"

"但是，"另一个学生打断道，"在面临高费用、高风险决定时，我们不是允许有决断能力的人自己来做决定么，比如说跳伞？"

现在我们慢慢步入正题了。我心想。

我的课上得很顺利，我的第一篇论文，有关自主能力这一概念的论文，也进展得不错。但这些并不能保证我的一切都很顺利。初秋的一个周末，在开始几天的兴奋慢慢消退之后，我觉得自己渐渐撑不住了。我独自一人在办公室里，正在写一篇文章。我开始感觉有其他什么东西——在我生病时总是围绕着我的那些生命——就在我的办公室里。一个邪恶的存在，并且越来越强大。他们为什么在这里？他们想试图控制我的大脑吗？他们为什么想要伤害我？

这些想法萦绕不散，我很久都不能抛开它们。那是下午，我知道史蒂夫的时间安排，而且我知道要找到他得需要好几个小时的时间。所以我给纽黑文的斯蒂芬·威茨纳打了电话。

"埃琳！"电话中传来了他的声音，"接到你的电话真让人开心！"

"你最近怎么样？"我问道，"我是个英……雄，不是个他……雄。英勇的努力。花了很多的时间。像个监狱。我看到了生命之光。我杀了很多人。"

"你现在应该给你的医生打电话。"他说道。他认识卡普兰，他知道怀特介绍了卡普兰继续为我治疗。

"好吧。"我说道，然后给卡普兰的呼叫中心打了电话。当我在这头给卡普兰留言时，威茨纳在那头也给卡普兰打了电话，给卡普兰的服务中心留言说我的情况非常紧急。

不到1小时，卡普兰给我打了电话，"斯蒂芬·威茨纳告诉我你今天下午感觉不太好，"他说道，"现在情况怎么样？"

"采取行动是一种表达方式。停止行动也许更像是一种表达方式。我根本就不喜欢这些，非常感谢你。我拒绝被他们杀害。我要杀回去。是不是有人在想杀死我？"

"在1小时之后，我想在我的办公室里见到你，"他说，"你能来吗？"

"可以，但今天是星期天，"我说道，"日舞小子。长长的胡须，神情抑郁。到处都是干扰。"

"我的办公室，1小时之后，好吗？"

"好的，"我说，"好的。"只有糟糕的病人才会在星期天去看病。卡普兰要和我说再见，让我迷失方向吗？他可以做得更好。是谁在扰乱我的思维？他们想从我这里得到什么呢？他们要让我做什么呢？

当我到达那里的时候，卡普兰已经在他的办公室等我了。"请进，埃琳。"

我坐了下来。蜷着身子，晃来晃去，感到恐惧。

"看起来你感觉不太好。"他说。

"我是感觉不太好。都是因为那些罪行。他们通过我来实现。那些在天上的生命。我只是个工具。一个魔鬼的工具。请不要让他们杀了我。我脑袋里面热极了，恐怕要爆炸了。"

"这只是精神病症状，"他说道，"你害怕的那些事情并没有真正发生。"

"我知道他们是真实存在的，"我说道，"你或许觉得这很疯狂，但他们确实存在。我会把他们全都钩出来。让他们滚开！"我晃着身子，做着鬼脸，摆动着胳膊就像要挣脱开那些东西的干扰。

"当你出现这种情况时，怀特之前总是会加大替沃噻吨的用量，"他说道，"所以我想在这几天把剂量调高到 36 毫克。"

"这不是药的问题，"我呻吟道，"这是善与恶的问题。无辜的孩子们正在受到伤害。那里有个商店，商店里面有什么呢？哭泣和低语。对死亡的恐惧、颤抖和厌恶。"

"是的，我知道你正在经受着巨大的痛苦，"他说道，"你带替沃噻吨了吗？"

"带了。"

"那么取出 18 粒，现在把它们吃了，好吗？"

"好的。"我拿出包，笨拙地翻出药瓶，小心翼翼地数出 18 粒药片。之后，我的妄想转向了卡普兰。"你究竟站在哪一边？"我问道，"你是在伤害我还是想要帮助我？"

他递给我一杯水，"我想要帮你，"他说，"你现在感觉不好，但你很快就会好的。明天早上我会按照咱们约定的时间见你，今晚我也会打电话给你，看看你情况如何，好吗？"

"好的。"我说道。然后，我很听话地把药吃下去，然后就回家了。

如他所承诺的一样，卡普兰晚上给我打了电话。我仍然感到恐惧，那些生命仍然没有完全消退，所以听到他的声音让我感到了些许安慰。到了第二天早上，我明显地感觉好多了。

所以，现在他都看到了。他没有被我吓倒，也没有把我送到医院。他的做法和怀特完全一样，他和我交流，让我渡过难关。这样的延续性让我感到很舒服。他们两人都说我们能够度过这一过渡期，但我害怕我们不能。现在，我知道我和卡普兰顺利地度过了这一过渡期。

另一方面，卡普兰在药物方面采取了比怀特更坚定的立场。这成了我们之后几次会面谈论的主题。他想提高替沃噻吨的剂量，但我拒绝了。我认为我服用的药物越少，就越能证明我的问题并不是那么严重。我持续服用 36 毫克的替沃噻吨，直到我觉得情况有所好转，之后我又开始悄悄地减少了剂量。我没有落下一堂课，而且几天之后我又能开始写文章了。

所以，从一开始，卡普兰和我就为今后长达数年的斗争奠定了基础——一方面是他认为我需要服用大剂量的药物，而另一方面我认为我应该服用更少剂量的药物。我们之间的关系就像两个经常见面的人，这两个人都很有主见，并且非常固执。有些日子我们相处得不错，甚至是令人开心的。而其他的时间，则像是一场永远不会消退的灾难。

第十九章

我开始认为和同事们在一起感觉很不错，当我和他们中的一个或者三四个人在一起喝咖啡或共进晚餐的时候，我感到自己状态很好。事实上，很快我就成了每天把大家聚集在一起共进午餐的人。我强迫自己成为这样一个能够把大家聚合在一起的人，因为我很担心如果我不这么做的话，我将会处在他们的圈子之外。（事实上，因为我一直把大家聚集到一起，现在我以"午餐妈妈"著称于法学院。我想我应该得到大家的赞扬，但是院长不以为然。）

当面对很多人的时候，我会很恐慌——用"痛苦的羞涩"这个词来形容我再适合不过了。和一群人交流的时候我的内心会陷入一种恐惧状态，我也深信我所要说的话没什么意思。或许南加利福尼亚大学不应该聘用我，或许其他人也开始这么想了。在面试过程中我表现得非常好，但如果要在几个月甚至几年的时间内维持第一印象，则必须要付出像获得终身教授职位一样的努力——我担心我做不到。

或许是意识到我内心的挣扎，其中一个较为年长的同事，迈克尔·夏皮罗，对我和我的工作产生了特别的兴趣。尽管他看起来外表冷漠，但很快我就发现迈克尔是一位极富同情心且很重视老式友情的人。他是一位在生物伦理学及宪法领域的知名学者。他与小罗伊·G. 思皮斯一起写了生物伦理学的第一本案例集，《生物伦理学和法律——法案、物质以及问题》。迈克尔开始读我论文的初稿，并和我谈论一些有关写作的观点。每隔几周，他就会邀请我去他家与他的妻儿共进晚餐（后来又会有一个小男孩加入）。和他的全家人围坐在餐桌前，这种感觉让我很向往，或许将来的某一天我也会拥有这样的生活吧？直到迈克尔让我分享了他的友谊我才意识到我是多么渴望与别人接触。这是多么及时的馈赠啊。作为一名终身教授，他完全可以选择其他的事情来做，但他愿意和我分享一些时间。如果像他这样的人能够发现我具有价值，那么，我认为我应该是有价值的。

爱德华·G. 麦卡弗里是我另一位同事，他待人善良，而且很有包容性。爱德华是我在法学院的"同学"，我们几乎是同一时间来到这儿的，他的办公室就在我的隔壁，而且我们在同一年被授予教授资格。作为"新生"，爱德华和我会花好几个小时去搞清楚哪位是前辈，也会一起讨论如何成为终身教授，我们也会就如何在我们各自的领域建立声望交流看法——他的主要方向是联邦税收制度及其错综复杂的税种。他的这些研究已经出版，并被广泛阅读，受到了全美法律学者的尊重。

随着第一学期即将告一段落，我对于自己的表现还是很满意的，于是我开始考虑准备下学期要在法律期刊上发表的第二篇文章。我的一个同事提到他在报纸上看到一名患有多重人格障碍的人因杀死他的父母正在接受法庭的审判。很快我就对这样的法律案件有了极大的兴趣：法庭如何给一个患有多重人格障碍的人定罪呢？如果这个人有十种人格特质，那么这十种人格特质都要被定罪才能最终将他送入监狱吗？又或者他的某一种人格就足以给他定罪呢？如若他有十种人格特质，其中一种被认定有罪，那其他人格特质享有什么辩护的权利和后续保护呢？

关于这个案件，我考虑得越多，它的实际操作性就会显得越复杂，而我延伸出来的哲学问题也会越多：人是什么？人和人格的区别又在哪儿？一个人能有多重人格吗？很快我就发现早在很多年以前，这种事情就在白天的电视肥皂剧中上演过了，但很少有学者写过这方面的文章。在我开始投入研究之前，我制订了一个工作大纲。如果我非常努力地工作，到第二年夏末之时，我的这篇论文初稿就能完成。到那个时候，我的那篇关于自主能力的文章也就可以投到相关的法律杂志社了。

考虑到多重人格障碍，很显然，这也指引我问自己相似的问题：在我内心世界里，我是谁？我有精神分裂症吗？那种疾病能够对我进行定义吗？还是那只是发生在我身上的一次"意外"——只是那个次要的我，并非那个"本"我？在我看来，多数受精神问题困扰的人会比患有严重生理疾病的人更多地考虑这些问题，因为精神疾病会涉及你的精神及核心自我。一个患有癌症的妇女不会被称为"癌症女人"，一个患有心脏病的人不是"心脏病人"，一个腿部骨折的少年不是"骨折孩子"。但是，正如我们的社会所认同的那样，如果良好的健康在一定程度上意味着精神重于物质，那么精神出了问题的人还有什么希望吗？

我第二学期要讲授的课程是刑法，上课的第一天迎接我的是一个很大的、充斥着哈欠的大礼堂，有 70 个学生，每个学生都直直地望着我。尽管只是一堂讲座，但因为焦虑，我已经虚弱得站不稳了，几分钟后，我只好坐下来讲课。接下来的一个学期我都是坐着讲课。

我清楚地知道我对于刑法并不如我对心理健康法那么熟悉，而且从一开始我几乎就如同一无所知的学生一样被迅速地甩在了后面。对学生们在课堂上提出的大部分问题，我都得在课后自己去再进行研究。我时常感到自己焦虑不安、注意力分散，以至于我错过了学生们提出的大部分问题和他们所做出的回答。我并不喜欢这种大教室的讲座形式，我知道这种方式是我向来控制不好的。此外，我也很不喜欢被那么多人看着的感觉。

学期末的课程评估（与我在心理健康法研讨课上得到的好评不同）显示我并不是唯一一个对整个经历感觉痛苦不堪的人。其中有个学生写道，"萨克斯教授是一个非常好的人，但是一个极其平庸的老师。"另外一个评论就更让我难过了，"难道在雇这个老师之前就没有人面试过她吗？"我第一次看到这句话的时候，真想钻到桌子底下去。还好，再读这句话的时候我发现了其中的趣处。他是对的，我的确很糟糕。他或者她被一个非常出色的法学院录取，学费也很贵，结果呢，他遇见了我。

我的讲座课在年底的《法学评论》杂志的幽默版受到了别具一格的讽刺："埃琳·R. 萨克斯，当代苏格拉底问答法：充满活力的课堂。"

我教了四年的刑法，虽然每一年都会有所进步，但是我从未对这门课有什么好感。对我来说，每学期的课程评估都是一场噩梦。学生给我的评价越来越好，但是我一直很不喜欢教一年级学生。就像我喜欢说的那样，一年级学生的神经官能症与我自己的神经官能症有很大的冲突。

在我不讲课的时候，我也一直在和经常侵扰我的那些恶魔做斗争。除了那三四个我慢慢亲近起来的人之外，我基本上不怎么和人说话。在一次不怎么顺利的教师研讨会结束后，一位同事把我叫到旁边告诉我，我应该多参加教师讨论，无论是正式的还是非正式的。"我的意思不是想侮辱你，埃琳，"她说道，"你在那儿实际上是处于昏迷状态的。"假如我当初不是备感羞愧的话，我可能会因为听到这一如此熟悉的术语而大笑出来。

"谢谢，"我说道，我真的很感激她，"非常感谢你过来和我说这些。"我真想告诉她，当那些邪魔不断地敲着衣柜的门，要求出来的时候，让我放松下来和同事们共进晚餐或者探讨一些事情谈何容易。

当第一年的教学生涯告一段落时，一瞬间我感觉自己如释重负。那天，我和爱德华一起出去大吃了一顿，来庆祝这段生活的结束。我们都喝了点酒（对我来说这是一件不同寻常的事，因为我不喜欢喝酒后的那种感觉，再说，喝酒与治疗精神疾病的药物有冲突），共同庆祝彼此的成功：我们终于度过了第一年。

我的课程结束了，我还有差不多四个月的时间去继续努力以实现我的行动计划。当然，我不能就满足于此，放任自流。既然现在不用再对学生负有任何责任了，我认为我应该认真考虑一下停止服用替沃噻吨了。卡普兰勉强同意了我的决定，这样我就开始慢慢地减少药量。一个月之后，我的精神错乱症状又出现了。

除了和卡普兰的会面外，我大多数时候是自己一个人待着。"我一直在头疼，"我告诉他，"头在疼，疼痛的头。也许是又出血了。血迷宫。哈哈哈。幕后传来了笑声。我要走可以观光的路线。"

卡普兰很快就察觉到困扰我的是什么。"你担心你的健康，"他说道，"鉴于你之前的情况，这是可以理解的。既然这样，为什么不直接面对这一恐惧，找个医生看看好让自己放心呢？我给你推荐一位内科医生，埃德温·雅各布松。"

"到处都是血，它们遍布我的全身，"我说道，"好吧，我要去见雅各布松医生。"

当我到了雅各布松医生的诊所时，我告诉他我出血了，而且头痛欲裂。

他问了我一些问题，我尽力一一回答。有一些回答还算能让人听懂，其余大部分的回答则令人费解。"我现在很担心自己头疼的问题。我的脑子随时有可能从我的耳朵里冲出来，然后淹没很多人。我不能让这种事情发生。"

很显然，他已经和卡普兰交换过意见了。他对我的病情的回应不能再更有针对性了。"你不必担心你的脑子会将众人淹没，埃琳。那种情况绝不可能发生。"他的语调沉稳且让人觉得很安慰，"卡普兰医生是对的，你现在的确需要用更多的药。这就好比你得了糖尿病，你必须要服用足够多的药物才能维持你体内的平衡。"

他没有与我争辩，他没有试图以医生的姿态来强迫我。恰恰相反，他安慰我不要担心现在的情况。这种安慰正是我最需要的——希望我的医生消除我的焦虑——他给了我这种安慰。而且，他还用了一个我能理解的比喻。就像糖尿病可以治疗一样，我的疾病也是可以治疗的；就像糖尿病需要治疗一样，我也需要治疗我的疾病。我以前也听到过这一比喻，但这次听到这一比喻让我眼前一亮。

在我们下一次约见的时候，卡普兰很清楚地告诉我，我应该加大替沃噻吨的用量。这次约见着实让我很苦恼。我感觉很不好，有两方面的原因：其一，因为卡普兰是在命令我如何去做；其二，增加药物用量让我感觉自己非常失败。对于这两件事我都颇为不满，但还是不情愿地同意了增加到36毫克的药物用量。

之后不久，我到纽约休了几天假，并在那里和我父母聊了聊，还和我的小侄子与小侄女一起待了不长的时间。我没有想过会有自己的孩子，所以我把这两个孩子视为我的生活的一部分，他们总会给我带来无限的快乐。

我决定到纽黑文市去看看杰弗逊，他目前在一个团体之家，情况相对稳定了一些。

"你好，埃琳，"他说道，脸上露出我熟悉的美好的微笑，"我记得你，你是我的好朋友，一切都好。要不要来点冰激凌啊？你现在在哪儿呢？"

"我现在搬到加利福尼亚了，"我告诉他，"是在美国的另一端，所以不能经常过来看你。你最近还好吗？"

"我很好，"他说道，"现在有了一份工作，就是把东西放到盒子里，非常好。"

听上去很不错，我希望一切都好。"一起来点冰激凌，好吗？"我说道，"下次来康涅狄格州我还会来看望你的。还有，你可以随时打电话给我。你那个地方有我的电话。"

"好的，"他说，"先来点冰激凌。不久你就会又来看我了。"

他看起来情况很不错，我很开心——我希望看到他好起来。看到他应对变化不定的系统所表现出的脆弱，我很容易从他身上看到我自己的影子。如果他过得安定而且快乐，那就意味着将来的某一天我也可以过得很安定幸福。

不久之后，我又得知了关于他的好消息：杰弗逊因荣获某种艺术成就被当地报纸报道了出来，而这让我颇感欣慰，或许我们的参与对于杰弗逊的生活来说确实是一件很好的事情。

当我回到洛杉矶的时候，那里依然是夏天。我回到办公室，我醒着时的每一个小时基本上都是在这里度过。只要我坚持服用我的药物，我就能全神贯注地思考，到夏末时，我已经将关于多重人格障碍的论文初稿完成。关于自主能力的那篇文章，也就是将让我迈向终身教授职位的论文系列中的第一篇文章，也已完成，并准备好发往法学期刊以便进行审稿和出版了。

鲍勃·科弗的备忘录是我作为法学院学生的第一次测试，而关于自主能力的论文将是我为成为法学教授的第一次测试。我将四十份论文和一封附信寄出后，交叉手指，期待好运降临。

法学期刊通常通过电话告知论文被接受，而退稿则是通过邮件告知。几周内，我的邮箱就满了，而我的电话却从未响起。我的第一篇论文若不能发表，那么我将永远没有机会获得终身教授职位，而且成为一名真正的教授的愿望也将化为泡影。我感到自己好像是在经受着致命疾病的考验，掌管死亡的医生随时都可能会告诉我那个坏消息。我注视着电话，仿佛它是活物。终于有一天，电话响了。

电话是一个名气不大的法学期刊社打来的，这一期刊对我申请终身职位所起的作用将微乎其微。接下来的日子，再没有任何好消息，我甚至确信想成为一名法学教授的计划将会以失败告终。最终我将落魄街头，在孤独和羞愧中徘徊。没过几小时，我的失望便转变成了精神错乱。他们想用苍白无力的赞扬杀死我，我头内的东西太热了，我的头太疼了。

我给史蒂夫打了个电话，并给他留了言，然后朝着卡普兰的办公室走去。他很快就直指问题的要害。"你担心你会像你的舅舅诺姆那样自杀，是吗？"他问道，"如果你得不到教授的终身职位，你就会终结自己的生命。或者以慢性精神病病人的身份在医院度过余生。"

史蒂夫也是同样直接，只是方法不同而已。"你究竟想要怎样呢，埃琳？"他说道，很清楚，他那天很没有耐心。"还有 15 ～ 20 个出版社有可能给你打电话。你的论文棒极了，它一定会在一家优秀的法学期刊上发表的。你一直在让自己相信你注定会失败，你必须停止这么想！"他的话没有让我退缩，反而让我振作了精神。如果他真的这么想，那么这也可能是事实。

然而，接下来的一两周我却又出现了轻度的精神错乱，在这段时间我也加大了药物用量。爱德华的第一篇论文很快就被一家很不错的刊物接受。他非常理解我现在的状态（虽然他不清楚我脑海中的那些恶魔一直在纠缠着我）。他本该是我的竞争对手，应该会有些幸灾乐祸，然而他一向都对我很友好，很支持我。我能看出他是真的在关心我。"你的论文随时会被接受的，埃琳，等等吧，电话随时都有可能会来的。"

大约在我崩溃了 10 天后，我接到了来自《北卡罗来纳法学评论》的电话，这是一家备受尊重的法学刊物。能够在这样的期刊上发表我的论文将对我成为终身教授有很大的帮助。我做到了。我的论文被接受了，我也被接受了。现在我可以自由呼吸了，我不会成为诺姆舅舅了，至少现在不会了。

到第二年的第二学期，我还给另外一个较小的研讨班上了一门课。刑法课程对我来说上得比以前轻松了。我可以听明白学生们是在说什么了，我可以对他们的话做出相应的回应了。关于多重人格的那篇论文也已完成。3 月份，我在教师研讨会上将它展示了出来。大家的反应是令我感到鼓舞的，大家都很喜欢我的作品。

之后，另一个同事——一位曾在获得终身职位的过程中颇费了一番周折的同事，偷偷地把我叫到一边，建议我在这篇论文上再花一年的功夫。

"我不明白你的意思，"我说道，"大家都说我的论文很好，已经可以发表了。"

"他们可能是看在你的面子上才那么说的，但是你不能盲目地相信他们的说法。"

我很迷惑，难道我误读了大家的反应？难道他们有什么不可告人的动机，鼓励我去投一篇达不到标准的论文？说到他们的动机，为什么资深教师会对一个正在努力的晚辈使用如此下流的手段呢？我想得越多，感觉事情就越清楚。相信自己，埃琳，我告诉自己。这是一篇很不错的论文，你的朋友们就是这样对你说的。

我开始着手准备我的第三篇论文，是另一篇关于人在何种情况下会没有自主能力拒绝服用抗精神病药物的文章，尤其是针对那些非认知障碍的人群，也就是说，障碍不是由思维紊乱引起，而是由其他原因引起的。我的观点是，很多人都应该有拒绝药物的权利。作为一位曾经从服用药物中获益的人，我清楚地知道，一个人在何种情况下可以被允许拒绝服用药物是一个很复杂的问题。但我同时也相信，个人的自主权也是至关重要的，甚至是非常可贵的——毕竟，拥有自由意志和自我权利，是我们作为人在这个地球上到底是谁的核心所在。

随着工作的不断推进和时间的流逝，和同事间的相处开始变得对我尤为重要。午餐、晚饭、路上的寒暄——我很感激这一切。我开始觉得不是那样孤独了，我感觉能力更加强大了。也许，我甚至可以把我的秘密告诉给我的朋友们了。

另外就是卡普兰。正如我以往常常做的一样，我在调整我的服药剂量，只要有可能，便减少药物用量，同时也感觉到了减量给我带来的影响，这显然让他越来越恼火。在夏末的一个晚上，我给卡普兰打了个电话，告诉他地球在坍塌，他需要找个地方藏起来。他叹了口气，"埃琳，多服用些药吧。"每当我出现精神错乱时，他好像总是这样回答我。

那年的下半年，我了解到卡普兰在准备休一个长假，到中国去旅行。刹那间，我感觉自己要崩溃了。恶魔随处可见，各种邪恶势力开始从墙壁向外涌出。我没办法集中注意力，也不能写作。没过几天的时间，我就蜷缩在办公室的沙发里，在电话中对史蒂夫胡言乱语起来。他能听得出来我又陷入了麻烦，然后他找到了卡普兰——这是他向来不太愿意去做的那种事。但是，他认为，在目前这种情况下，他必须要这么做。

之后，史蒂夫逐字地向我转述了电话内容："卡普兰医生，我很担心埃琳。她听上去情况比最近很长一段时间以来都更糟糕，我想我应该让你知道这些。比如说，她想要在你之前到中国去，先把那些坏人清理掉。"

"她考虑得太周到了！"卡普兰冷淡地回答道。随后，他又建议我加大药物用量。

在卡普兰看来，我可以有三个定位——用他的话说，就是三个"我"，但他没有暗示这就是真正的自我，或是真正的自我人格，或者是人或其他类似的什么——只是一种启发的方法而已。一个我是埃琳，一个我是萨克斯教授，第三个我则是"病历女士"，那个作为精神病人的我。我并不否认这样的比喻，因为它概括了我的生活方式：当我和家人朋友们在一起的时候，我是埃琳；授课和写论文的时候，我是萨克斯教授；生病的时候，我是"病历女士"。在卡普兰看来，埃琳是这三个之中最容易被忽视的一个。

很多时候，我都认为自己只是那个"病历女士"，一个混入教师行列的疯女人，而后又很快被发现了真实身份，并被送回她应该待的地方——精神病院。其他时候，我又否认病历女士的真实存在，因为我觉得自己根本没病。如果我能够成功地摆脱药物，那个病历女士就会消失。我如何才能做到让病历女士和埃琳以及萨克斯教授和谐相处呢？要么我就是精神有问题的病人，要么我就得拥有完整的、令人满意的个人生活以及职业。但是这两件事都同样不能成为事实，因为它们完全处于互相排斥的状态。承认其中任何一方就意味着否定另一方的存在。我不能同时拥有它们。有谁能够理解这一切呢？

和卡普兰在一起的第二年的春天，我和他的关系变得紧张起来。和我以往的做法一样，我把我那些精神错乱的想法都留到我们会面的时候再发泄出来。在沙发上，我可以躺下来让自己完全放松；在这种状态下，我感觉很安全；假如关住我的那些恶魔的柜门突然打开，那些恶魔统统冲出来——好吧，这没什么关系。我在做心理分析，在这种情况下这类事情是允许发生的。说说你在想什么——就像琼斯夫人和怀特医生教我做的那样。

但是卡普兰判定我使用的这种自我分析的方法变得有问题了，它变成了我不去面对更加紧迫的问题的一种方式。"病历女士"正在占用他的全部时间，而埃琳却不知去向。我所有的时间都花在躺在沙发上胡言乱语了。几年来我没有约过会，在可预见的未来，没有希望去谈一个男朋友或者结婚，这是我当时坚持认为我非常希望得到的。卡普兰认为我的分析已变得太松散了，而且他也明确告诉了我这一点。

之后，由于某些原因，他不得不离开一段时间。他离开的那段时间，我看了另外一位心理医生，卡普兰的替补医生。我慢慢地认识并喜欢上了这位医生。一两周之后卡普兰回来了。他告诉我替补医生向他汇报说他注意到我的嘴唇好像在颤抖，有可能是迟发性运动障碍的初期症状——服用抗精神病药导致的运动异常。或许你在街上的那些患有精神疾病的人身上见到过这种情况：嘴唇啪啪作响，舌头耷拉在外面，四肢不可控制地不断抖动。迟发性运动障碍明显标志着你的身体出现了问题，它甚至就是贴在你的T恤衫上的一句标语："我是疯子。"更糟糕的是，大量事实证明这种疾病只会不断恶化而不会好转。

很快，卡普兰给我介绍了一位专家，斯蒂芬·马德尔医生，一位国际著名的精神分裂症研究人员。他也确诊我患有轻度的迟发性运动障碍。在进行异常不自主运动测试时，我的嘴唇不自觉地颤动，我的眼睛眨眼过于用力、过于频繁。虽然这些动作很轻微，但不能保证它们会停留在这一程度上。法学院的朋友们也察觉到了一些异常，后来他们告诉了我。但是刚开始出于友善的原因（而且由于不知道是什么原因造成的），他们什么也没有对我说。

尽管马德尔对我做出了诊断，但卡普兰坚持说他从来没发现这些迹象。

"我不相信你患有迟发性运动障碍。"他很坚定地说道。马德尔是迟发性运动障碍的研究专家，然而卡普兰拒绝认同他的诊断结果。这就意味着，他对我的严重担忧不屑一顾，而这一担忧恰恰是卡普兰本人推荐我去找的专家向我提出来的。由于我的医生们，我一向信任的医生们，一直在让我服用药物，而这些药物的副作用现在可以彻底消除外部世界对我真正是谁这一问题的任何疑虑：我就是那个摇晃颤抖、患有精神疾病的"病历女士"。

我已经不太记得上次又愤怒又沮丧是什么时候了，如果确实曾经有过的话。怀特和卡普兰坚持让我服用药物背叛了我。当然了，我也清楚地知道药物会带来风险，但是，"背叛"这个词不断在我耳边萦绕。我是一个善于隐藏内心想法的人，但是一旦患上了迟发性运动障碍，我又该如何来隐藏我看上去是什么样子？

之后，卡普兰又让我雪上加霜。"治疗期间你不能再躺在沙发上了，"他说道，"从现在开始，你要坐着，坐在椅子上。"

天哪？在我看来，他刚才的意思是说我不配做精神分析。虽然卡普兰坚持认为有效的精神分析与躺不躺在沙发上没什么关系，但是在我听来，他就是在告诉我，我不能做精神分析。我就是"病历女士"。再见了，埃琳。再见了，萨克斯教授。

"我在很认真地考虑要不要离开你。"我非常生气地对他说道。在我们会面之前和之后，我已和史蒂夫在电话里聊了很多。

"没有理由要继续和他合作了，史蒂夫。他不想见到我那个样子，这很清楚。我让他心烦，我总是不按他的要求来做。另外，他现在根本不关注我——别人都能发现我的嘴唇颤动，他没有发现。别人都注意到了我的眼睛在不停地眨，但他没注意到。要他还有什么用呢？"

"我要你还有什么用呢？"我问卡普兰，"你不仅认定我只是那个'病历女士，'而且你似乎还要把我以那种样子展示在别人面前！"

我陷入了愤怒和绝望之中。我的分析师，那个应该是最了解我的人，那个本职工作是帮助我驾驭并了解世界的人，现在很显然完全认定我不过是一个该流落街头的人。那么，好吧，或许我就应该到大街上去，就这样了结自己算了。我注定要堕落。我只属于大街上。其他所有的一切都是借口。

成为流落街头的人的这一幻觉变得一天比一天强烈，毕竟，这种可能性在我的脑海中已不是第一次出现了。在纽黑文住院期间，纪十室的医学专家就多次预言过此事。也许他们对我的判断是对的，也许是我错了。

卡普兰毫无触动，而史蒂夫却一直在安慰我。我们每天都会在电话里说几个小时，他听我在电话另一端大声叫嚷，然后想尽一切办法说服我冷静下来。"我想他的疯狂是一种方法。"他说道。

"他的疯狂？"我问道。

"是的。这就好像是他在建立另一种不同的结构，一种不同于你们两人过去习惯于使用的结构。坚持进行精神分析，埃琳。如果要你坐着，那你就坐着。难道真的会有那么糟糕吗？你一直在写作、教课，这一切你都做得很好。如果你能和他一起挺过这一艰难的阶段，你所希望得到的一切就都会在你的掌控之下。难道仅仅是因为你生气了，你就要把这一切都丢掉吗？"

之后，卡普兰给了我致命一击，他对我的诊断是精神分裂症。"过去，我诊断你为'非典型精神错乱'。但是这只落得让你低估了你的状况。现在我认为我错了。"他的这番话既冷漠又生硬，就如同他是在拎着一把切肉刀对我说这个诊断结果的。就这样了，要么你接受它，要么你拒绝它。"在你生病的时候，你与最严重的精神病人一模一样。不会有什么变化，也不会有什么好转，更不会变成其他什么别的东西。现在到了你停止战斗、坦然接受的时候了。"

"停止战斗？"如果我之前是生气，那么我现在是勃然大怒了，"停止战斗？我本以为我应该是这个房间里的疯子。"

我要让他知道，他让我别无选择。我要告诉卡普兰以及这个世界，我不是精神病人。我是埃琳，我是萨克斯教授，而不是"病历女士"，她完全是他的臆想，不是我的！我要告诉他们所有人——我要彻底停止服用那些可恶的药物。然后他们才都会知道我是谁。

第二十章

卡普兰想让我放弃。我听到的就是这样，我自己感觉到的也是这样，我的内心深处的感觉是，他让我屈服——他是在命令我屈服。在我的生活中，我从来没有对任何事情屈服过。如果在这点上医生是对的，那是否意味着我现在应该在精神病院呢？事实上，每一位专家过去都曾经表达过这就是我的命运。假如我当时真的相信了他们，假如我真的屈服并接受了他们所认为的那个版本的我（而不是顽强地坚持我自己所认为的那个版本的我），那么我现在一定还是在华恩夫特医院地下的隧道里爬行呢，用一个打火机灼烧我的胳膊和腿，等待那些恶魔通过一种令人难以理解的邪恶的方式使用我的神经递质来引爆这个世界。

但我没有相信他们。现在看看我所取得的成就：一名律师，一名学者，获得过多个学位和荣誉，开始了非常具有前途的出版生涯以及教师生涯。我以我的方式活着，交朋友，每天享受温暖的加利福尼亚阳光，而且为此感激不尽。那么——屈服？放弃？停止战斗？我绝对不能这么做。我的父母曾经教给过我，"重返行动"也曾经教给过我：决不能屈服。我要继续战斗。战斗。

通过屈服来获取胜利的这一想法，在我所认识的几乎所有人当中都未曾有过，无论他富有或贫穷，健康或生病，幸福或悲伤，都未曾有过这种想法。屈服让人感觉就是失败，而且是被打败。更糟糕的是，屈服让人感觉就是一种丧失——丧失自我，丧失自主权以及希望。选择屈服就像是你收拾好自己的帐篷，逃离战场。那就等于是说，"我不够资格，我退出。"然而，这绝对不是我这个人会做出的事情，绝对不会。

于是，我制订了一个计划。首先，我找了一名认知行为心理学家，本森医生，向她求助在我不断地减少药物摄入量的时候，如何控制我的精神错乱思维。那次见面以及我们之间的讨论让我深深地想起了我在牛津大学期间的汉密尔顿医生——他曾经帮助我度过病情最严重的头几个月。而且，本森医生使用了与汉密尔顿医生相同的理论方法。她谨慎但十分清晰地向我解释了接下来的几周会出现什么情况。"这将非常艰难，"她说，"而且我也不敢保证一定就会有效果。"

"但是我不得不尝试。"我告诉她。

"是的，"她说道，"我认为你应该试一试。"

我一直在跟史蒂夫沟通我的计划。他尽量表现出耐心的样子，但又无法掩饰他的怀疑。和以往一样，他愿意支持我所做出的任何决定，但他非常清楚地表明他认为我提出的计划并不怎么好。我们两人都认为他持有两种观点并没有任何矛盾之处。这就是我们之间的友谊所包含的那种难题——假如，我要做一件相当于从窗户跳下去的事情，尽管有明显证据表明会出现不太好的结果，而他首先也会警告我，然后他保证会出现在那儿接住我。"要小心，埃琳，"他警告说，"这并不像头疼时调节阿司匹林的剂量那么简单。"

因为我知道卡普兰绝对不赞同我的计划，所以我用一种模糊的、笼统的方式告诉他，我打算减少我的药量，其主要原因是担心药物的副作用。我说，我希望最终能够完全摆脱药物，但在这个过程中我会很谨慎，进行一些最小幅度的调整，不会做大幅度、突然的调整。

最后，我和马德尔谈了我的想法，他是一位迟发性运动障碍和精神分裂症专家。他说，如果我坚持要减少药量的话，我应该大约每6个月减少1毫克。我已经把自己的剂量降到了6毫克，如果按照马德尔建议的剂量，我将需要三年时间来彻底摆脱药物。不够快，不够彻底。我决定每月减少1毫克——6倍于马德尔建议的速度，但是要比我过去减少的剂量低得多。理想状态下，最好是到这个夏季中期彻底摆脱药物。

于是，我就这样开始了。我就像是在执行一个任务一样。最终，我要么成为"病历女士"，要么就是一个埃琳和萨克斯教授的合理组合体。但是，有一个人必须要消失。

那个春天，按照本森医生的建议，我加入了洛杉矶的一个支持性团体，洛杉矶躁郁症和抑郁症协会（Manic-Depressive and Depressive Association of Los Angeles，简称 MDDA）。我试图寻找某一支持性团体，从中寻找精神分裂症患者，但我空手而归。MDDA 是目前看来最好的选择。我们每周都会在附近的医院碰一次面。

我一直担心参加这样的一个支持性团体意味着什么——完全公开，到处是我不认识的人以及我不了解的想法，男人和女人们都在和他们自己的恶魔战斗——所以当我发现待在那里并非难事时很是惊喜。房间里的几乎每一个人都在服用药物，或者是多种药物，他们中的大部分（包括那些接受自己生病的事实的人）都深深地厌恶这样的事实：我们是有缺陷的，我们不健康，我们不够好。尽管我们每个人都有很多问题，但那间屋子里没有人愿意相信问题的解决办法就在一个小小的塑料处方药瓶里，或者两个药瓶，或者三个。"当我吃那些药的时候我就不再是我了，"其中一个人说，"它们把我变成了另外一个人。"

MDDA 中有一些人根本就不相信他们自己得了病，而且更不是那些需要他人的警惕和服用药物的人。每过一段时间就会有一个人在狂暴的状态下来参加会议——每次持续大概 2 ~ 3 周的时间——之后，无论出于什么原因，他都会决定开始吃药。接下来的一周，他的状态看起来就会好很多。尽管如此，他会说："下一次我会更加努力，我知道下一次我能做到。"我点点头，我十分清楚他在说什么。

然而，我顽强的坚持"抵抗"并不总是受到团体里其他人的欢迎。MDDA 中有我一个非常要好的朋友，他是一个非常聪明的男子，和我年龄差不多，他也与疾病抗争了很多年。尽管他的智力和能力看起来完全超过我，但是，他几乎是放弃了任何的希望，丧失了生活中的进取心。相反，由于他自己感觉有这个需求或愿望，他接受国家对残障人员的救济，也做过很多不同的工作。尽管我很珍惜和他在一起的时光，但我愈发不能容忍他对疾病和工作的态度。"我认为你已经放弃了，"在一天吃晚饭的时候我对他说道，"我认为你已经屈服了。作为一个患有精神疾病的人，你实在是太舒服了。"

这些话刚从我嘴里说出来，我就感觉后悔了。很明显，他脸上的表情是受伤的表情，甚至是悲伤。他曾经信任过我，但现在他后悔了。

有时卡普兰会对我说，当我面对患有精神疾病的朋友们时，我有时会表现出共和党人式的超我。我已经逼迫自己前进很长时间了，这种逼迫让我挺了过来。所以我不能允许别人出现那些我不允许自己出现的情况。回顾过去，我对自己的要求远远高过我对朋友们的要求。这让他受到了伤害，也让我失去了一位朋友。

. . .

服用较低剂量的替沃噻吨的第一个月过去了，我的感觉……不好说。其他人和我与卡普兰在这个房间里吗？情况看上去有些奇怪。我不知道卡普兰站在哪一边。

第二个月很快也过去了。现在我已经减到 4 毫克的剂量了。授课结束了，我还可以写作，但只是勉强可以——因为当有很多袖珍小人在你的脑袋里试图发起核战争时，你很难集中注意力。有人在往你的血液里输入抗精神病药物，并让我看起来精神错乱。但我精神不错乱。老天作证，我精神错乱的时候，我一定会告诉你的，非常感谢！

经过艰苦的努力，我对卡普兰掩盖了我的症状。如果我不这么做，只会证明他的观点是对的。我坐在椅子上，控制住自己不去胡言乱语。

然而，另一位 MDDA 成员尝试了摆脱药物，但她失败了。是的，是的，她感觉好些了，因为她已服用药片了。"但我认为，也许上次是因为那时不是我体内的化学反应的正确时间，"她说道，"下次我要采取不同的方式。"

那天晚上，我和史蒂夫通了电话。在电话里我说道："我知道这种病比较特殊，药也比较特殊。但是你要知道，我现在开始认为，我所尝试做的事情和组里的其他成员们也在尝试做的事情之间存在着某种有趣的平行。"

"啧啧，你认为？"史蒂夫说，我能够想象得出他脸上的笑容。

"哦，闭嘴。"

我已经减少到每天 3 毫克了。现在，白天和黑夜都变得更加难过了。完全拼体力来克制我的身体以及我的思维就像是硬要阻止一队脱缰的野马。睡眠断断续续，而且时刻都是噩梦，让我突然惊醒，在恐惧中浑身出汗。尽管如此，我还是降到了 2 毫克。

几个月前，我欣然接受了来自牛津大学的一个研讨会的邀请。而现在（我这种状态），再改变主意而且不让他们生气，为时已晚；且会给他们带来极大的不便，更会让我看起来不够专业，不够负责。就算我精神错乱，我也必须得去。一到那儿，不知什么原因，我还是咬紧牙关坚持了下来，虽然我确信研讨会上的每一个人都认为我是他们见过的最奇怪的人之一。当我登上回家的飞机时，我已经彻底崩溃了。

回来后的第一天，当我走进卡普兰的办公室，我径直走向墙角，蹲在地板上，开始颤抖。围绕着我的都是那些邪恶生命的想法，充满了危险。他们把我切成薄片，或让我吞下火热的煤块。卡普兰后来描述我的状态是"在痛苦不堪中扭动"。

"埃琳，你需要增加剂量，"他立刻说道，"你现在是典型的重度精神错乱。"

"一。努力。数字。爆炸。"

"你能多吃点药吗？"卡普兰问道。

我正在颤抖，但是我也在摇着我的头。我不能吃太多药。**任务还没有完成。**

在那之后，我立即去见了马德尔。他以前从来没有见过我发病的样子，他的印象（我也从未向他解释过）是我仅仅有轻度的精神错乱疾病，而且我最关心的是避免迟发性运动障碍。一到他的办公室里，我就坐在沙发上，蜷缩成一团，开始喃喃自语。我混乱不堪，我记不起什么时候睡过觉，或是吃过些什么。什么时候洗的澡——在牛津的时候？还是去牛津之前？这有什么关系吗，反正我们都会死。任何一个走进房间的人都会认为马德尔正在为一个患有了精神分裂症的流浪汉看病。几周后，他告诉我说，那天我看上去确实就是那个样子。

"脑子快要炸开了，人们要杀我。我可以砸烂你的办公室吗？"

"如果你认为你要那么做，那么你就得离开这里。"马德尔说道。

"好的。小的。冰着火了。不要让他们杀我，不要让他们杀我！我究竟做错了什么？所有这些爆裂。成千上万的想法。禁止。"

"埃琳，你觉得自己对于别人是一种威胁吗？或者说对于你自己？"他问道。

"这是一个有欺骗性的问题。"我说道。

"不，不是，"他说，"我是很认真的，我认为你应该去住院。我可以现在就把你送到加利福尼亚大学洛杉矶分校，我们还是谨慎些好。"

"哈哈哈。你是想要把我送到医院？医院可不是什么好地方，那里的人都很疯狂，而且很痛苦。一个人必须远离医院。我是上帝，或者说过去我是。我给予生命，我也剥夺生命。原谅我，我不知道自己在做什么。"

"我真的认为医院对你来说比较合适。"马德尔说道。

"不，非常感谢你。"我说道。

"好吧，但是，如果我是你的话。我会休息一段时间。你也不想让你的同事们看到你这个样子吧。"

"谢谢你，银行，哪哪哪，再见。一会儿见。"没有看他的表情，我径直离开了。

那天晚上，卡普兰打电话到我家里，"埃琳，马德尔医生告诉我你们的谈话了。他很担心你，我也一样。现在情况很严重了，甚至是非常危险的。如果你不想去住院，那请你现在就开始服药。"

"哦，不，不，"我随便地说道，"我知道如果我再努力一些，我就能摆脱药物。药物和病床。我现在要睡觉了。"

我脑海中想到，那应该是卡普兰最苦恼的一次了。但我的任务还没有完成，"病历女士"还存在着，还在折腾着。

我不知道那天晚上我是怎么睡着的。我感觉仿佛我的双手和双腿朝着四个不同的方向飞去了，或许我筋疲力尽到失去了知觉。第二天早上，我拖着疲惫的身躯来到办公室——我的藏身之所，我的避难所。

但我在门厅遇到了爱德华·麦卡弗里。几个月之前，我已经告诉过他我的病情，但只是简单描述而已。他怎么也想不到站在他面前的会是这样的一个人，狂躁不安，仿佛是在经历着一场龙卷风。我试图让思绪连贯一些，用一些无关紧要的话搪塞过去，但这一念头招致了彻底的胡言乱语。

"这些小人们，还有那些爆裂。在我的脑子里。声音邮件，禁止，必需要采取一些措施。这儿还有其他人吗？我去了那儿，他们说到'X，Y和Z'，那里是杀人场，但谁知道怎样定的罪呢？"

起初，爱德华还有一丝笑容，以为我在开玩笑，但是等我变得更加投入的时候，他发现出问题了。"埃琳，你这到底是怎么了？刚开始我还以为你是在开玩笑，但你不是，对吗？还有人知道你这样吗？可以让别人知道这些吗？"

"我不介意告诉迈克尔，"我说道，"不是那个大天使，是另一个。"

"待在这儿，"他坚定地说，"待在这儿，我要去给卡普兰打电话，还有唐娜。"唐娜是爱德华那个时候的妻子，是一个内科医生。

过了一会儿，爱德华回来了，电话也响了。我拿起电话，听到电话那端是迈克尔·夏皮罗的声音，我的好同事。"埃琳，你还好吗？"他问道。

"请你把电话给爱德华。"他简单地说道。

我聚精会神地听着电话这边爱德华与他的对话。"不，不，我们不能给副主任打电话，"他着急地说道，"我已经和她的医生说了，他一会儿就会打电话过来。我们会按照他说的去做。但是这个事情非常严重，我得告诉你。"他刚把电话放下，电话又响了，是卡普兰。

"我不想再吃药了，"我告诉他，"我能做到的，我再努力一点就能做到。"然后我就把电话挂断了。

如果我能用尽全力控制住自己任性的大脑，如果我能再坚持得久一点，我的消除"病历女士"的任务就不会失败。我想为埃琳和萨克斯教授而奋斗。我从来没有失败过，我也不想从现在开始失败。

"我现在得送你回家，"爱德华告诉我，"我会在那边陪你待会儿。埃琳，你必须得吃药了。"

"不，"我说道，"不吃药，但是请送我回家。"

"你不会从我的车里跳出去，对吧？"他问道。

"不，我不会。我们出发吧，进入荒野，渐入远方。"

从学校到韦斯特伍德的路上，爱德华不停地说话。"我不理解，"他说道，"你的事业，你的写作——这一切在你服药期间都进展得很顺利，不是吗？所以，这不是很明显吗？我的意思是说，你是不是应该服药？"

我摇摇头，"不，"我说道，"那并不清楚。清楚，害怕，附近，亲爱的。汽车前灯照见的鹿。我不能失败。"

一到我的房间，爱德华就打电话告诉唐娜让她知道他在哪里以及我的情况。"你想让我做什么，把她摁倒在地上？"他在电话这边轻声说道。听起来他并不开心，我也一样。

我给卡普兰打了电话，"我要摆脱这些东西。"我呻吟道。

"我知道你想要做什么，"他说道，"但是你现在做的事情反而会将你带到医院去。你必须要接受你患有疾病这一事实，你需要服药以便控制你的病情。这不公平，也没有什么意思，但就应该这样做。"

不，不，我不吃药也不住院！房间里充满了飞旋的、嘲弄我的那些恶魔，以及从墙壁和天花板上一齐向我涌来的各种力量。爱德华看不到这些，但是我知道他们就在那儿。随时随地，我们两人都会面临可怕的事情。

"有人困住我了，"我向卡普兰哭诉道，"我好害怕，救救我吧！"

"你身上带药了吗？"他问道。

"带了。"我说道。

"那你该吃药了。36 毫克——18 片药。现在就吃。"

我抬头看了看。爱德华正盯着我看。史蒂夫很快就会打电话来，这是他每天都要做的事，打电话通知我该吃药了。马德尔在告诉卡普兰把我送到医院。卡普兰跟我说，如果不吃药的话，医院就是我的下一站。"好的，"我在电话中喃喃地说道，"好的。"

我还是失败了。

我服用了最大的剂量。几分钟后，我开始站不稳，而且有点困。爱德华离开后，我就上床睡觉了。除了和卡普兰的几次见面以外，接下来的几天我基本上都是待在家里。

我不能再否认事实，也不能改变它。那堵将埃琳和萨克斯教授与"病历女士"分隔开来的墙破碎了，在我脚下变为一堆废墟。"病历女士"是真的。这就是事实。

在随后的几天里，我感觉我就像一名车祸事故的幸存者：疼痛并且筋疲力尽，好像最轻微的一阵风都可以把我吹倒在地上。我尽力避开浴室的镜子，但是那个我曾经在华恩夫特的镜子中见到的怒目而视的女人又出现了：脏乱的头发，骷髅般的面孔，瘦骨嶙峋的身体。任何人猜我的年龄都可能会在我实际年龄上再加上 20 岁。**真失败。真失败。**希望已经破灭，我悲痛万分。我想大怒，想要在我公寓里咆哮，但是我太疲劳了，除了能够拿起牙刷，最终又拿起梳子之外，我什么都做不了。

像宇宙中的黑洞一样，精神错乱能吸光我的全部能量。这一次我是真的高估了自己。当我在人行道上蹒跚而行的时候——每迈出一步都十分小心，就像我时刻都有可能会跌倒，然后被整个地面吞掉一样地试探着脚下的路——我满脑子所想的全都是那些像我这样走路的老女人们，而且我是多么可怜她们。一想到购物这件事——列好清单，上车，到某个具体的地方完成一些诸如黄油、鸡蛋、面包和咖啡这类简单的采购——都让我感到崩溃。谢谢上帝赐予了我这么多的好朋友。

在经历了迷失之后，人们总是自然地从那些熟悉的事物中寻找安慰。就像一只受伤的动物一样，我钻进我的洞中，并让自己置身于一个充满熟悉的东西及声音的环境里。我在电话中和史蒂夫一聊就是几个小时，重复我的每个决定，从一团乱麻中理出头绪，质疑我所做的一切以及我是如何做的，试图每次尝试都出现一个不同的结局。我去和卡普兰见面，"我这样告诉过你"这一声音就在耳边回响，但是从未说出口过。我和那些朋友们在一起，这些朋友们见到过我发作，没有被我吓跑，而且还很奇怪地似乎对我十分关心。

最终，我回到了法学院的办公室，在那里我试图去写一篇论文，并为我秋季学期的课程备课。但是，大多数时候，我都在听古典音乐，在我的长椅上休息。无论如何，那个长椅还是我的，墙壁还是我的，书和论文都是我的，办公室的门上还有我的名字。当你担心自己要失败的时候，你会抓住周围能抓住的任何东西。

到那年秋天开学时，我开始慢慢进入了状态，有些能够集中注意力了，并真正期待着迎接暑假过后重新回来的学生和同事们。我感觉好像是患了一场严重的流感，我花了好一段时间才恢复了一些，但是，我现在每天都感觉好了一些。即使是在只有两个季节的阳光灿烂的加利福尼亚，九月总是让人感觉充满了希望。

尽管我在服药上经历了很多让我沮丧的不幸遭遇，我仍然继续履行我最初为获得终身职位而制订的那个计划——继续写，发表足够多的论文并将这些论文作为我的储备，以防我生病时不得不休息。我已经在法学刊物上发表了几篇关于拒绝接受治疗的自主能力的论文，而且我在耶鲁大学时在乔治·马哈的关于弗洛伊德的课上所写的那篇论文也已在一家精神分析期刊上发表。我还完成了我的第一篇关于多重人格障碍患者的刑事责任的论文，并已开始起草另外几篇探讨多重人格障碍导致犯罪及其相关法规的论文。由于显而易见的原因，精神分析以及法律已经成为我的兴趣以及学术研究的主要领域。

南加利福尼亚大学医学院的一些老师注意到了我发表的论文。当医学院提出向我提供一个学术职位的时候，我感觉既高兴又荣幸。我高兴地接受了这一邀请，但感觉我需要离开我的MDDA支持性团队——医学院的职位是在精神病学系，我不能冒险将自己的疾病暴露出来，至少不能在我获得终身职位之前暴露出来。我给耶鲁的斯蒂芬·威茨纳打了电话并告诉他，我现在已跳出了病人这一终身身份了，我已成为医学院的一个工作人员。"我已潜入敌人内部了！"我说道。他的笑声中洋溢着愉快之情。

第二十一章

我与卡普兰相处得并不好。不管我说什么、做什么，都是在考验着他的耐心。比如说，我曾做过一次体格检查，在那期间，内科医师发现我有一个甲状腺结节，需要进行活组织检查。之后，内分泌医师对我进行了检查并且告诉我，我极可能患有马方综合征，一种遗传结缔组织疾病。女性病患的寿命大概为 45 岁（最近这几年，这个数字被提高了，为 60 多岁）。而那时，我 37 岁。我感到绝望，伴随着极度的焦虑。

所以，像我以往经常会去做的那样——我找到关于马方综合征的相关资料，疯狂地将它们全部读完，我在每一页上都能看到自己的影子。我绝对具有此病生理上的特征：高而瘦、关节灵活、心动过速并且大脑出血。我被诅咒了，我就知道是这样，死亡迫在眉睫。

"林肯就有马方综合征。"我恸哭着对史蒂夫说。

"但他不是因它而死的，埃琳。好啦，学聪明点，只要别去剧院就行啦。"

卡普兰毫不迟疑地告诉我，他认为这就是胡扯，并进行了嘲讽。"医生们一向听风就是雨。"他说道。

"他可是位专家，"我反驳道，"他是加利福尼亚大学洛杉矶分校的正牌教授呢。而且他说如果我的病不是马方综合征，他才感到奇怪呢。为什么你不认真地谈谈这件事呢？"

密集的病情检查结果显示，我并没有得马方综合征。但在接下来的几天里，这一结果并没有阻止我的精神错乱继续在我的生活中肆虐。我不得不承认，我是一个彻头彻尾的疑病症患者。我的身体在过去一次又一次地背叛我，为什么卡普兰就肯定这次我的身体不会背叛我呢？

不久后的一天，我们又回到了以前的老话题。"我最近一直在思考，"我说道，"或许，如果我服用抗焦虑的药物，那我就能摆脱抗精神疾病的药物。"

卡普兰听后勃然大怒。"我再三告诉你，你这辈子剩下的日子都要依靠药物，试图摆脱掉药物只能让你的病情陷入原地踏步的境地——从不错的状态变到出现症状，之后再恢复到不错的状态。"他几乎是在喊了，"我再也受不了了！如果你再减少药物用量，就别想在我这儿做治疗了！事实上，如果你想继续在我这里进行治疗，你甚至不能谈论关于减少药量的事情。这件事就此为止。"

他脸上的表情是赤裸裸的愤怒。只能这样了，不能再和他谈论有关药物的问题了。这问题就此打住了。

史蒂夫赞同他的观点。在他看来，从上次发作之后，证据就很明显了。"当你减少药量的时候，你就开始神志不清，"他说道，"每次，当你陷入恶性循环时，糟糕的决定就一个接着一个，没有一个对你有好处。这会……这会让人感到厌倦的。难道你不感到厌倦吗？"

哦，上帝啊，是啊，我是感到厌倦了——厌倦了孤单一人，厌倦了浑身颤抖，厌倦了将头撞向墙。那么多年，我一直拒绝将药物当作"拐杖"——如果我用了，就意味着我意志力薄弱，性格软弱。但现在，我开始质疑自己的决定。就好比说，如果我的腿断了，必须要用拐杖，我会毫不犹豫地使用。那难道我的大脑需要的照顾还不及我的腿吗？事实是，我目前的状况是需要药物的。如果我不吃药，情况会恶化；如果我吃药，情况就好转。我不知道为什么自己非要通过如此痛苦的方式才能认识到这一点，但情况确实如此。

一个朋友曾用过"激流"的比喻来解释：你被激流困住了，你的本能是与之抗争。你对抗得越厉害，你的精力消耗得就越多。但真相很简单：激流远比你强大，你不可能在力量上胜过它。如果你继续尝试（如果你行动，就像我所继续做的那样，"顽固不化"），你会被淹死。简单的教训（正如加利福尼亚的冲浪者年复一年受到的教训一样）就是：停止对抗，并随它而去。保存你的精力，停止抗争，激流自己会把你带出困境，带到更平静的水域。到那个时候，如果你保存了体力，你可以依靠自己的力量回到岸上。但你首先要做的是：放弃抗争。

多年来，我不断地变换药物剂量的这一经历的确令我的朋友们和医生们非常恼火，非常不安，我现在明白了，继续服用药物对我来说是极其重要的，这是我成为完整的自己必须要经历的发展阶段。这是我和疾病达成一致的唯一方式。

所以我做了保证，我会服用替沃噻吨，并且不再拿剂量做实验了。之后所发生的事情对我来说是个愉快的惊喜：我确实感觉棒极了。又一次，我明白了，把恶魔拘禁起来的不是我的固执和意志，而是药物。我知道，恶魔们就在那里，每一天，它们都想方设法地提醒我，不管那些提醒是多么的微不足道。但是，它们是在门后，而门是紧紧关着的，至少现在是这样。此外，我发现我的生活中有更好的、更有趣的事情要去尝试。

我认识了一个人，一个好人。他的名字叫大卫，一名微生物学家。他好像喜欢我。他约我出去，这是自从法学院那次约会之后的一次真正约会。第一次约会不错。第二次还好。但是，很快，他就开始向我施加关于性的压力。我并没有做好和他发生点什么的准备，或者和任何其他的人。一切仍在继续，但不轻松。不久后，我和他在一起只感觉到紧张，并非快乐，而紧张是我最不想要的。

我们停止了约会，但仍然是好朋友，直到现在还有联系。他善良、聪明而且风趣，我很珍惜我们的友谊。结束我们的浪漫关系是对的，但这让我很伤心。这并非因为我们之间不能再享受浪漫，而是有一个更严重的问题：将来会有一个适合我的人出现吗？我的许多女同事，在她们上学或是为事业打拼的时候，会暂缓考虑她们的个人问题。但是最近，许多人好像都找到了她们的另一半，坠入爱河，结婚生子——过着只能让我想象的生活。我看到电影里的那些人相遇、相爱，而我就坐在那里，感觉自己就像是来自另一个星球。**该死，我想要那样的感情。**亲密感、爱、信任，胳膊在我肩上的触感，手拉着手的甜蜜。病例女士最近安静了，萨克斯教授也还不错。那么，对于埃琳来说，我们拿她怎么办呢？

　　我对多重人格障碍了解得越多，就越对它着迷。人们对我的那篇关于多重人格障碍的文章反应很好，所以我觉得我应该尝试着写一本关于它的书。作为准备的一部分，我需要加快速度了解关于多重人格障碍的临床表现。所以，我去了当地的一家医院，每周一次，持续了几个月。在那里，我见到了被诊断为多重人格障碍并接受治疗的病人。

　　与我交谈的第一位年轻女士非常可爱，神采奕奕，很有魅力。她下决心接受治疗，并且感到变得越来越好。她告诉我，她最近刚刚结婚，但这是在经过了两年的订婚之后，在这期间，她的未婚夫，经过不懈努力，向她的每一个人格都求了婚并得到了同意！

　　我还看了 100 小时的视频，是关于病人接受诊断的过程，采用的诊断工具是分离性障碍结构化临床访谈。即使有很好的案例表明对多重人格障碍的诊断不准确——而且有的时候甚至是被治疗者误导出来的，但从那些录像带上的证据来看，有一点我认为是完全清楚的，多重人格障碍确实是真实存在的。

　　奇怪的是（但也是很开心的），在医院里观察病人们接受分离性障碍结构化临床访谈并没有让我出现躁动不安的情况，也没有唤醒我的那些恶魔。我和这些病人并没有太多的相似之处，尽管我观察到有那么几个病人明显患有多重人格障碍但完全否认病情（这样的表现我非常熟悉）。观察这整个过程确实让我对大多数精神疾病的共性大开眼界，事实上，我们都会有些许交叠的地方。

　　在我准备关于多重人格障碍这本书期间，我和我的侄子在电话上有过一段非常有趣的谈话。那时，他才 10 岁，那天，他问我在办公室里做什么。

　　"正在写一本关于多重人格的书。"我告诉他。

　　"那是什么？"他问。

　　噢，天啊，我想，我应该怎么回答这个问题呢？"嗯，有些人认为在他们的身体里还住着其他人，"我说，"如果其中某个人做了错事，是不是所有的人都该进监狱呢？"

　　他思考了片刻，我们又聊了一会儿，之后说了再见。

几天后，我弟弟打电话给我，"你都对那孩子说了什么？"他问道，他的声音听上去并不高兴。"他那天犯错误了，他妈妈让他立刻停下来。但他一点都安静不下来，最后他妈妈问他，'你今天到底怎么啦？'他告诉她，'我什么都没做，这都是在我里面的另一个人干的！'"

在南加利福尼亚大学的第五年秋天，我提交了终身职位申请资料：5篇长文章、4篇短文章和一份长长的写书计划。爱德华和迈克尔都很支持我。3个人的小组委员会将阅读我的成果并把它发给12个或更多的评审员。当复审结果出来后，小组委员会成员将会碰面并表决，之后就轮到法学院所有的终身教授表决了。教授们将会进行投票，在一周的时间内将票返回到院长办公室。投票结果将决定我是否能成为教授。

那一年过得非常宁静，甚至很顺利。我上课、写作，和朋友们在一起。去安阿伯市探望了史蒂夫，他就快要完成临床心理学的博士项目了。我继续服药，保持在卡普兰可以接受的剂量上。尽管没有什么约会，但某个人仍然抓住了我的视线，他是法学院图书馆的一名图书管理员。他金色的头发很吸引人，以一种开放的、不起眼的方式展现着个人魅力——法兰绒的衬衣，马尾辫。他不像大多数学生那样紧张，也不像大多数员工那样井井有条。他介于两者之间，在那里就像是在家里一样的平静。我打听到他的名字叫威尔。他在这里有一段时间了。有人告诉我，他在闲暇时间会做做家具，种种花草。在见过一两次之后，他看我的时候冲我笑了笑，非常好看的微笑。嗯，我想，我可能脸红了。我很确定，我是脸红了。

. . .

有一天，我又一次在午饭时向卡普兰抱怨，我是在座的人里面年龄最大的，这让我很不开心。

"噢"，他说，"你的意思是你是一只不想变成鸭子的小鸭仔！"我给我几个朋友讲了这个故事。从那之后，在南加利福尼亚大学取得终身职位就被称为"变成一只鸭子。"

终身职位投票结果在1月份的一个周五由院长办公室公布，在我到南加利福尼亚大学法学院四年半之后。一月份第一个星期静静地过去了。第二个周五，我坐在自己的办公室里——有人来敲门吧，快点啊。或者打电话给我、发邮件给我。让信鸽来送信。发生点什么吧，什么都行。那天下午四五点的时候，电话终于响了，我颤抖着接起了电话。

"恭喜你，萨克斯教授！"电话那头传来院长的声音。

萨克斯教授，我成功了。我是南加利福尼亚大学古尔德法学院的终身教授了。我终于成了一只鸭子。一个同事还送给了我一件巨鸭 T 恤衫。

从那时候开始，我接下来的表现在现在看来真是毫无悬念：我又出现了精神错乱。变化，不论是好的还是不好的，我都永远不善于应对。"大型客机能够穿过强劲、突发的气流，"史蒂夫说，"但小型飞机在一阵小风中都会左摇右晃。"我的飞机很小，而得到终身职位是一阵大风，尽管是令人愉快的。有那么几个星期，这阵大风都威胁着要把我吹倒。

那天晚上，我的同事带我出去吃饭庆祝。我勉强应付了下来，如果告诉他们天空中的那些生命想用我的大脑在大地上散布死亡和破坏，这样会扫了大家的兴（更不用说这可能会引发他们重新思考对我的投票了）。我和卡普兰谈过，愿意调高药量。尽管恶魔们还是在我所在的每一间屋子的边缘跳舞，但我还是精神振奋了几天。之后一切又都恢复了平静。病例女士撤退了，萨克斯教授得到了终身职位。是时候把注意力放到这个组合中最需要关注的成员埃琳身上了。

"有了终身职位，"卡普兰告诉我，"人生的核心问题就从生存转移到了渴望。"

好的，我已经渡过了生存这一关。那么，我今后应该渴望些什么呢？

学习如何与卡普兰友好相处花了我五年的时间。起初，我把精神错乱带进了我们的治疗中，正如在琼斯夫人和怀特医生那里一样。同时，我又努力使自己的症状不出现在大家的视野当中，除了几个在洛杉矶的朋友——甚至对于他们，我都还是比较保守地分享我的精神病性思维，只是在我情况最糟的时候，我就控制不住自己了。但是在卡普兰这里，我会把警戒降低，很像走过一段长长的上坡路之后，坐在有树荫的长椅上休息的感觉。

　　但是正如他一而再，再而三地说的，他认为我在这长椅上坐得太舒服了。终于，他下了最后通牒：我不能再坐在那里了。我们不能让时间被漫无边际的错乱思维所占据。相反，我们应该开始讨论我想要的生活，以及我的病是如何妨碍我得到这种生活的。

　　卡普兰要走的是一条强硬路线，起初我被吓到了。如果我不能把我的精神错乱带到那个房间，那么我能把它带到哪儿去呢？但是他帮我渡过了这一切。他会打断我漫无边际的描述，让我停下来，然后重新引导我的思维——谈谈我的教学、学生、文章和朋友们。我们的治疗开始越来越少地涉及精神错乱，而是越来越多地涉及我"真正"的生活了。到我们在一起的第六年——我取得终身职位后的那一年——病例女士已经不在舞台中央了，只是会偶尔来客串一下而已。到了该考虑一下其他事情的时候了。

　　大多数情况下，精神分裂症是一种会出现在青少年期的疾病，经常出现在青少年晚期或是二十多岁，而这正是我们学习如何交朋友、维持友谊，以及如何处世之时。但是，精神分裂症会让你偏离正常轨道长达三四年之久——对某些人来说，则是一生。事实上，从目前的研究成果和治疗进展来看，最近的数据显示，在患有精神分裂症的人当中预计只有 20% 的人能够独立地生活并拥有一份工作。

　　在你自己的生活轨道上进进出出（由于精神错乱发作，或是需要在医院治疗）并不像坐火车，在某一站下车，而后再上另外一辆。就算你能再上去（你的胜算并不大），你也是孤零零地待在那里。原先和你一同上车的人早已在你前面，离得很远了，而你则陷入追赶游戏当中了。

　　建立友谊的一个关键部分是分享个人成长史。如果你是精神分裂症患者，这则是个很危险的仪式。你的生活中的那些空白阶段——你如何解释它们呢？你当然总能编造一些故事，但以谎言开始一段友谊，感觉并不好。或者你也可以对你过去几年的生活只字不提，但这会吓到别人，让他们认为你很怪异。或者你可以选择告诉他们你的病情，然后你会痛心地发现大多数人并没有做好听这些事情的准备。精神疾病与病耻感伴随而来，而且病耻感可以引发消极反应，甚至那些最善良的人，那些好意帮助别人、善良的人都会用消极的态度看待精神病患者。很多善良的人都认为，那些患有精神疾病的人是**另一类人**，他们和"我们"不一样。

在南加利福尼亚大学第五年的年底，某一天，我在和法学院的一个行政人员莱斯利一起去吃饭的路上，向她聊起了我正在写的一篇文章，这篇文章是关于拒绝服用精神类药物的自主权利的。

"我害怕精神病患者，"莱斯利说道，"他们可能会非常暴力，最终会伤害很多的人。"

作为某种程度上的回击，我耐心地引用研究结果向她解释，"绝大多数的精神疾病患者并不会比其他任何人更危险，"我说道，"甚至与许多人相比，他们更不容易有暴力倾向。"

"我不知道，"莱斯利说，"我总是忍不住认为他们说不定能够做出什么事情来。或许我存在偏见，但我从来不认识患有精神疾病的人。"

我调皮地笑了笑，说道："你是说，在你所**认识的人**中，你还没有发现谁患有精神疾病。"

莱斯利的脸上露出一种装出来的紧张表情，回应道："现在就请你把我送到我自己的车那边好吗？"我们都笑了起来。

晚间新闻里面出现"疯子"，并不是因为他们能够成功地应对自己的生活，只有在一些恐怖事件发生的时候，我们才能听到他们的消息。那个女人把自己的孩子淹死了；那个男人把自己的车停在铁轨上想要自杀，但在火车来的时候自己跳了出来，眼睁睁地看着车上的乘客死于交通撞击；那个枪杀了约翰·列侬的男人；那个枪击里根总统的男人。只有约翰·纳什——获得诺贝尔奖的数学家，电影《美丽心灵》讲述了他的生平——是个例外。

我们每个人都有一种强烈的想要谈谈自己的创伤的欲望。"精神错乱发作就像经历了一次创伤。"史蒂夫说道。史蒂夫把精神错乱比作创伤，我认为他说的是对的。精神错乱确实能够使你受到创伤，就像在战区中躲避炮火或经历了一场可怕的车祸对你造成创伤一样。消除创伤危害的最好办法就是谈一谈发生过的事情。

如果可以的话，那些经历了创伤的人们会讲述自己的经历，一遍又一遍。再三的讲述对朋友们来说可能会显得冗长乏味，但那是十分健康、重要的，而且好的朋友会鼓励他们讲述。然而，作为精神疾病患者，你必须要小心地权衡迫切的倾诉这一需求和倾诉所带来的不可避免的后果。向他人披露你自己的真实情况，哪怕是向你了解并信任的人，也可能会带来一些问题。患有精神分裂症的人——像我一样的人——也会读报纸，看晚间新闻。我们能够看到这个疾病是如何在媒体上被描述的，也知道一个正在和我们交往的朋友，一旦他得知真相，可能会如何看待我们。我们每向前迈出一步都需要特别地小心翼翼，因为我们必须这样去做。否则的话，我们就会，嗯……被认为是疯狂的。

为了更清楚地说明这个问题，我们先快进到 2001 年 9 月 11 日，史蒂夫很早就从华盛顿打电话给我，告诉我发生在纽约和五角大楼的恐怖袭击。洛杉矶的时间晚 3 小时。他知道我还在床上，但他希望我能尽可能小心翼翼地听这个消息，以防毫无心理准备地被高分贝的收音机闹钟或是学校停车场的某个人所说的消息吓到。

那天，我和卡普兰的约见是在上午，他不可能在这么早的时间得知这个消息。从治疗一开始，我就处在一种亢奋的情绪之中，谈论着我们国家是如何被恐怖分子包围着，数以千计的人死去或正在死去。卡普兰开始小心翼翼地将话题转到另一个方向——就在这个时候，喇叭里播出了让我们离开这幢大楼的通知。在此之前，我相信卡普兰一定认为我只不过是精神错乱又发作了。

除了在牛津与世隔绝的那两年以外，我克服重重困难结交了一些好朋友，并维持着与他们的友谊，他们也一直与我保持联系，是我忠诚、亲爱的好朋友。但是我的爱情生活，还像以前一样，没有丝毫进展。从在范德比尔特的大学一年级开始到现在，我约会的次数用一只手就能数得过来。我完全不知道如何能得到别人的注意。我不懂得如何调情，也不知道如何向别人表示我的心意，也不知道如何看出别人是否对我有意思。这就好像是在学校正在教授"如何做一个女孩"的时候，我却逃课了。

比如说威尔，那个友好的图书管理员。当他对我微笑时，他的笑是那么的真诚，而我却不知道如何回应。所以，我试探着回报了他一个微笑。我第二次去图书馆的时候，我咽了咽唾沫，吸了口气，说："嗨。"

他回了一句："嗨。"

好了，现在我该做些什么呢？之后应该发生什么呢？几天过去了，我又去了图书馆。我向他微笑，他对我报以微笑。"嗨。"我说道。"嗨。"他回应道。

"我，嗯，听说你做家具，"有一天我终于结结巴巴地开了口，"我很想看看你做的家具。我的公寓里几乎没有家具，可能是因为大多数时间我都住在办公室里。"*闭嘴，埃琳，快闭嘴吧。*

"当然可以，"他说道，"我很乐意带你看看。虽然不多，但是我喜欢做。"

我点点头，"噢，那么，好，"我说，"我们或许能哪天一起吃午饭。"

"好的，太好了，"他说道，"一言为定。"

我急匆匆地离开了法学院图书馆，就像这幢大楼着了火一样。

时间一天天过去，威尔后来离开了在法学院图书馆的岗位。但是我们时不时地还会碰到。有一天我办公室的电话响了。

"嗨，"电话里传来一个男人的声音，"我是威尔，图书馆的那个人，我想问问你这周有没有时间，一起吃个午饭？"

我们去了校园附近一家较小的意大利餐厅，我简直不敢相信自己居然还吃了点东西，因为我一直在倾听威尔的低语。他聊起了家具，他是如何热爱做家具，他如何用最好的木料和染色剂，花很多天的时间设计和完成一件家具。他还有一只自己训练的鹦鹉，他很喜欢它。还聊到了园艺，那给他带来了快乐的源泉。我听得入迷，我想我大部分时间都是在点头。

第二天，威尔没有告诉我就来到了我的办公室。他的手里拿着一支漂亮的、色彩斑斓的鸟羽。他走到我的桌子前，取下一小截胶带，把羽毛固定在我的电脑上。"这是我鹦鹉的羽毛。"他说，之后他就走了。

我在那里坐了足足有15分钟，享受着这种美好的感觉，呆呆地看着那根羽毛。它是我办公室里唯一的装饰——我没有照片、图画，没有试图制造某种氛围或是显示个人审美。墙是光秃秃的。在我工作过的任何一间办公室里我都没有布置过任何装饰品。我认为我不配拥有它们，好像没有任何装饰才最适合我。而现在这里有了一支羽毛，它在这里真是大放异彩。

那天晚上，我打电话给肯尼，我在范德比尔特的朋友。"肯尼，我有个问题。如果一个男人从他的鸟儿的身上拔下一根羽毛送给我，你觉得他是不是喜欢我呢？"

他笑了，"我不知道，埃琳，但有一件事是确定的——他喜欢你胜过喜欢他的鸟！"

差不多一周之后，我收到了来自威尔的一封信——一封真正的信，手写的，还配有一幅手绘的鲜花图案。他问我是否愿意花一天时间和他开车去加利福尼亚兰卡斯特附近的羚羊谷罂粟保留区。那是春天，罂粟花开得正盛，这个时候那里应该很好看。我愿意去吗？

"好的，"我在电话里对他说道，"我非常愿意去。"

那里美极了，离开学校一天的感觉也很不错。那些花棒极了——成片的罂粟花，有耀眼的橘色，象牙色，还有奶油黄。尽管阳光灿烂，那天还是挺冷的，那一年春天来临的脚步很慢。我一直在给他暗示，告诉他我很冷，这让我自己都很惊讶。我想要他拥抱我，我真的想要他拥抱我。但这没有发生。

那天晚上结束的时候，他送我回家。在我们说再见的时候，威尔犹豫了一下。然后，他靠了过来，亲了我。那是个缠绵的吻。感觉好极了，太美妙了，简直比论文发表的感觉还要好。

第二十二章

有一次，在纽黑文，怀特告诉过我，如果取得了终身教授职位，那么就可以做自己想做的学术研究了。我希望他是对的，因为我有那么多想研究的课题，而现在终于有研究它们的自由了。这么多年来头一次，我终于可以深吸一口气，环顾一下我所处的环境，并为将来激动一番了。事实上，我对终身职位的期盼就如同一个年轻人盼望着 21 岁的生日：恭喜，你终于正式成为一个成年人了！那么——接下来要做什么呢？

说到我的个人生活，我正守着一丝脆弱但是慢慢燃起的希望，期望与威尔能展开一段关系。我们刚开始在一起的日子小心翼翼，但充满甜蜜，他温柔善良，最重要的是，他是个有趣的人。尽管我认为自己有很好的幽默感，但自从我病了之后，我有很长的时间没有开心过了。每当我在外面，听到人们一起开怀大笑的时候，我就像向日葵转向太阳一样转向那些笑声。开怀大笑、互相打趣，不害怕地说一些或做一些愚蠢、笨拙的事情，因为就算你说了、做了，大家也还是爱你的，而且你一直知道这一点。试想一下这将是一番何种景象：在生活中，诸事都极为惬意、没有一丝的孤独。穿过校园，看到你爱的那个人正向你走来，然后想，*就是他，他就是我爱的那个人*。

我想要一段感情，而且慢慢地我开始相信，这或许能成为现实。我还没有告诉威尔我的情况，尽管我知道自己将会告诉他。事实上，我想告诉他。那将会是一种解脱，但我希望自己这么做的时候，我是确定的。亲密感这个主题对我来说已经够可怕的了，那承诺有可能会更可怕。我想要做到现实一些，有耐心一些，既对他也对我。这不是一件简单的事，我知道，但现在还不必着急。我们都同意一边相处，一边慢慢地看事情会向哪个方向发展。

而同时，威尔会送花到我办公室，他还在我生日的时候给我做了个蛋糕。我连公寓里微波炉上的按键都不知道按哪个（更别提烤箱是如何操作的了），而威尔不仅会做饭，而且还很喜欢做饭——还在我生日那天，做了一个自制的椰子蛋糕来庆祝。蛋糕非常可口，我受宠若惊——我想，我怎么能如此幸运呢？

威尔又一次在我之前还是光秃秃的办公室里加了一些可爱的装饰——一张我的兰卡斯特之行的快照。在那张照片上，我正在眺望着一片橘红色的罂粟花。他甚至还在上边加了标题："珀尔塞福涅唤醒春之花，照亮了寒冬困顿的世界。"

如果说，史蒂夫的友谊让我觉得自己是个人，那么威尔则让我觉得自己是个女人。

我的职业生涯道路也发生了转变。目前所有的一切，都是为了获得终身职位精心打算好的。我已发表的大多数文章是关于处于被剥夺部分决定权的精神病患者的法律地位问题的，在涉及重大医疗决定时，如病人同意手术或拒绝精神类药物等，精神疾病与法律之间的关系如何取得平衡。我对精神病研究的道德维度比较感兴趣，而且最初是研究在这个方面的自主能力问题的。事实上，在与加利福尼亚大学圣迭戈分校医学院同事的合作下，我研发出了一套工具来测量这种能力，那时我们用这个工具来研究精神错乱的患者（在加利福尼亚大学圣迭戈分校医学院授予我精神病学兼职教授的职位时，我很感动，并感到十分荣幸）。或许一个客观的评论者会批评说，我涉及的题目与我自己的问题太接近了。但从另一方面来说，还会有谁更合适呢？我被强制服药，违反我自己的意志，我被束缚带捆绑过，尖叫着求他们放了我。这对我来说并不是个学术研究，这是我的生活。

尽管如此，终身教授职位安全地得到了，我考虑着是否到了探索一些不同主题的时候了。我想，如果负责事业的仙女能给我一个愿望，我会许什么愿呢？答案立刻就有了，并且非常明显：我想接受精神分析培训。

弗洛伊德和他的学说一直让我着迷，甚至是在我读高中的时候。在上大学的时候，有一段时间我还在考虑接受精神分析培训。但那是在我生病之前。之后，我并没有过多考虑过这个问题。我在耶鲁时所选修的关于弗洛伊德的一年的课程让我发表了关于史瑞伯案例的文章，所以我并不觉得自己完全是个新手。我知道自己并不想改变职业方向——我热爱在南加利福尼亚大学的工作（现在仍然如此，每一天都是），但当我从职业的角度反思我已经完成的这些工作时（以及同时伴随着的人生经历），下一步应该如何走，对我来说似乎是很明显的。

　　法律是基于一种做人的理论，即一个人能够做出决定、承担其后果并明白处罚威胁。知情同意的准则（确实，在大多数美国政治理论中）假定我们不仅是被指挥的对象，而且更是能够独立做出决定的、自治的个体。而且，对我来说，精神分析提供了一条最有意思的路线去了解这到底意味着什么，因为精神分析探讨的是最根本的问题：为什么人们会做他们正在做的那些事情？人们什么时候会对自己的行为负责？潜意识的动机与责任有关系吗？什么致使人们不能做出选择？

　　我想知道精神分析是为什么以及如何在我身上起作用的。我想知道，当我的治疗师对我进行治疗时，他们在想些什么。我想知道坐在沙发的另一端是什么感觉。如果可能的话，我希望能有一种方式进行回报——用我学习和体验过的内容，结合专业的训练，或许能够像我被帮助的那样去帮助别人。

　　但是，我并不能确定我的疾病（不管它被控制得多好）是否允许这种情况发生。随着时间的推移，我生活中的混乱变少了。我和卡普兰的合作（还有我们之间的关系）变得越来越令人满意。我小心翼翼地提出这个已经被我搁置许久的想法，并认真考虑起来。毕竟，我成功地完成了许多并不被认为会被我完成的事情。为什么精神分析训练不能成为这张单子上的另一项挑战呢？

　　我第一次向卡普兰提到我有可能进入洛杉矶精神分析协会研究所时，他对我的回应是反对的。这是毫无疑问的。我的这个想法甚至是有些不恰当的。此外，我自己的病史或许会成为被拒绝的原因，而且我们都知道，面对拒绝，我的情绪反应会如何。尽管如此，我们还是继续在讨论这件事情。慢慢地，卡普兰的态度开始转变了。有可能……有可能，仅仅是可能，可能行得通。

他的态度的转变给我带来了鼓舞，我给洛杉矶精神分析研究所的招生办主任打了电话，问他是否能和我见一面。幸运的是，我的专业资质是极好的敲门砖。他同意和我共进午餐。在我们吃饭时，我们谈到了假如我被录用后我的打算。他询问我想要进行精神分析训练的原因、我到现在为止的学术工作，以及和精神分析治疗相关的经历。但是，他并没有具体地询问我的精神疾病史。不用说，既然没有谈及这个问题，我就没有主动地提供这些信息。当我们喝完咖啡时，他鼓励我申请，并向我暗示，如果我申请的话，我很有可能会被录用。

直到现在，关于公开还是隐瞒我病情信息的决定，主要要看我是否需要保护自己——也就是说，不允许任何事情妨碍我完成学业，从事严肃的工作，并献身于一项令人尊敬的职业。我很清楚地知道，与精神疾病相联系的病耻感会在某一天将我绊倒，但如果我可以做到的话，我绝不会把自己往这条路上推。甚至议会也意识到了这种情况存在的潜在危害，他们通过了《美国残疾人法案》，禁止雇主（或学校）询问精神病史。

但在目前，这一问题则比我自己的目标和抱负要复杂得多。如果我有机会去治疗病人，我自己的疾病会危及他们吗？我的妄想发作，不管多么短暂，都有可能让我很难辨别什么（和谁）是真实的。卡普兰认为更重要的问题是：当我出现问题时，我是否还有自知能力；当我精神出现损伤时，我是否还有判断力；我是否能毫无偏颇地采取保护措施。卡普兰和我都认为我可以做到。

所以，在申请书中，我诚实地提出警示，我有精神方面的问题——提到在我早期生活中的一段"动荡时期""引发了我对心理健康问题的兴趣"。我决定不再多说，除非有人继续问起。也就是说，我尽管没有赤裸裸地撒谎，但我也没有清楚说明或许某些人会认为非常重要的信息。

通过这么多年的磨炼和不断地犯错误，像患慢性疾病的人或有残疾的人为了融入社会上的生活所做的那样，我已经学会了控制自己以及如何在他人面前展示自己。无论将来发生什么情况，我很清楚，对我自身而言，可能将永远不会再拒绝接受治疗了，它是我的有效的自动故障保护装置。这并不是说这里的道德问题就非常清晰了，过去不是，现在也不是。这很复杂，甚至是有争议的，而且会一直这样。但是对于教书，对于去研究所学习和治疗病人的决定并不是空穴来风。我曾经就我想参加精神分析训练的问题，和怀特还有卡普兰进行过深入的讨论。

令人高兴的是，洛杉矶精神分析协会研究所似乎对我的才能和所接受过的训练比对我的"动荡的时期"更感兴趣。在加利福尼亚的第六年，我成了洛杉矶精神分析协会研究所的新成员。在我准备开始接受训练成为一名精神分析师的时候，我对所有那些带领我走到今天的一切感慨万千：虽然药物让我得以生存了下来，但是，是精神分析帮助我找到了值得去过的生活。

我们这个五人小组在正式开课之前见了一面，我们在今后的四年（对于那些读博士的人来说将是六年）中每个星期都会见面。

不同于我生活中其他的重大改变，这个改变给我带来的压力很小。我很激动，而且非常确定这件事我做对了。令人开心的是，我得到了法学院的同事和院长的支持，我甚至还得到几个同事这样的评价，他们认为我这样做"很酷"。在很多方面，我都觉得是我的人生旅途将我引领到了这里——奔走于研究所和南加利福尼亚大学之间，我感到我现在至少在这两个世界中得到了最好的回报。事实上，我们的第一次聚会让我感觉太自在了，这让我当时调侃说我们都将成为竞争对手，随后便立即说，"我只是在开玩笑！"

"噢，不，你不是！"有个人笑着反驳道。就这样，我认识了艾丽西娅。（当第二天我把这个笑话转述给卡普兰的时候，他说，"在那个门上应该挂这样一个牌子：禁止吸烟而且禁止解释！"）尽管艾丽西娅七十多岁，但她看上去好像才五十出头——身材匀称，充满活力，完完全全在享受着她的生活。我喜欢听她讲她爸爸是如何在她 3 岁的时候就给了她一副拳击手套，并告诉她："永远不要让别人打倒你！"尽管"争强好胜"这个词这两年用得太多了，但在这个故事中，非常合适。

艾丽西娅在我见到她的几个月前刚刚失去了丈夫，因为癌症。她将那种悲伤转换成了一种人生智慧——她的两个女儿都是内科医师，而她自己也是个非常有天赋的临床医生。

詹妮特比我大几岁，她聪明、风趣，已婚，有两个孩子和孙子，她嫁给了一个拥有自己的诊所的男人。她专攻成瘾和进食障碍。在最初的时候，与她谈论我的病情对我来说比较容易。当我知道她治疗的一位病人也认识琼斯夫人时，确实让我大吃一惊。我喜欢这种有缘分的巧合。

在我生活中的大部分时间，我都认为自己是一个害羞、笨拙的人，沉浸于自己的疾病和书本之中。我知道时间和境况改变了我的外在生活，但我并不知道我的内在生活也发生了改变——这种很快建立起来的友谊对我来说不仅变成了可能，而且还有可能是非常珍贵并将持续一生的。艾丽西娅让我对此有了一个深刻的理解。除了她之外，还有詹妮特。正如在过去的几年中洛杉矶精神分析研究所赐予我的很多礼物一样，这两位女人是最出乎我的意料的，而且绝对是最珍贵的。

我们小组每周三上午见面，每次上两堂课，每堂课两个小时。我们上课的那座大楼爬满了常春藤，非常吸引人。这座楼里有并排的四个研讨室。通过"具体事情"这一有趣的练习，每完成一个学年就向前进一个研讨室，第一年在第一个研讨室，第二年在第二个，依此类推。就在第一年，我建议大家上完课后一起去吃午饭，从那以后，我们一直如此，就在街对面的一家日本家常料理店。我们很快就熟悉了起来，也经常在周末的时候一起吃晚饭、看电影。

我们的课程涉及历史、理论和临床。开设了"早期弗洛伊德"的课程，是关于"客体关系"的，有一些是关于技术的，还有一些是关于持续的案例汇报的。所有的精神分析学派都包括了——古典学派、自体心理学学派，还有克莱因学派。像所有的教与学一样，有些老师棒极了；而其他的一些老师，若不是因为这是他们养家糊口的饭碗，他们是绝对不能把这些课上下来的。因为我自己经历过的不少挫折让我了解了教书是一件多么难的差事，所以我对此不做评判；其实不会教书并不是说缺乏这个领域的知识。

因为这里的班级都比较小，而且由于所涉及的话题的原因，班上的气氛会相当紧张，所以大家对这里会有固有的看法，就是同学之间发生冲突是不可避免的。有一天晚上，在我们一起吃晚饭的时候，院长也谈到了这种情况。

"我们的小组没有出现过这些情况，"我说道，"我都很惊讶我们怎么能相处得这么好呢！"

"我知道，"院长幽默地说道，"我们大家对此也都表示很怀疑呢！"

在我接受了足够的可以让我真正地开始从事治疗的训练之后——从第一学年的第二个学期起——我在有密切督导的情况下看了几年病人。我发现这工作很有挑战性，但回报不高。如果没有"在沙发另一端"的经验，就很难完全理解精神分析。我不打算继续讨论临床方面的工作，因为分析师对他们的病人来说应该是"匿名的"，而且在这本书里谈论这些会让事情变得复杂化。

和研究所的同学、老师们相处的时间越长，我越认为把我的病情告诉他们对我们所有人来说是一件非常重要的事情。我最终找到了琼，她是研究所"进展委员会"（负责监督学业进步情况，以及决定你是否能顺利升级以及从一个案例转入另一个案例）的负责人，我向她说起了我的疾病的详细情况。

"等等，等一下。"她说，我的心在那一刹那开始下沉。我完了，我完了。但情况其实完全不是这样。"如果我做笔记的话，你介意吗？"她问道，"因为这太令人惊奇了！"从那天起，她成了我的指导老师，她和整个委员会都仍然对我的学习给予支持和积极的回应。尽管我的临床方面的工作要暂时搁置了，但我的博士学位论文已经取得了很大的进展，论文题目是《精神分析中的知情同意》。洛杉矶精神分析研究所最近和南加利福尼亚精神分析研究所合并了，现在的名称是新精神分析中心。

当然，卡普兰密切地注意着我的进步。显然，这给我们的"精神分析工厂"添加了很多"粮草"。他告诉我，精神分析学习者通常会对他们所在的研究所产生诸多抱怨，"但你似乎在那里是个快乐的'露营者'啊。"

"我正是这样的一个人，"我说道，"一个快乐的'露营者'。"

值得一提的是，史蒂夫和我在我们频繁的通话中不只是在讨论我的危机，我们还在一起工作，非常努力地工作。在我关于束缚的那篇文章的写作上，他是一位专业的、有创造性的、永远保持耐心的指导者，而且他也和我合作编写了《受审中的变身怪医——多重人格障碍和刑法》，由纽约大学出版社于1997年出版，并受到好评。

史蒂夫继密歇根大学之后，又去了哈佛大学，他在马萨诸塞州精神健康中心的日间医院部担任首席心理学家一职，接诊的病人一般很像那些住在纽黑文过渡治疗所的病人。逐渐的，他的主要兴趣转移到了伦理方面，而且他被任命为哈佛伦理及行业中心的教职研究员。他也在哈佛医学院任职，在医疗伦理部门，而且最终会成为位于华盛顿特区的美国心理学会的伦理主任。尽管我们分别住在东西两岸，但我们的友谊与日俱增。我们经常一起讨论，一起写论文，在学会会议上相遇，或在我每次去东部看望家人的时候见到他。

有趣的是（尽管与他进行过合作），史蒂夫并不同意我关于多重人格障碍那本书中的关键原则，即对于一个患有多重人格障碍的人来说，其中的某个分裂人格由于精神错乱的原因而犯罪，这个人不应该被认定为有罪，因为其他无辜的分裂人格不应该受到惩罚。（"最好是让十个有罪的人获得自由……"）史蒂夫则认为"整个人"不应该免去责任。他问我是否介意他写一篇对我的主张进行辩驳的文章。我笑了笑，说道："去写吧！"结果他的文章一发表，我们就必须一起出现在了美国国家广播公司的《日界线》节目中，为我们对立的法律观点进行辩论。

史蒂夫的友谊和他在学术研究上对我的支持让我在过去的这些年里有了很多有趣的经历，但出现这种情况还是第一次。这是一件让人高度紧张，甚至有些压力的事情，而且在某种程度上让我感觉有些离奇。他们采访了我们四五个小时，最终却只用了大约3分钟。整个过程算不上激烈的交锋。我们非常专业，思路清晰，没有对彼此的冷嘲热讽，尽管在一两个问题上史蒂夫会说，"你又来了！"我说我其实是想对他说他应该理个发，而他就会反过来取笑我为这次采访而特意买了一身蓝色的新套装。和像史蒂夫一样如此了解我的老朋友进行辩论，是一件很棘手的事情。事实上，到现在我才明白史蒂夫完全有能力对这个问题的**两个方面**都进行辩解。早知如此，我当初就应该舒舒服服地和威尔待在家里。

像所有药物一样，替沃噻吨（我已经服用了很多年了）也会有副作用。有些副作用是很危险的，比如说抗精神病药综合征，这是一种有可能致命的疾病，药物变成了毒害你的身体系统的毒药。其他副作用可能会致使你十分难看或不舒服，比如说迟发性运动障碍。再有就是镇静作用，它让人昏昏欲睡。我是通过喝一桶桶的黑咖啡来应对这个症状的。

对于女性来说，替沃噻吨的一个普遍的副作用是会提高催乳激素的水平，这是为新生儿催产奶水的激素。正常的催乳素的水平是13。服用抗精神病类药物的大多数的女性会上升到30或40。我却总是高达130~140。有理由相信（尽管研究表明存在争议），乳腺癌与催乳素的升高有关。我的妇科医生也认为升高的催乳素水平对我来说是个危险因子，就在那个时候，我告诉卡普兰我想尝试一下其他药物。

他推荐了再普乐（Zyprexa）[1]，一种疗效很不错的新的抗精神病药物，最近才上市。尽管我听到的情况很是不错，但我对新药的态度还是比较谨慎的，而且我希望能再等等，看看再普乐和它的"兄弟姐妹们"是否能持续地安全和有效。但是130~140的催乳素水平让我下定了决心更换药物。我开始用再普乐代替替沃噻吨。

变化很快，效果也很显著。首先，它的副作用比替沃噻吨要小。我不再感到昏昏欲睡或很累；相反，我感到机警而且休息得很好，有了那种许久没有体验过的精力充沛的感觉。事实上，这种感觉消失的时间太久了，我几乎都忘了那种感觉是何等的美好。但另一方面，我很快长胖了——胖了整整14千克。但这些年来，我一直都很瘦。所以除了突然发现腰带变紧的失望外，我只是决定要多进行锻炼，让那个数字降一降。临床结果显示——不夸张地说，就像漫长黑夜后那黎明的曙光——我能够以一种前所

---

[1] 通用名为奥氮平。——译者注

未有的方式来看世界了。之前，尽管替沃噻吨能够帮助我"驯服"精神错乱，但我总是要保持警觉。精神病性思维总是会出现，我时常要经历"突破性症状"——转瞬即逝的精神病性思维——每天好多遍。但服用了再普乐，我则关上了这扇门，而且是这么多年来，这扇门第一次被彻底关上了。我可以休息一会儿，放下工作，放松片刻。我不能欺骗我自己——病还是存在的——但它不像以前那样摆布我了。终于，我能够全神贯注于手头的任务了，不再被那些潜伏的恶魔的威胁所妨碍了。

新药最有影响力的作用是让我一下子就相信了我确实患有疾病。二十年来，我一直在接受这一点上挣扎不休，有时候承认，而大部分时候不这么认为。再普乐带给我的清晰感打碎了我最后的一点怀疑。

我聪慧，受过教育，虽然接触了那么多的医生，有过那么多次的精神错乱发作和住院，还经历了那些惨痛的教训，但我始终坚信我的想法其实并没有任何不同寻常之处。每个人的脑袋里都有像我脑袋里那样的混乱，只是别人都能比我更好地控制它们。所有人都认为有一种邪恶的力量控制着他们，把一些想法放入他们的脑袋里，再把这些想法拿出来，并利用他们的大脑杀死全人类——只是别人不这么说而已。我认为，我的问题与我的脑袋没有多大关系，而是和我缺乏社交的能力有关。我并没有精神疾病，我只是在社交方面比较笨拙而已。

当然，这不是真的。大多数其他的人并没有和我一样的思维。他们并不需要费力地赶走他们的恶魔，因为他们脑袋里根本不存在那些东西（或者说至少不会有能够导致诊断出精神错乱的思维）。多亏了新的化学物质在我身体里的流动，我才能长时间体会和别人一样的生活——完全没有精神病性思维的生活。再普乐让我做到了这一点。

我无法形容这一启示对我来说是怎样的一记惊雷。服用再普乐之后，我最终的那种顽强地拒绝承认自己患有精神疾病的想法退去了。具有讽刺意味的是，我对于患有精神疾病这个想法接受的程度越高，我就越感觉自己和这一疾病的关系越少——在这个时刻，激流终于让我获得了自由。

令我高兴的是，我发现，写作与我很了解的主题相关的而且真正让我感兴趣的论文——多种法律情景下的精神疾病——也会引起其他人的兴趣，包括出版商和期刊编辑。《拒绝关怀——被迫治疗和精神疾病患者的权利》由芝加哥大学出版社于 2002 年出版。其中都是一些我非常关心的话题：民事关禁、拒绝服药的权利、束缚和隔离。这本书深受读者的欢迎，在《时代文学增刊》上受到了好评，并在《新英格兰医学杂志》上受到了特别好评。

尽管我仍然觉得教书很有压力，但我的学生都很喜欢我，而且还有一些学生和我走得很近，尤其是那些跟着我做研究的学生。尽管我没有向学生们提及我的病情，但学生们知道我对精神疾病患者学生有一种特殊的同情。有些学生是因为他们自己的个人问题而选修心理健康法的，这一点并不令我吃惊。有位年轻女士在某次课间递来了一张纸条，上面写着"我有自杀倾向"，我立刻帮她联系了学生咨询服务。另外一个学生，一个本科生，告诉我她曾被错误地诊断，并曾被要求大剂量地服药（服用的是麻醉剂，而不是普通的精神类药物）、住院，在那个时候她的治疗师引诱了她。她认为她好像已被设定好在某一天会自杀。她认为，能够上我的课，以及能和我聊一聊她那可怕的经历，会让她不再去想那些事情。

我把她介绍给了另一位治疗师，一位经验丰富的伦理治疗师，这位治疗师经常和与她有类似问题的病人打交道。这个学生对她之前的那个治疗师提起了诉讼，要求对其进行纪律处罚。这些天来，我时不时地和她谈话，也很欣慰地看到了她的进步。她最近刚刚通过了律师资格考试。在她拒绝放弃或不甘心被打败的这种精神中，我看到了一点自己的影子——我喜欢这种精神。

第二十三章

我快四十岁了，我有生以来第一次坠入了爱河。

现在，我甚至只是看着这句话都能有一种惊讶和喜悦的感觉。我知道我喜欢威尔，也知道他在乎我。但直到我们大吵一架又重新和好了之后，我才真正开口，"你是我第一个爱上的人。"我告诉他。

"哦，这让我很难过。"他说，然后把我拥入怀中。

正如我们一开始商量过的，我们不慌不忙地慢慢了解彼此，很轻松地享受在一起的亲密感，这将我们的关系带到了比我熟悉的所有关系更深入、更复杂的地方。我们决定住在一起，他搬到了我的高层公寓，我们一起尝试着解读我一次都没有使用过的豪华欧式火炉上所刻有的标志。

威尔与我所认识的男人都不一样。关于家具，以前他说过做得"不多"，不过他做的家具非常美，每一件都独一无二，用他的双手仔细地、充满爱地打磨过。博物馆里的陈列品，我这样认为。他用铸铜做了一盏花园灯，镶嵌着昆虫形切片的玻璃，反射出蓝绿色的光，像大海一样。他有庞大的音乐收藏，各种类型的，还有一套巨大的音响设备。园艺是一件富有创造性的工作；烤一个巧克力蛋糕，打奶油或是做果子奶油蛋糕也是创造性的工作。简而言之，他拥有一个好奇的、不知疲倦的艺术家的灵魂，而且这个灵魂也决定喜欢我。

卡普兰曾经告诉我，女性常常觉得她们在性方面没有选择，而我和威尔在一起的时候，他帮助我认识到我确实有选择——在什么时候，和谁，在什么情况下。我清楚地知道我的病会让事情变得复杂——它会放大一些对其他人来说并不是特别大的危险。脱掉衣服会让你觉得像脱掉了盔甲，露出自己的脆弱之处会让你觉得很危险。就算最清醒的人也不得不承认性高潮的生理经验是会让人失去方向感的，甚至有些迷幻——对我来说，那种彻底放手，在空中坠落的感觉不总是好的。当空中看上去像个巨大的深渊，"失去自我"就像是精神错乱一样，放弃控制会让人惊恐万分。

过去这些年，我对于性的失望足以让我懂得，如果我下次要冒险尝试这样的身体接触，那一定是要关乎爱的。像所有的恋人一样，威尔和我在生活中也会有起起落落。但他能直觉地知道这对我来说有多么重要，当它发生的时候，我们是以一种最温存和充满爱的方式进行的。我们在一起的那种感觉正是我所期盼的那种感觉。我在他的怀抱里感到安全，感到了被爱，十分满足。(当我第二天早晨走进浴室时，在镜子上有一颗大大的用牙膏画的心，这让我有一种无比幸福的感觉。)

但是，我仍然有一个真相要告诉他。尽管我们在一起已有好几个月的时间了，我仍然没有鼓起勇气这样做。他会如何反应呢？他会害怕吗？会感到厌恶吗？他会有身体上的回避吗？他会离开我吗？一遍又一遍，我在脑海里预演着这一幕："威尔，你知道我有一个精神分析师，但实际上，我的精神问题要更复杂一些。我患有严重的精神疾病……"后来，我还没来得及跟他说这件事，他很偶然地首先谈到了这个问题。

有一天，他递给了我一篇杂志上的文章。"我想让你读读这个，"他说，这篇文章是关于阿斯伯格综合征的，一种高功能形式的自闭症，威尔还在某些地方加了下划线，"有些地方说的和你挺像的，你不觉得吗？"

"有些地方说的确实像我。"我说道，"因为确实如此。威尔，这么长时间以来我一直想告诉你一些事情，但是我一直很害怕。害怕你的反应，怕你可能会离开我。我确实患有一种严重的精神疾病，已经很久了，这种病也不能治愈。"当我说着的时候，我小心翼翼地观察着他的脸色。到目前为止，我还没有看到任何让我警觉的东西。

"真的吗？"他问道，"我其实有些怀疑，觉得你可能有点这方面的问题，但我不想问。我觉得你会在某个时候告诉我的。那你患的是什么病呢？"

"精神分裂症，"我说，"你知道那是什么吗？那不是人格分裂。"

"我想我知道，"他慢慢地说，"就是人和现实脱离的那种疾病。听上去有些恐怖，但这并不会改变我对你的感觉。多久会出现一次？有针对它的药吗？"

"我仍然会时不时地发作，"我说道，"对，有药物，非常有效的药。但我有时会有短暂的症状。有些事会刺激我发作，比如说压力。"

"当再出现的时候你能告诉我吗？"他问道，"我希望知道。"

有意思的是，大多数人听到关于我疾病的情况时——这其中包括那些医学专家——他们都对我的真实情况，也可能是对我的疾病的严重程度，感到非常惊讶。但是，威尔并没有感到惊讶，并说他一直怀疑有点问题，这一事实非同寻常。要么是他与我的关系比其他人都亲近，要么是他更愿意坦然面对自己怀疑的东西，或是他对我奇怪的表现观察得更细致。"你怎么知道的？"我问道。

"嗯，你总是比轻微的怪异要更怪那么一点，"他缓缓地说道，我能感到他在仔细斟酌他的用词，"而且你有一些空白区，我的意思是说，从文化的角度来说。从1965—1980年以来的几乎所有的事情，如果我提到的话，你总是表现出一副茫然的样子，感觉就像是在这段时间你身处别处。你对婴儿潮时代出生的那些人的事情一无所知，你知道吗？"

是的，我确实知道。他很用心，他凭直觉感觉到了一些事情，而且他的感觉是对的。我现在难以解释清楚，但是那天晚上他在房间里的那种全身心的投入所带给我的某种感觉——他的肢体语言、眼神、声音——告诉我，我们会在一起。他没有退缩，没有笑，没有离开。当然，他还没有见过我出现"完全的精神错乱"的情况，但我有一种感觉，就算真的出现了，他也仍然会坚守他的立场。

有一天晚上，我和一个在我们的系列研讨会上做过报告的同事吃完饭之后，回到了家。"我真是羡慕她。"我告诉威尔。

"为什么？"他问道。

"嗯，她在一所非常不错的法学院拥有一个很好的职位。她非常聪明，拥有幸福的婚姻。一个人还能祈求什么呢？"

他走出房间，大概过了10分钟之后回来了。"所以，等一等，"他说，"你的意思是结婚在你看来是好的？是你想要的？"

"对啊，当然啦。"我觉得我的心都快要跳到客厅的地板上了。

"那么，那个——你希望我们结婚吗？"

我一秒钟都没有犹豫，"是的！"

之后，热热闹闹的事情便开始了，这是每对订婚的人们都很熟悉的：婚礼安排。要花好几个月的时间进行的安排。有那么一段时间，我甚至都想放弃了——这件事很混乱、很复杂。它让我焦虑，让我头疼。在哪里举办典礼，要举办什么样的典礼，什么时候举办，吃什么，喝什么，邀请谁——很快，这一切让我有点招架不住了。后来，这一切就变得清晰了起来。是的，是的，这些我都想要——典礼、宴会、庆祝会，亲戚、家人、朋友和同事，我们公开宣布对彼此的承诺。这该死的一切我都要。

我打电话给我的父母，告诉他们这件事。当我问母亲是否能来这边帮我进行婚礼准备时，她犹豫了一下，然后迟疑不决地回答说她认为我最好能自己把这些准备进行到底。我心里被刺痛了一下，但很快认为这或许是最好的方式。威尔和我担当了婚礼的策划者的角色——威尔说有一项工作非他莫属，"我要做结婚蛋糕。"他宣布道。

在我们去见拉比·朱莉的时候发生了一件有趣的事情。在此之前她已答应主持我们的婚礼。在向圣费尔南多山谷开了大概 1 小时的车后，我们终于到了她家。招呼我们进入门厅之后，她的丈夫问我们是否能脱掉鞋子，这样就不会弄脏白色的地毯。之后，我们和拉比·朱莉聊了大概 1 个小时，换上了鞋子，便开车回家了。在穿过我们的公寓的门厅时，我看到自己脚上穿的白色的锐步鞋，于是我问威尔："难道我不是穿着黑色的锐步鞋去拉比家的吗？"实际上，我把拉比丈夫的鞋子穿回了家！

在威尔和我订婚之后不久，我们得知了一个令人难过的消息：我们的好朋友艾丽西娅被诊断出患有乳腺癌。

艾丽西娅一知道我们订婚的消息，就曾提出让我们在她家举行婚礼，在她家绿树成荫、花香满园的后院。但现在所有一切都发生改变了，我怎么能在艾丽西娅人生中最艰难的时刻去筹划这些愉快的事情呢？我们得找另外的一个地方举行婚礼。或者，不，等等，或许我们根本就不应该在这个时候举行婚礼。

"这样绝对不可以，"她说道，"能够举办这样一场美好的宴会将是一件多好的事情啊。没关系，一切都会好起来的，这也能让我有些开心的事情可以期待！"

我看了看自己的日历，发现也到了我做乳房 X 光的日子了。这时又发生了节外生枝的事情。技术员一张一张地连续给我拍 X 光片，这期间医生们好像还在另外一个房间讨论着什么。当朱利安诺医生终于进来告诉我有一些值得关注的"异常现象"时，我彻底崩溃了。我的防御彻底崩溃，整个房间被我的精神错乱淹没了。

"羊毛和鹅和巨大的面积都有人长瘤子。这是一个保持增长的行业。"

"你是什么意思呢，埃琳？"朱利安诺医生和护士贝基·克兰几乎是异口同声地问道。

"潮汐已经改变了。这没有什么了不起。有人会被淹死，也有人会一蹶不振。一个人永远无法幸免。"

"你的朋友艾丽西娅在另一间办公室，"朱利安诺说道，"如果你过去和她聊聊，这可能会对你有些帮助？"

艾丽西娅知道我患有精神疾病，但不知道详情，而且绝对没见过我发病。当我走到她所在的检查室时，我开始以一种令人害怕、愤怒的方式胡言乱语。艾丽西娅以极大的仁慈和安慰来回应我，"噢，亲爱的，怎么了？"她问道，"好了，好了，所有的事情都会好的。不，你的脑袋不会爆炸的。"她将我紧紧抱住，我也紧紧地抱住她。

我第二天做了活组织检查。之后的那天，威尔、艾丽西娅和我一起去取了检查结果：我也得了乳腺癌。在原位区有个大肿瘤（也就是所谓的导管内癌），另外还有一个小一些的。这就意味着，恶性肿瘤只有一小部分越过了导管的边界，其余的部分还没有扩散。当朱利安诺和贝基给我结果的时候，我失控了，又开始了喃喃自语。威尔从来没有见过我这个样子，几个月后，他向我坦白说，他当时着实被自己看到的情况给吓坏了。

尽管我的癌症处于初期，但我也需要先做几周的放疗之后才能做手术。但它带来的压力几乎将我吞没——我这架小飞机又一次被一阵飓风卷走了。

我学会了在每时每刻等待灾难的到来——我想这是我的命——但威尔则基本上是个乐观主义者，而且他也一直持续地表现得像个乐观主义者。

那时候，卡普兰出城了，所以我去见的是他的替补治疗师。我知道，这位治疗师的女儿年轻时因癌症去世了。当我告诉他我的诊断结果时，他的眼里流出了泪，这让我很感动。当卡普兰回来时，他立刻见了我，并告诉我无论什么时候我需要他，他都有时间。

最初的那种紧张和痛苦慢慢地减少了，但在确诊后的几天里，除了坐在家里，听着音乐，尝试着去抓住现实之外，我几乎什么都做不了。威尔可以本能地感觉到我不能忍受除了拥抱之外的亲密。随后，慢慢地，他感觉到我又可以重新被爱了。

我父母以最快的速度赶了过来。朋友和同事也一批一批地来看望我，许多人送来了鲜花。当史蒂夫来的时候，在我们拥抱的时候，他从我的肩膀上看过去，看到桌上的鲜花，对那些静静摆在厨房餐桌上的花束发表了一些看法：当你得了癌症时，人们会送鲜花，而当你发疯时，人们则不会。

没有什么能比癌症诊断结果更引人关注了，即便是这个人的大脑出了些问题。在我接受放疗的时候——每星期 5 次，持续 8 个星期——除了想着我这是在哪儿，我在那里在做什么以及为什么在做这个之外，我什么都不能思考。我担心我的朋友们待在我身边感觉会很不自在，或许我让他们想起了自己所失去的亲人。没有一种药可以治疗——这就如同掷骰子，我每天都祈祷着运气能降临到我身上。

我所居住的地方是世界上最大的地震中心区之一，但是我不怕地震，我不怕车祸，我也不怕在晚上当我从办公室走向汽车时被袭击或抢劫。但是我的健康，我这阴晴不定的身体，快要把我吓死了。多少次我都在想，我真的必须要去应对这一堆神经、血管、肌肉和皮肤的背叛吗？这种焦虑让我发疯，甚至愤怒。

我的好朋友詹妮特（洛杉矶精神分析研究所的那位）曾经在健康社区的洛杉矶分部工作过。健康社区是一个维护癌症幸存者利益的支持小组，成立于20世纪80年代中期（由于他们最早的一个会员，吉尔达·瑞德尔①的出现和参与，该小组渐渐为人所知）。在詹妮特的强烈推荐下，我决定去看看。我不清楚在我第一次去那里的时候需要的是什么，但不管它是什么，我找到了它。

癌症病友之间的那种同情心的力量是很强大的，它包含着力量、团结，以及"健康的"人们所不具备的一种固有的理解。在健康社区，我交到了一些非常亲密的朋友。不可避免地，鉴于让我们聚到一起的原因，我也失去了一些朋友。有时，有人会问我，与一屋子患有癌症的人待在一起所感觉到的压力不比偶尔逃掉几次会议所带来的压力更大吗？的确如此。但我需要见到他们。在那里，有比我病情更为严重的人，有比我患病时间更久的人。他们平静地、有尊严地，甚至还幽默地过着他们的日子。我怎么能忽略他们如此慷慨地给予我的安慰和指导。而且，随着时间慢慢过去，在我后面又进来了许多"新"人，我怎能不反过来和他们分享我在这里学到的东西呢？

遭受连续打击但并没有屈服，艾丽西娅和我（还有我们各自的家庭）熬过了我们的癌症战役。我们感到疲倦，摇摇欲坠，有一点疲惫不堪，但是，上帝作证，我们要举行一个婚礼啦！

提前几个星期，威尔就开始试着做蛋糕，并试验了各种不同的食谱，每过几天就会有另一种甜品。还记得小时候，你是否曾经说过这样的话："有一天，当我长大了，我要吃遍我想吃的所有蛋糕！"好吧，我们真的这么做了，在每天下班之后的晚上。法式蛋糕，上面有打好的蛋白，下面铺满了坚果；还有铺了树莓的姜味蛋糕、奶油柠檬蛋糕，之后威尔又换成了橙子的。就这样，我们达成了一致——就是这个了！令人开心的是，我们雇了一个宴席承办人来准备其他的食物。如果威尔再去安排蛋糕之外的其他事情，那么厨房和我们的关系都岌岌可危了。

他还在上一门电脑动画的课程，当他的"高级编辑"课程上到一半的

---

① 一位美国喜剧女演员。她被误诊为慢性疲劳综合征，延误了卵巢癌的发现并最终死于此病。——译者注

时候，他想出了用一个独创的并且非常有趣的方式来制作我们的婚礼请帖。那是一段视频，其主题曲来自《我爱露西》，还有电视剧所用的熟悉的字体，以及露西和瑞奇·里卡多家客厅的黑白场景——威尔和我成了瑞奇和露西，还配有文稿对话。在背景里，他用了一些《尼克晚间生活》的"屏幕截图"，然后逐帧搭配视频，把露西和瑞奇在客厅墙上的"肖像"替换成我和威尔的照片。当他把驾车路线放到视频里的时候，他用了老电视剧《66 号公路》的主题曲。结束部分，他用了杰基·格利森秀的主题曲。我们向全国各地寄出了 50 份请帖。那些出产于蒂夫尼的厚厚的象牙色铜版纸也不是我的选择；这个婚礼要用当代文化的手工艺术品来宣布！

我们在 6 月结了婚，那是一个美好的晴天。詹妮特和她的丈夫艾尔，法学院的迈克尔和爱德华，是我们的证婚人。史蒂夫和艾丽西娅是我们的伴郎和伴娘。之后，史蒂夫献上了一段充满爱但很搞笑的祝酒词。

尽管我们的婚礼形式很自由，但也遵循了足够的传统让它保持一个适当的婚礼应该有的样子。我的全部家人都在这里。我的一个弟弟一直对乘坐飞机有恐惧感，但他也来到了这里。这是他给我的最慷慨的礼物。

但是，这也不是说那天没有出任何岔子。那天的早些时候，在我的头发做好之后，史蒂夫和我在外面坐在我的车里。我们轻声地交谈着，远离婚礼准备中的喧闹。一个很严肃的问题已经困扰我几个小时了，我最终还是要忍不住问一问，"那些外星人会参加婚宴吗？"

"不会的，"他平静地说道，伸出他的手抓住我的手，"不会出现什么外星人，埃琳。别担心了。"

我需要听到他的安慰。当我听到了这一安慰后，我安心愉快地度过了那一天。那一天正如我想象的那么美好，虽然它让我感到非常脆弱，就好像一声突如其来的响声或是动静就会把这一美梦撞碎。但这是真的：我结婚了，嫁给了我爱的那个男人。

威尔和我去了法国和英国度蜜月。在那里，我们见到了曾经在牛津时的朋友——帕特里克、黛娜和詹妮特，我们在一起很开心地回忆往事。詹妮特和一个非常好的美国人相爱了。她可爱的女儿，奥利维娅，现在就和我当年住在詹妮特家时的年龄一样大。尽管隔了千山万水，我仍然爱着并非常珍视这些永远的朋友，而且我一直认为，他们对我也是一样。而现在，我们可以把威尔加进来了。威尔，我的丈夫。

在几年之中，由于发表了 24 篇文章，出版了 3 本书，我被法学院授予 "首席教授" 称号，这是大学里赐予教师的最高殊荣之一。在一个春天的下午，在朋友和家人的陪伴下，南加利福尼亚大学法学院授予了我法学、精神病学和行为科学的奥林·B. 埃维斯教授奖。爱德华·T. 麦卡弗里——我的 "同学" 和好朋友——也被授予了相似的荣誉。这不禁让我们回忆起我们在最初的日子里，在法学院的大厅里一起漫步，想着应该怎么做才能在这里获得成功，并担心自己说不定什么时候就会被 "发现" 是装腔作势的人。爱德华和我同时获得了这些荣誉，这让我非常开心。在我的获奖感言中，我甚至开了个小玩笑说：或许一个沙发比椅子①更适合我。之后，在 "城镇和学袍" 大堂（常常被称作大学里的 "会客厅"）举行了令人愉快的午餐会。之后我的家人又为我举办了一个派对。那是美好的一天，还有一个充满了无限乐趣和深厚情感的夜晚。我似乎终于迎来了生活中好日子多过坏日子的时候。

---

① 这是指 "首席教授" 这个称谓。——译者注

第二十四章

人的大脑约占人体的总体重的 2%，但它消耗的人体氧气摄入量超过 20%，而且控制着 100% 的人体活动。所以，相对大脑所占据的这点地盘与它所能产生的能量而言，它的确能量巨大。随着时间的推移，尽管我们对大脑有了很多的了解（尤其是在最近的 20 年），但我们离彻底认识大脑还相距十万八千里。每一项发现都会开启一系列新问题的大门；每解开一个谜都会引出另外一个谜。对于一位主要从事人的大脑研究的科学家来说，有时候那种感觉肯定是，这个实验室更像是一个充满镜子的大厅；就拿我对大脑的那种特别的探索来说，有时候我就感觉好像是漫步在大峡谷的边缘，随时都有可能迈出错误的一大步。就在我要坠入峡谷的时候，我的脑海中总会出现同一个问题：我是怎样走到这一步的？

. . .

尽管服用再普乐以来我感觉很好，但我也担心该药物的副作用，毕竟这是一种相对来说较新的药物。随之出现的还有它让我的体重增加，这很让我烦恼，而且我很难将我的体重再减下去。所以，我再次考虑到了是否应该减少药量的问题。我能够做到吗，如果能的话，我能够减少到什么程度，而不出现问题？我和卡普兰讨论了这件事，这次他同意让我试一试，但有一个前提：如果他认为我出现了问题，而且他认为我需要重新回到以前的用量，我就要立刻按照他说的去做——不许讨价还价，没有商量的余地。

"你必须要向我保证。"他坚决地说道。

"没问题，"我说道，"这很公平。"

在接下来的几个星期里，我慢慢地减少了药量。我感觉好像有一片烟雾向我徐徐飘来，一些紊乱的早期征兆开始显现。我咬紧牙关，把精力集中在工作上。我能够适应它，我心里想，我一定会好起来的。要等待。我飞往东部去参加我们法学院毕业 10 周年的同学聚会（在飞机上，那种熟悉的恐惧感一直伴随着我）。在耶鲁大学那天晚上的活动中，我几乎是一直坐在史蒂夫身后，挣扎着控制住自己，不让自己从椅子上跳起来，不让自己对在我上方盘旋着的那些可怕的东西叫出声来。

在我回家向卡普兰汇报了我的这一情况后，他立刻启动了我们的协议：我必须重新用回常规的、有效的再普乐剂量。我们决定采用 40 毫克的常用剂量，这也比生产商所建议的最大剂量还要多一倍，但这一剂量以前对我很有效。

之后不久，我去了旧金山。在那里，我将在为期一周的分离性障碍会议上宣读我的两篇论文。很显然，再普乐的减量对我身体的整个系统的考验比我预料的要更加严酷，它让我更容易受到伤害，甚至让我变得脆弱。我刚一到达宾馆便开始感觉有些"不对劲"。我再次咬紧牙关，全神贯注于我的论文以及这次会议的准备工作，并希望没有人会怀疑我有什么问题。但是，随着那些妄想和精神错乱愈演愈烈，我彻底崩溃了。我给卡普兰打了电话。

"如果可以的话，"他说道，"你不妨按照原计划在星期六宣读过你论文之后，先回到这里来。然后你可以在星期三上午再飞回去宣读你的另外一篇论文。"

他的建议有一定的道理。在我不熟悉的地方，我一向都感到举步维艰，但一旦回到我在洛杉矶的公寓或者我的办公室，我或许就会恢复自我控制。然而，在再三考虑过卡普兰的建议之后，我还是认为中途离开会议将意味着我是一个失败者。针对这两种情境——忍受身体的不适和承认自己是一个失败者——我更有可能选择前者。所以我决定留下来。

就在此时，我身体上的不适又出现了新的、可怕的情况。不知是由于什么原因，我认为卡普兰和史蒂夫是冒名顶替者。他们看上去完全一样，他们说话的声音完全一样，他们与那个真人完全一样——但是，他们被顶替了，被某个人或者某种东西顶替了。这难道是外星人所为？我无从得知，但这让我不寒而栗。

很久以后，我得知我所经历的那种感觉叫作"卡普格拉综合征"。对"卡普格拉"的科学描述就是它让人产生的感觉类似电影《盗尸者的入侵》。在我的脑海中，我非常依赖的那些人已不复存在，现在所剩下的这两位也不再是他们自称的那个人。所以，他们两人我哪一个也不能信任。

虽然极为艰辛，但我还是在星期三宣读了我的论文并飞回了洛杉矶，摇摇晃晃，精神紊乱。在接近 10 年的治疗过程中，我从未错过一次与卡普兰的会面。现在我已有两次没有按照约定去见卡普兰了，也没有给他打电话告诉他为什么我没有去。所以他给我打了电话，"埃琳，你没有来我这里。这是怎么回事呀？"

我没有回答。这不是他。不要说话，这不是他。

"埃琳，你怎么啦？"

没有回答。

"我想你应该来我这里接受治疗，"他说道，"我希望你明天能够来。有什么需要我帮忙的吗？"

"我知道我是怎么回事，也知道你是谁或者说你不是谁。"最终，我这样说道。

"你这样说话让我莫名其妙，"他说道，"给我把话说明白一些。"

什么都没有。没有回答。因为你不是你。

"那么好吧，我明天去见你。"他挂断了电话。

但接下来的会面我没有去。

史蒂夫察觉到了我这里出现了严重的问题，他便频繁地给我打电话。我没有回复他的电话。

当然，威尔发现我非常地焦虑不安，但他不知道其中的原因，"你是怎么了？"他问道。

"自称他们是卡普兰和史蒂夫的那两个人是冒名顶替者，"我说道，"那两个真的人已不复存在，他们已被他人顶替了。在录音电话留言的那两个人是假货。"

值得称赞的是，威尔表现得非常镇静。我以前告诉过他有可能会发生这种情况，现在终于发生了。"也许我应该给史蒂夫打个电话。"他说道。

"我认为没有这个必要，因为史蒂夫已不复存在了，"我回答道，"但如果这样会让你感觉好一些，那你就打吧。"他考虑了一会儿，然后在半夜给史蒂夫打了电话。史蒂夫一大早起床后便听到了电话留言，接着他就回了电话。威尔尽他所能地向他解释了所发生的一切。

史蒂夫开始给我打电话并在录音电话中留言，有时候一天十次，甚至十二次。我没有理睬他——因为他不是史蒂夫，而且我还感到非常气愤——因为他对待我像对待一个不听话的孩子一样。在精神分析中，对这种现象有一个术语：幼儿化。他竟然如此对待我，我心想。看着录音电话，我感觉好像它也被外星人控制了。但是，当然了，他也是爱莫能助。

我感到很害怕，很孤独。即使我仍然认为威尔依然是那个真的威尔，但这并不能给我任何安慰。我不能入睡，不能工作，而且我不能将真的和假的联系在一起。

第二天，在我第三次错过了与卡普兰的会面之后，卡普兰给我打了电话，并坚持让我继续服用再普乐。虽然在我的内心深处我认为他不是那个真的卡普兰，但我还是听了他的劝告，因为我当时感觉实在是太绝望、太痛苦了——过了几天之后，那些幻想慢慢地消失了。

如果我仍然寄希望于有朝一日我将不再需要服用抗精神病药物，那么我深信我必须要在心理上战胜卡普兰和史蒂夫。

这是威尔第一次见到我出现疯狂的妄想。他没有被吓倒，他没有离开，他给予我的是友善和温情的关爱。后来他承认，见到我如此的不安和不快乐，他非常吃惊，并且为不能给我安慰或者不能让我平静下来感到非常沮丧。"但是，我仍然想要你告诉我，你什么时候开始出现这种感觉，"他坚持说，"如果你不让我知道你出现了什么问题，那我将什么忙都帮不上。"

有时候，即使是现在，当我的病情要发作的时候，我还是不告诉他——我这样做的目的不是要保守秘密，而是不想给他添负担。尽管如此，他几乎总是能够自己判断出来。他能够从我的沉默中——或者某一种沉默中——发现出问题。有一位能够对我如此了解的伴侣真是一件难得的礼物。

数年来，卡普兰医生和我的合作一向非常好——确切地说，我们已经合作了 13 年。在那一段时间，我的生活经历了很多次成功的转变。但他对我一向很严厉，最终（虽然卡普兰拥有许多的优点，而且拥有一个精神分析师的慈爱），我感觉他对我实在是太严厉了，甚至到了一意孤行的地步。他会提出更多的限制——比如，他不允许我在办公室走来走去；在我们进行谈话的时候，他不允许我用手捂住我的脸，而这正是我在与所有分析师交谈的过程中所做的，因为我这样做会让我有一种安全、从容的感觉。他总是说如果我还是坚持这样的话，那他就终止与我的合作治疗。"我要终止与你的合作治疗。"这话让人感觉太残酷了，他总是说这种话也实在是太残忍了。他这样做是不是想从我这里引出某种回应？和他在一起不再能够给我带来安全感。他令人捉摸不透，反复无常，有时候甚至很狂暴。有时候我会径直走出诊所，感觉就像是被打了一顿一样。

"我们近来一直没有什么起色，"他常常会说，"这哪里叫治疗。"这两年来情况一直很糟糕，他这样说道——也就是从我被诊断患有癌症并与威尔订婚以来的这两年的时间。我也意识到了我们两人有一些不和，但我当时认为这种不和不会超过一两个月的时间。

后来，卡普兰威胁说要告诉我的研究所，说我不再继续接受分析治疗了。我的研究所（像今天的大多数研究所一样）属无须汇报机构，也就是说，你的分析师不需要向研究所的进展委员会汇报你的治疗进展情况。但他需要向研究所汇报你的"分析小时"，所以，他还是可以间接地向研究所暗示你没有能够达到标准。最终，我告诉了我在研究所的指导教师卡普兰对我所进行的威胁。又治疗了几次之后，他告诉我他不需要去做他所威胁我的那件事了。尽管如此，我仍然感觉不是很放心，我依然不能越过这个坎儿。最终，我实在是无法继续坚持下去了。我认为我需要找一个能够客观地对待我的人进行咨询，所以我预约了弗雷德医生。我曾经看过一次弗雷德医生，我是在研究所认识他的，他那时是卡普兰医生的替补医生。

"埃琳，多年来你和他一直合作得很好，"弗雷德说道，"无论什么关系都要经历一些转变，也许这不过是其中的一次转变。你真的应该设法去和卡普兰把问题解决掉。这样做是非常必要的。"

我不能确定我能否做到；我甚至不能确定我想要去这样尝试。"假如我们不能——假如我不能——如果我不能继续和卡普兰维持下去，你会同意做我的分析师吗？"

他摇了摇头，"对我来说，只要你还在接受他的治疗，就连和你探讨这个问题都是缺乏职业道德的。你回去和他探讨这个问题吧，埃琳。你必须首先做出你的决定。"

我回到我的办公室，然后制订了一个计划，有点类似于某种谈判条件。我在想，对我来说，需要改变哪些东西才能让我继续接受卡普兰的治疗。我列出了一个单子：我需要让他停止说我们没有任何起色；我需要让他停止威胁我说要"终止"我们的合作；我需要他放宽对我的身体活动的限制。所有这些看上去都不算什么麻烦的事情，我告诉了卡普兰我想要改变这些事情，这样我才能继续和他合作。

卡普兰直截了当地拒绝了我所提出的任何条件。

我感到十分惊讶，"对不起，"我说道，"我想这意味着我们不得不终止我们的合作了。"

在接下来的治疗过程中，我感觉那扇门的上方好像挂着一盏"出口"标志灯。在那次结束治疗之后，正当我准备走出那扇门的时候，我转身看了他一眼，"再见了，"我说，"谢谢你为我所做的一切。我们后会有期。"说完这些话，我发现卡普兰惊讶地迟疑了一下。

随后我便给弗雷德医生打了电话，并告诉他我已离开了卡普兰。假如弗雷德当时不同意做我的分析师，我真的不知道将如何是好，但事实是他同意了。

几天之后，卡普兰给我打了电话。"你到哪里去了？"他问道，"你已经有两次没有来接受治疗了。"

我深深地吸了一口气，"我告诉了你我要终止和你的合作，我说话算话，"我说道，"我自己转到弗雷德医生那里了。"

电话的另一端沉默了一会儿，是惊讶？是气愤？"我想你应该来我这里谈一谈这件事。"卡普兰说道。

"不，我不会去的。"我说道，但这时我已经感觉到我在颤抖了。我一向不是很善于面对冲突，或许我采取的行动太快了，或许我错了。

"我们可以商量你提出来的那些要求，"卡普兰说道，"不管怎么说，你这样做让我感觉太突然了。如果我们需要终止我们的合作，我们应该共同来做出决定，我们应该达成某种一致。"

我们谈判的结果是我同意一周与他见两次；与此同时，我也去见弗雷德医生。也许是因为超负荷运转，也许是因为这一转变期所带来的痛苦，在接下来四周的时间里，我每次在卡普兰那里接受治疗时，都是一直在哭泣——虽然我是一个非常情绪化的人，但我以前从未出现过这种情况。我不是一个爱哭的人。但是，在那个房间和他待在一起的那种感觉让我痛苦不堪，每一次都是这样。我感到很难过，很脆弱，我是在离开一个非常重要的人，离开对我来说极为珍贵的某种东西，我所能感受到的只有悲伤。

让我感到宽慰的是，卡普兰并没有趁机去迫使我回到他的身边，而且在我告诉他我一定要继续去接受弗雷德的治疗时，他对我说弗雷德是一位非常优秀的医生，并希望我一切顺利。随后，我们就这样结束了。

在我的生活中，卡普兰给我的帮助应该比任何其他人都要多。我今天依然很爱他，就像我曾经爱我所爱的任何人一样。在很长的一段时间里，我心中都有一种明显的失落感。离开他是我做出的一个极为糟糕的决定，但我当时别无选择。另外，我总感觉是他首先做出了这一决定。他拒绝和我谈判，他威胁我，逼迫我，所以，事实上他已经踢开了我。他已经拒绝了我，背叛了我。但是，我为什么没有因为这些折腾而被送入医院，我至今仍然无法得知。

即使是在现在，当我感觉有什么不好的时候，我想到的第一件事就是去给卡普兰打电话。事实上，我仍然会常常打他的录音电话，我这样做只是想听一听他的声音，但我从不给他留任何话，那段时光已经结束了。

我想弗雷德医生大约六十来岁，他长得很和善。与卡普兰（他有些像我的父亲，有非常强的个性）不同的是，弗雷德和蔼可亲，温文尔雅，与此同时，他又立场坚定。他对我并不手下留情。他能一针见血地指出我的感受，帮助我理清头绪，让我认识到我是如何利用自己的精神病性思维以避免人人都会经历的那些糟糕情绪的，如悲伤、愤怒以及普普通通的失望。

弗雷德对分析疗法比我更有信心，他甚至认为我有朝一日可能会完全摆脱药物。此外，他有时候试图把我的精神病性思维理解为无意识行为，而且还有某些意义（当然是这样的）。有些时候，在他解释这些东西的时候，他拒绝谈论什么诊断。"精神分裂症只是一个标签，"他说道，"而这个标签不会带来任何帮助。"

他的这两种看法让我大为振奋。数年来，我一直都在与我是一位精神病患者、我需要服用药物的观念做斗争。我早已接受了我是一位精神病患者，而且我需要服用药物，但如今他提出了一种可能，那就是事情并非那样板上钉钉。我认为，弗雷德这样做的一部分原因是他在试图给我希望，另一部分原因是他不是非常认同构成我的疾病的生物学因素。他最关心的领域是在精神分析方面，因此，他为我推荐了一位在该领域有国际知名度的精神病药物学家，吉特林医生，来解决我的药物服用问题。吉特林还是认为我需要终生服用药物。

最近我不得不再次换药。再普乐已有些不那么可靠了，而且我开始出现许多"突破性"症状。我们不能选择继续增大用药剂量，事实上，我服用的剂量已经比最大的建议剂量大了一倍。所以，吉特林建议我服用氯氮平。这种药物通常用于那些在某种程度上难以治疗的病人，而且他让我服用异常大的药量，600 毫克。氯氮平是一种用起来非常麻烦的药物。在开始服用的时候，每周需要进行一次血液化验以检测其副作用，同时观察是否出现粒性白血球缺乏症。白血球数量的急剧下降有可能是致命的。虽然如此，这一药物对我很有效。如今，有时候我的感觉如此之好甚至会令我心里有一种几乎是愧疚的感觉。

但是，取得这样的成效不是一蹴而就的。从一种药物换成另外一种药物是一件非常困难的事情。在我最初开始看吉特林医生尝试着更换药物时，这种困难就曾经出现过。在很短的时间内，我的精神错乱就变得非常严重了。

"埃琳，你这是怎么回事？"

"你是那个真的吉特林医生还是那个木偶吉特林医生？"

"我当然是那个真的吉特林医生啦。"他回答道。

"这恰恰应该是那个木偶医生做出的回答。"

吉特林医生后来告诉我，由于这次的病情发作，他认真地考虑过要把我送进医院。幸运的是，他没有选择这一容易做的事情，而是选择了那件困难的事情，他一直等到我恢复过来。

因此，更换药物会引发精神错乱，因为要从一种药物换成另一种药物，我需要一定的时间来完成体内的生化转变。突然的改变也会引发精神错乱的发作，这就是为什么说熟悉感就是我的试金石。此外，精神压力——源于某些外在的原因，某种压力，或者由于某些我无法控制的事件——就像是有人点击了那个邪恶的"开始"按钮一样，也能起到重新令我病情发作的作用。

正如当时进行乳腺癌诊断一样，一次例行检查表明我有可能得了卵巢癌。很快，现实再一次离我远去，那些魔鬼又卷土重来。手术之前需要等待两周的时间；手术之后，我还需要再等待两周的时间才能知道最终的结果。我听说，在得了这种癌症 3 年之后，仅有 20% 的患者可以存活下来。我极度害怕，甚至非常痛苦。难道我经历了如此之多的磨难，进行了如此艰苦的斗争，到头来还得被我那不争气的身体击败吗？

和上次一样，我的公寓里再次放满了鲜花。威尔的关怀以及他的那种一切都会好起来的坚定信念从未动摇过。我的朋友们都聚到了我身边；史蒂夫从华盛顿赶了过来；甚至连在耶鲁时曾经仅仅和我有过几次约会的那个朋友——一位精神科医生兼律师，他现在仍然是我的一位好朋友——也过来看望了我并表示了支持。但我的父母没有来看望我。

其实严格地说，他们没有来看望我，但他们和我通了电话。我爸爸不想来看我，而且也不想解释为什么。我妈妈缺乏热情地说，"或许我可以过去待两天。如果诊断结果是坏消息，爸爸也会过去。"

我父母不来看望我对我来说是一个重大的打击。在我的一生中，我向来都把他们理想化，哪怕是我们的关系中存在着许多复杂情况的时候。在我面临死神的时候，他们最初的和最终的反应却是原地不动，这让我彻底心寒了。我不能再否认他们有他们的缺陷（正如我们所有人都有缺陷一样），而且在我需要他们的时候，他们有时候会有意地选择远离我。也许这是他们自己的应对机制的一部分；也许是因为这一疾病本身对他们来说太严重了，也许这是我传递给他们的信号所造成的结果：我很好，我很坚强，我不需要你们。我不能确定，我们后来也从未谈及这个问题。

我发现在我的生活中常常会有两套诡计。我的疾病——实实在在的疾病——总是就那样远远地待再一侧，我几乎无法看到它，但我知道它就在那里。而且它总是试图欺骗我，让我相信这不是那个真的威尔，这不是那个真的史蒂夫，这一现实不是那个真的现实，我可以用我的想法杀死成千上万的人，或者我是极为邪恶的，我一文不值。

与此同时，我也总是在试图欺骗我周围的人：我很好，我一切功能都正常，没有任何问题。这样，也许有时候，这一刻意的欺骗反而会引发我的疾病。这就像是一个大骗局。史蒂夫说他从未见过一个像我这样勇于抗争的人。我并不认为我自己是一个勇于抗争的人（当然，我给人的印象并不是一个勇猛的人）。但是，假如他所说的是对的，那么也许从我的童年以及我与我的父母的那种微妙关系中，人们不仅可以看到我疾病的端倪，而且也可以看到我健康而强壮的种子。如果说我是一个抗争者的话，也许这是因为他们教育我要成为一个抗争者。

"没关系，"我对我妈妈说，"不用过来。等结果出来后我们会给你打电话。"

最终的结果还好，尽管过程并不轻松。我的子宫和卵巢被彻底切除了。与许多妇女在经历了如此重大手术之后会表现出的痛苦和失落不同，我所感受到的可以说是宽慰，危险消除了。由于我很早以前就已接受了这样的现实：威尔和我不计划要小孩，所以我对这一手术结果并没有感到惊恐。

什么是精神分裂症？在美国，各种精神疾病的诊断主要是依据美国精神疾病协会的《精神障碍诊断与统计手册》所给出的分类而做出的。它对思维障碍与情绪障碍做了一个粗略的区分。精神分裂症是让人的思维产生障碍的例子，所以它被纳入思维障碍的范畴。双相情感障碍（以前被称作"躁郁症"）是情绪或"情感"障碍之———这种障碍主要是看一个人有怎样的感觉。

《精神障碍诊断与统计手册》把精神分裂症纳入以精神错乱为特征的思维障碍一类，精神错乱笼统地被定义为与现实脱节。

大约每一百人中就会有一人患有精神分裂症这一最严重的精神病性障碍。一些研究人员认为，这种疾病实际上可能由多种疾病构成，而并非仅仅是一种疾病，这也就解释了为什么拥有相同诊断的人看上去所表现出来的症状却又是如此不同。不管怎样，无论精神分裂症是什么，它不是"人格分裂"，尽管这两者常常被人混淆。精神分裂症患者的精神不是分裂的，而是破碎的。

人们通常的误解是患有精神分裂症的病人总会处于疯狂的精神错乱状态。大多数人，像我一样，并不是这样。当我出现症状时，我会有妄想和幻觉，而且我的思维会变得混乱无序。虽然我并不是经常出现幻觉——有时候我看见一些东西，有时候我听见一些声音——但我常会完全陷入妄想。思维的混乱无序也是精神分裂症的一个重要特征。

这些症状是精神分裂症的"阳性"症状的例子，即你身上有这些东西，但你不希望他们存在。许多患有精神分裂症的病人也有"阴性"症状，这是某种缺陷或者缺失，比如说冷漠和退缩，一种深度的"漠不关心"，或者更直接地说，连漠不关心都不关心。除了在牛津最初那几年的时间，我很幸运地基本上没有出现过"阴性"症状。

所有这些当中最关键的是我有思维障碍。我不是那种一会儿情绪高涨、一会儿情绪低落的病人。我的疾病的这个方面——它的认知本质——对我决定写这本书起到了极为重要的作用。

许多患有躁郁症和抑郁症的人的生活都很充实，而且丰富多彩：新闻记者迈克·华莱士和简·波利，作家威廉·史泰隆，以及心理学家兼作家凯·雷德菲尔德·杰米逊只是几个杰出的例子。有一些著名的历史人物也曾经患有情绪障碍——亚伯拉罕·林肯[①]、文森特·梵高[②]、弗吉尼亚·伍尔

[①] 美国第 16 任总统。——译者注
[②] 荷兰后印象派画家。——译者注

芙①以及萨缪尔·约翰逊②。假如你到某一个情绪障碍患者的支持小组中去，他们会带着某种可以理解的自豪感向你说出他们著名的祖先以及当今英雄的名字。

然而，那些有思维障碍的人却没有那么一份和他们有着同样问题的著名人物和成功人士的名单。他们拿不出这样一份名单，因为根本就没有这样一份名单。相对来说，几乎没有多少精神分裂症患者会拥有幸福并充满希望的生活；即使是那些有这样的生活的人，他们也并不愿意让世人知道他们的情况。

尽管如此，还是有一些患有思维障碍的人，在他们由于疾病无法继续工作之前可以获得巨大的成就。例如，约翰·纳什，由于他早年的职业生涯中的重大发现，获得了诺贝尔奖。他随后的成年生活大都是在妄想中度过的，大部分时间他都是在普林斯顿大学的校园里徘徊，漫无目的地走进走出这所大学的图书馆。后来，纳什（和他的家人还有医生们一起）建立了一个支持系统让他可以充分地应对他的疾病，甚至最终帮助他得以"恢复"。《美丽的心灵》这部电影生动地讲述了他的这段经历。

然而，患有思维障碍的人进入媒体视线的一个更为典型的例子是迈克尔·劳德的悲剧。和我一样，劳德毕业于耶鲁法学院。在他毕业后不久，《纽约时报》于1995年报道了他的经历，重点讲述了一个患有分裂情感性障碍的人是如何历经艰难困苦并最终从国内最好的法学院毕业的。劳德对《纽约时报》说，耶鲁法学院是"美国最好的精神健康服务机构"。在毕业之后，他签约要写一本有关他生活的书，讲述他所付出的艰辛和所取得的成功。

后来，在1998年，不知道由于什么原因——没有人知道是什么刺激了他——劳德停止了服用药物。当他怀孕的未婚妻试图说服他继续服药，甚至说他应该去住院时，他在他们的厨房餐桌旁用一把尖刀刺死了她。

在劳德的故事被媒体曝光之前，我已考虑过相当长的一段时间，想写一本有关我生活的书。我对把我的一切都用笔记录在纸上一直有着很复杂的心情。美国另一端发生的令人伤心的故事更是让我的内心充满了矛盾。

---

① 英国女作家，被誉为20世纪现代主义与女性主义的先锋。——译者注
② 18世纪英国作家，批评家。——译者注

也许把我的疾病公之于众会改变朋友们、同事们以及学生们对我的看法。也许一旦他们了解了真相，他们会认为我太脆弱或者太吓人了，不会再把我当作一个可以信赖的同事或者知己来看待。也许他们会认为最终悲剧性的、猛烈的崩溃将不可避免。

最终，发生在劳德身上的事情还是让我下定决心去写下我的故事。围绕这件事情的媒体炒作只是起到了火上浇油的作用，从而强调了这样一个观点：精神分裂症患者是有暴力倾向而且有威胁性的。事实上，大多数精神分裂症患者从来都不伤害任何人；实际情况是，假如他们真的要伤害什么人的话，他们更有可能伤害的是他们自己，而不是他人。

我想要把我的生活写下来的另外一个原因是要给人们带来希望：被诊断患有精神疾病并不等于被判死刑，不代表等待你的就是凄惨痛苦的生活，不会拥有任何快乐，也不会成就任何事情。同时，我也想破除许多精神健康专家所持有的观念——患有严重思维障碍的人不能独立生活，不能承担具有挑战性的工作，不能拥有真正的友谊，不能获得有意义的、有性满足的恋爱关系，不能拥有丰富的知识、精神世界以及感情生活。

在帮助我应对我的精神疾病的过程中，药物无疑起到了至关重要的作用，但是能够让我发现我所有挣扎的意义的——让我理解从前所发生的以及在我生病期间所发生的每一件事情，而且充分调动起我所有的力量以拥有丰富而又富有成效的生活的——是谈话治疗。通常情况下，像我一样患有思维障碍的人不会受益于这种治疗方法，一种建立在某种关系之上、旨在深入了解自我的谈话疗法。但是我从中获益匪浅。也许人与人之间的这种联系——两个人坐在一个房间里，其中的一个人可以无拘无束地说出心中想说的一切，而且清楚地知道对方正在认真地、全神贯注地倾听——可以用其他方式所代替，但我还不清楚那个代替品会是什么。从本质上说，这是一种关系，而且对于我来说，这种关系一直是我所珍惜的其他关系的关键所在。我的生活往往就像是在未知的、甚至具有威胁的水域摸索着前行——在我的生活中，我需要有人告诉我哪些东西是安全的，哪些东西是真实的，哪些东西是值得坚守的。

我之所以决定去写是因为我知道精神错乱是怎么一回事，而且我比大多数人更了解在法律规定中应该如何对待精神疾病患者，更了解违背你的意志被束缚在一张床上，被强迫服用你不想服用，而且也不了解的药物的那种失去尊严的感觉。我想要改变这种状况，现在我积极主动地写作并大声疾呼这一现状亟须改变。我要给那些精神分裂症患者带来希望，也想要得到那些没有精神分裂症的人的理解。

在我的生活中，我现在几乎拥有我希望拥有的一切，但是我的疾病也让我付出了沉重的代价。我多年来不能正常生活。我失去了无数的友谊——我的非常亲密的朋友，我所珍视的爱人。我没有自己的孩子。我从未享受过就职于一家充满活力的律师事务所，去处理富有挑战性的案子，并与那些既极为勤奋又非常聪明的同事共事所带来的那种兴奋。即使是现在，我也不能按照我希望的方式去旅行——无法自然地在某个陌生的地方待上几个星期。我能说西班牙语，但我无法去西班牙。我能够接受的最长时间的外地旅行，哪怕是有威尔陪伴，也不超过四天。他说要为我制作一个"虚拟办公室"计算机程序，这样我们就可以走开了，然而我感觉我还是在南加利福尼亚大学的我的真实办公室里更踏实一些。工作既是我的安慰，也是我的一面镜子——当我搞不清楚我是谁的时候，是纸上的文字提醒了我：我是谁。一旦我远离了这些，我便迷失了方向。

多年以来，我一直把我的身体视为我赖以存在的一个地方，而那个真正的我则在我的意识之中；身体只是那个装载盒，而且不是一个很可靠的装载盒——有些肮脏，像个动物一样，而且不可靠。在这一问题上，威尔已经让我有了很大的改变，能够从癌症中生存下来也让我有了很大的改变。最近，我的身体让我感觉比以前好了很多，或许甚至比以前更想拥有它了——但是，我对待它的态度仍然非常谨慎。毕竟它让我失望过许多次了。

所以，我开始与我的毫无生气做斗争。我的毫无生气源于长期埋头读书以及服用镇静药物。身体锻炼对我向来是一项挑战——我从未对跑步机或者固定式健身自行车发生过兴趣；它们让我感到很无聊。而且与大多数加利福尼亚人不同，我绝对不是一个爱好跑步的人。所以我开始滑旱冰。我父母多年以前便开始在中央公园滑旱冰。有一次，他们叫我和他们一起去滑，我认为他们也许只是随意一说，但我和他们一起去了，而且立刻就喜欢上滑旱冰了。所以我现在经常滑旱冰，而且还参加学习班——学习艺术滑冰舞蹈，同时学习滑冰的基本步伐及其各种花样。有一段时间，我每周去上两次课。现在我可以做到确保每周去上一次课，有一位职业教练对我进行训练。训练很严格，我会全神贯注，而且课程是可预知的，这让我的精力变得非常充沛。

写作这本书意味着我需要开始告诉所有人我尚未公开的有关我的疾病的真相。这其中涉及的一些人是我非常要好的朋友，但是，由于各种原因，我以前一直在犹豫是否要把我的秘密告诉这些朋友。比如说，其中有一位朋友过去经常会拿患有精神疾病的人开一些玩笑，当他知道这一秘密后，我想他可能会瞧不起我。其他的朋友们大都是最近几年结交的同事，我并不想让他们对我的学术能力丧失信心。

我把我的疾病展现在这些人面前时他们感到十分惊讶。大多数人表示很理解，许多人说他们根本没有看出来，并对此感到很震惊。他们问，这些是不是发生在很久以前的事，现在早已不是什么问题了？有一个人，一位法学教授，他告诉我他患过双相情感障碍，由于他向我透露了他的病情，又经过多年以来的相互支持，我们已经成了非常好的朋友。另外一位朋友，一位精神科医生，力劝我在写作这本书的时候要使用一个笔名，但是我认为这会给人一个错误的信息——让人觉得这些事情太恐怖了，不能张扬出去。然后她所说的一句话让我陷入了深思，"但是，埃琳，你真的想让世人都知道你是一位正在从事着某项工作的精神病患者吗？"我对她的问题感到非常惊讶。那就是我吗？那只是我吗？

最终，我还是认为把我自己的事情写出来会比我曾经发表的任何一篇学术文章都更有价值。如果我想要做的事情是说出真相，那么为什么要使用笔名呢？我不想被社会边缘化，我在一生中一直在反对这样做。

我需要把两种关键的概念整合在一起：即我患有精神疾病，我同时也拥有丰富多彩、令我感觉完满的生活。我需要和我的那些魔鬼讲和，这样我就可以不再投入我的全部的精力去和它们进行斗争。有时，当我几乎无力辨别什么是真实的时候，我需要学会如何在我的职业生涯和与朋友们的交往中摸索着找到正确的方向。我需要弄清楚在我的那些想法和情感背后都隐藏着什么东西，以及我的精神错乱又是如何对我起到了某种保护作用的。经过多年既艰苦又紧张的努力，琼斯夫人、怀特、卡普兰以及弗雷德帮助我找到了一种有价值的生活。在我最后的两次住院经历中，医生对我的预后诊断分别是"很差"和"危重"。假如没有那些非常熟练的、非常敬业的谈话治疗师——精神分析师——对我进行治疗，那么我肯定还停留在医院所预言的那种悲惨的生活之中。

　　我相信（至少我没有理由不相信），精神疾病患者所具备的技能与才能与普通人群大体是相当的。每个人都有他们自己的优势和专长。当然，在资源方面，精神疾病患者往往处于严重不利的地位，而且他们当中大多数人从未有机会发挥出他们的潜能。尽管如此，如果有人读过了这本书，然后对他们的家人或者朋友说，"她能够做到这些，你也一定能够行。"那我会感到非常糟糕。我的意思并不是说任何一个患有精神分裂症或者精神错乱的人都能成为职场上的成功人士或者学者，我只是一个特例，我很清楚这一点。但是，这个问题的关键还是与我抽到的这些彩票有关：有父母在经济上的鼎力相助，能够获得训练有素的专业人士的大力帮助，以及一种往往令我缺乏女性魅力的、对我既有益同时又有弊的倔强性格。

　　我今天的生活中并非没有麻烦。我患有一种严重的精神疾病。我的精神分裂症将永远无法治愈。我需要永远服用抗精神病药物并接受谈话治疗。好的时候和糟糕的时候都将永远伴随着我。我仍然会生病。

　　然而，我所接受的这些治疗让我拥有了一个我认为是有价值的人生。南加利福尼亚大学法学院是我从事写作和教学的理想环境。在这里，我周围有许多精干且宽厚的同事。在艰难的时刻，他们给了我莫大的鼓励和支持。我把学院的院长和副院长视为我的好朋友，他们对我一向非常好。在我想尝试从事精神病学和心理学这些科目的研究时，法学院给了我很大的支持，而且我还得到了一些研究经费，让我可以进行与我的法律学术相关的实证研究。在 2004 年，我获得了南加利福尼亚大学的教师研究创新奖，该奖项每年只授予两位教授——这是加利福尼亚大学对学术成就所授予的最高荣誉。与此同时，我的《拒绝关怀》一文荣获南加利福尼亚大学菲·卡帕·菲全体教师认可奖。据统计，还没有人曾经在一年之中同时获得这两个奖项。

最近，我的工作进展得更为顺利了。除了教授刑法的那几年，我一直都是相当受欢迎的老师。但是，随着时间的推移（其实应该是朝着相反的方向发展），我开始发现教书让我感觉压力越来越大。院长一向对我很支持，在他的提携下，我有幸得到了一份新工作：成为主抓研究的副院长。我停止了教课，我现在帮助同事们获取研究经费。当然，我还是最喜欢做我自己的研究，但是，考虑到肩负着法学院全体教师的重托，为我的同事们的工作提供帮助成了我第二喜欢的工作。

我为成为一名精神分析师而进行的研究也已在一个丰富的环境中展开，它让我拥有很多充满活力且有趣的同事，他们当中有许多人已成了我最好的朋友。我积极参加精神分析研究所委员会的活动。我仍然常常和史蒂夫谈话，每天都谈很长时间，而且我非常喜欢和他在一起工作。我还爱上了一位善良、风趣的人，并与他结了婚。他理解我，接受我，而且让我感觉自己像是一个真正的女人。所以——总体来说，这是很不错的生活。

然而，最近一位朋友向我提出了这样一个问题：假如有一种能够立刻把我的病治好的药物，我会服用这种药物吗？因为曾经有人主动提出要给诗人赖纳·马利亚·里尔克提供精神分析治疗。他婉言谢绝说："不要把我的那些恶魔赶走，因为这样的话，我的那些天使也会跟着逃走了。"我可以理解他说这些话的意思。患有躁郁症的马利亚曾被描述为是一个有时会心情超级愉悦的人，这同时给他带来的是无所不能的感觉。但这不是精神分裂症给人带来的感受，至少对我来说不是这样。我的精神错乱是一场醒着的噩梦。在这场噩梦中，我的那些恶魔是如此令人恐惧以至于让我的那些天使早已逃之夭夭了。所以，我会服用这种药物吗？我会立刻去服用。

尽管如此，我并不希望人们认为我会憧憬因为此病而错失的那种我有可能会拥有的生活，我也不想因为这种病而希望博得任何人的同情。我更想说的是，我们身上所共有的人性比不被我们所共有的精神疾病更重要。通过接受正确的治疗，患有精神疾病的人是可以拥有一种丰富多彩的生活的。所有那些会让生活变得更加美好的东西——很多的好朋友、一份满意的工作、和谐的人际关系——对我们这些与精神分裂症抗争的人来说，与它对其他人来说都是一样重要的。

如果你是一位患有精神疾病的人，你所面临的挑战是找到适合你的生活。然而，事实上，难道这不是我们所有人所面临的挑战吗？无论我们是否患有精神疾病。我的幸运之处不是我已经从精神疾病中康复。我还没有康复，我也将永远不能康复。我的幸运之处在于：我已经找到了自己的生活。

我的现在

将我的这本书出版可以说是一件很有风险的事情。人们对精神疾病，尤其是对精神分裂症的抵触情绪是无处不在的。我的同事们会瞧不起我和我的工作吗？朋友们会感到害怕吗？陌生人会蔑视我吗？正如我在书中所提到的，一位朋友提醒我说，我的回忆录一旦出版，所有人将会知道我就是——而且也只是——"那个正在从事着某项工作的精神病患者"。

值得庆幸的是，这些情况都没有发生。人们对这本书的反应不能更令人满意了。随之而来的是源源不断地来自大家的广泛支持。我的同事们和朋友们让我感受到了甚至比我以前所感受到的更多的爱——我以前就感受到了很多的爱。我童年时和大学早年时的朋友们开始和我联系。毫不相识的陌生人也感谢我给他们以及他们的家人带来了希望。当然，我需要立刻补充说明，我被大家所知时，我已拥有我的职业生涯，取得了一些成就，有了一定的安全感，而且也能够抵御那种抵触情绪所带来的伤害。

自从这本书出版，我收到了很多有意思的电子邮件。这些电子邮件可以分为几个类别。第一类是来自患者家人和读者的邮件，感谢我描述了精神错乱的感受并给了大家希望。其中的一些读者坦率地讲出了他们是多么不想"就此罢手"——他们想返回学校，找到好工作，决不屈服，决不放弃。这些邮件令人感觉十分欣慰。第二类邮件则在咨询如何才能让他们的配偶、孩子、兄弟姐妹服用药物。假如我知道这个问题的答案，那我将成为第二个患有精神分裂症的诺贝尔奖得主。第三类邮件是来自这样的一群人，他们告诉我他们将为我祈祷。我认为有人为我祈祷不会让我受伤。第四类邮件是人们给我提供的治疗方法。我对他们的关心非常感激，但我暂时还是要采用更为传统的治疗方法。

我收到的最有趣的一封邮件来自一个男人，他说，"你和你的医生们都错了。你其实就是一个外星人。而那些药物就是毒药！"

自从这本书出版以后，我做了不少的演讲——在医学院课堂上、在各种会议上，以及在慈善机构的活动上。这有一点强"我"所难，因为我不喜欢离开家，而且我也不是很喜欢做演讲。但它所传递的信息是很重要的，所以我就去演讲了，同时尽我所能不让自己崩溃。

媒体的关注给我带来的压力比我预料的要大很多，而且有时候让我感觉自己完全暴露在公众的视线下。我先是在我的生活中一直保守着这一秘密，然后突然，任何一个对此有兴趣的人都会知道我的秘密，这是一种很奇怪的感觉。我参加溜旱冰的学习班。我的老师有这本书，但我不知道他是否已读了这本书。这让我有一种忐忑不安的感觉——如果他已读过了这本书，他会怎么想？我是不是应该说些什么？

就这本书而言，我还没有收到多少负面的反馈，但我知道已经有了一些负面的声音。我听说，我在法学院的一位校友就在想南加利福尼亚大学怎么会让我做老师呢？另一个人则说，如果在和我交往的初期，她知道我患有精神分裂症的话，她就不会和我成为朋友了。这些事件恰恰说明了即使是友善的、聪明的好心人同样也会心存抵触情绪。

我希望通过讲述勇敢地直面精神疾病的历程，消除人们心中的抵触情绪，哪怕只是一点点。现实中还有大量的工作需要去做，但这是我的希望。

埃琳·R.萨克斯

埃琳·R.萨克斯访谈

问：人们对精神分裂症患者最普遍的误解是什么，精神分裂症都有哪些症状？

答：很多人把精神分裂症与人格分裂或者多重人格障碍混为一谈。他们谈到"在某个问题上精神分裂"，意思是说"想法不一"。患有精神分裂症的人的想法最好被视为是破碎的，而不是分裂的。精神分裂症也被称为思维障碍或者精神障碍，它的症状主要表现为出现妄想、幻想，而且说话语无伦次。

问：通过讲述你的故事，你希望改变人们的哪些观念？

答：我希望我的这本书能够给那些患有精神分裂症的人带来希望，并让所有其他人对精神分裂症患者有一个更好的理解。我的故事应该能够帮助破除许多精神健康专家以及大众所持有的一些观念，这些观念包括：患有精神分裂症的人往往是有暴力倾向的；他们不能独立生活；他们不能从事工作或者不能建立家庭。被诊断患有精神疾病并不一定意味着就被宣判为你的生活中将只有痛苦。开启一扇窗让大家了解我的经历应该能够减少恐惧和敌视，来降低社会上的抵触情绪。

问：精神分裂症发作时是一种什么样的感觉？

答：精神分裂症发作时就像是一场醒着的噩梦，会感觉极度恐惧和混乱。还有就是我所说的那种"崩溃瓦解"的感觉。你的自我丧失了凝聚力——就像是一座沙堡正在被海浪一点点地冲走。简单地说，中心在飘散。

问：你的丈夫对他和一个患有一种无法治愈的精神疾病的人走到了一

起有没有过什么保留意见？

答：在我把这件事小心翼翼地告诉他的时候，与其他人不同，他说他没有感到惊讶，他太了解我了。他也没有一走了之。我知道看着我病情发作对他来说不是一件容易的事情，但他一直在我身边。他曾经有一次在这里对南加利福尼亚大学的一个人说，我其他的好品质，比如聪慧、热情，用他的话说是"远远超出了"我的精神疾病。

问：**在日常生活中，你的疾病对你的生活有什么影响？**

答：患有精神疾病的人会很容易受到刺激，所以我尽力地去控制我所受到的刺激。我不喜欢让我的日常生活发生改变，而且我需要有很多独处的时间。这对我的丈夫来说很不容易，他喜欢旅游，而且喜欢和我一起共度周末，而我一周七天都待在我的办公室。我很容易紧张，所以有时候就好像是我必须要从生活中退出来一样，哪怕只是很短的一段时间。

问：**是什么让你最终接受你是精神分裂症患者这一诊断的，你为什么有那么长时间拒绝接受这个诊断？**

答：一个人是很难接受他有病这一事实的，特别是当这种病还是关乎你的深层人格的一种精神疾病的时候，你就更难接受了。所以在很多年的时间里，我一直都在竭尽全力地否认这一诊断。后来发生的两件事让我最终接受了它：我最后一次尽了最大的努力去尝试摆脱药物，但最终失败了；我服用了一种新药，这种新药让我感觉比以前清醒了许多。在这种情况下，我的那个信念——认为每个人都和我一样，都有令人恐惧的想法，只是他们比我更善于将它们隐藏起来——消失了。具有讽刺意味的是，一旦我接受了我患有这一疾病，我反倒感觉自己不像是患有这种疾病的人了。

问：**你认为你会真的承认你的疾病是不可治愈的吗？**

答：部分的我已经承认了这一点。这让我的生活变得比以前好过了很多，所以仅仅出于务实的原因，我也要承认这一点。但是，我必须承认，总是还有那么一小部分的我认为——希望——所有这一切都是一个巨大的错误。

问：你是否曾经对你身边的人的安全构成什么威胁？

答：在我的病情发作最严重的时候，也就是我在牛津的最后一两年和在纽黑文的第一年，我有过许多可怕的、暴力的想法。人们会有暴力的想法是因为他们自己感到害怕——他们的这些想法对他们的恐惧起到了防御作用。最终我认为这还是有些危险的，但也没到无法控制的地步。我很庆幸我从未伤害过任何人，现在这已经不再是问题了。

问：在《我穿越疯狂的旅程》这本书中，你第一次披露了你的疾病。你担心人们会如何看待你吗——比如说你过去的学生以及他们的父母？

答：你永远无法预测人们会说什么，但我认为我的这些症状从未削弱我从事教学的能力。而且我的心理健康法班里的学生们可能会体会到我所讲述的比他们所想象的要更富有经验和权威性。我的经历可能让我成了一个"更好的"心理健康法的老师。我不得不说，到现在为止，所有知道了这件事的人都对我极为关心，并给了我巨大的支持。大家对我的反应，无论是来自法学院的还是来自我的精神分析研究所的（现在我正在这里接受成为一名精神分析师的训练），真是不能再好了。

问：你认为任何一个患有精神分裂症的人都能像你一样成功吗？

答：我的意思并不是说每个人都能成为一个专业人士，但是我相信，绝大多数患者，如果能够获得恰当的资源和帮助，是能够发挥出他们在病前就已有的潜能的。低估他们会引起人们的负面预期，这实在是太糟糕了，因为工作能够给大多数人一种真正的幸福感和专注感。

问：你最后一次经历精神疾病发作是什么时候？

答：这要看你所说的精神疾病发作是什么含义的发作。我经常会出现所谓的"突破性"的发作症状——很短暂的症状。我也常会经历一些发作持续时间较长的症状。就在上个月，因为家里来了客人要在我家过夜，我有两天没有到办公室。到第二天晚些时候，我就出现了非常明显的症状，但只持续了一个晚上。我想最后那次很严重的、持续时间很长的精神疾病发作是在 2001 年的秋天，我更换药物时出现的那一次。我期盼着我病情发作的间隔越长越好。

问：在你的职业生涯中，精神疾病患者的合法权利问题已成了你关注的重点。在你看来，自从你关注这个问题以来，这个系统中的哪些改变是最重要的？

答：我想谈两件事情：围绕使用机械束缚——把一个人四肢伸开捆绑在一张床上——的相关法律已对病人有了更大的保护作用。因为在我生病的时候，对我进行束缚是令我最恐惧的噩梦。所以我对这一改变感到十分高兴。还有就是，我很高兴看到越来越多的法庭正在给予有自主能力的精神疾病患者，哪怕是那些正在住院的患者，更多的拒绝服用药物的权利。虽然药物常常是非常有帮助的——对我来说一直很有帮助——但对每个患者来说，这是一个需要个人来决定的问题。我们需要保护患者的自主权、尊严以及他们的幸福感。

问：在我们现行的精神健康系统中，哪些改变是你最希望看到的？

答：有两项主要的变化：首先，向这一系统中投入更多的资源，这样他们就能获得他们需要的治疗，让他们拥有幸福而丰富的生活；其次，投入资源解决如何才能让人们自愿寻求治疗的问题，这样我们就能够把武力的使用降到最低的限度。在这个方面，英国做得比我们好很多，我们应该学一学他们的经验。

问：你是在什么情况下意识到了你拥有了你希望得到的生活的？

答：不是服用了一种新药或者在治疗方法上有了一个新的重要的见解之后，我就突然醒来，然后说，"我拥有了我想要的生活了。"这一切经过了很漫长的时间——这样试一试，然后又那样试一试。但我意识到我获得了一个人想要的几乎所有东西——无论他患有精神疾病还是没有精神疾病。

我有一份我热爱的工作，一位好丈夫，十分亲密的家庭和很好的朋友。一个人还想要什么呢？一位很好的医生朋友曾经这样对我说（要知道我还得过两三次严重的身体上的疾病），"对于某个不太走运的人来说，你已经非常幸运了。"

问：你已经历了一段非同寻常的生活。你对接下来的生活有什么打算（也就是说，你现在在研究什么项目）？

答：你这样说太客气了。目前，我的项目中有一个是研究患有精神分裂症的高功能个体——我们的被试者包括一名博士心理学家，一名医学博士研究员，以及洛杉矶县精神健康局的高层人士。我们对他们已研发出来的帮助处理或解决他们的症状的方法很感兴趣。

在我的第二项研究中，我自己就是被试（同时也是研究者）：我将从治疗精神疾病的角度对我自己进行评估，从神经心理学的角度对我自己进行测试，并接受大脑扫描。我们所希望的是，也许将来我们能够发现一些对其他人有帮助的东西。